Kohlhammer Urban
-Taschenbücher

Band 765

Grundriss Gerontologie
Band 15

eine Reihe in 22 Bänden
herausgegeben von
Clemens Tesch-Römer,
Hans-Werner Wahl, Siegfried Weyerer
und Susanne Zank

Diese neue, in sich geschlossene Taschenbuchreihe orientiert sich konsequent an den Erfordernissen des Studiums und der professionellen Praxis.
Knapp, übersichtlich und verständlich präsentiert jeder Band das Grundwissen eines Teilbereichs.

Band 1
H.-W. Wahl/V. Heyel
Gerontologie – Einführung und Geschichte

Band 2
Th. v. Zglinicki
Biologische Grundlagen der Gerontologie

Band 3
M. Martin/M. Kliegel
Psychologische Grundlagen der Gerontologie

Band 5
F. Schulze-Nieswandt
Sozialpolitik im Alter

Band 12
J. Werle/A. Woll/S. Tittlbach
Gesundheitsförderung

Band 14
H. Bickel/S. Weyerer
Epidemiologie psychischer Erkrankungen im höheren Lebensalter

Band 15
T. Gunzelmann/W.D. Oswald
Gerontologische Diagnostik und Assessment

Band 17
H. Gutzmann/S. Zank
Demenzielle Erkrankungen

Band 18
O. Dibelius/C. Uzarewicz
Pflege von Menschen höherer Lebensalter

Band 20
P. Zeman
Selbsthilfeorganisation und Bürgerschaftliches Engagement im Alter

Band 21
A. Kruse
Das letzte Lebensjahr

Band 22
H. Helmchen/S. Kanowski/H. Lauter
Ethik in der Altersmedizin

Thomas Gunzelmann
Wolf D. Oswald

Gerontologische Diagnostik und Assessment

Verlag W. Kohlhammer

Dieses Werk einschließlich aller seiner Teile ist urheberrechtlich geschützt. Jede Verwendung außerhalb der engen Grenzen des Urheberrechts ist ohne Zustimmung des Verlags unzulässig und strafbar. Das gilt insbesondere für Vervielfältigung, Übersetzungen, Mikroverfilmungen und für die Einspeicherung und Verarbeitung in elektronischen Systemen.

1. Auflage 2005

Alle Rechte vorbehalten
© 2005 W. Kohlhammer GmbH Stuttgart
Gesamtherstellung:
W. Kohlhammer Druckerei GmbH+Co. KG, Stuttgart
Printed in Germany

ISBN 3-17-018144-0

Inhalt

Vorwort 9

1 Überblick 13
1.1 Ziele und Aufgaben psychometrischer
    Diagnostik im Alter 13
1.2 Anwendungsfelder psychometrischer
    Diagnostik im Alter 14
1.3 Formen psychometrischer Diagnostik 19
1.4 Psychometrische Gütekriterien 23
1.5 Normierung von psychometrischen Verfahren . . . 25
1.6 Diagnostische Klassifikationssysteme 27
1.7 Spezifität und Sensitivität von Testverfahren 30
1.8 Besonderheiten der psychometrischen
    Diagnostik im Alter 31
1.9 Zusammenfassung 34

2 Diagnostik kognitiver Leistungen 37
2.1 Klinische Bedeutung 37
2.2 Grundlagen der psychometrischen Diagnostik
    kognitiver Leistungen 38
2.3 Aufmerksamkeit und Konzentration 40
2.4 Psychometrische Diagnostik von Aufmerksamkeit
    und Konzentration 41
2.5 Geschwindigkeit der Informationsverarbeitung . . . 46
2.6 Gedächtnisleistungen 49
2.7 Intelligenz 58
2.8 Lernen 63
2.9 Mehrdimensionale Testverfahren 68
2.10 Zusammenfassung 70

3 Persönlichkeit 73
3.1 Grundlagen 73
3.2 Die „Big Five": Kontinuität oder Diskontinuität
    von Persönlichkeitsmerkmalen im Alter 75
3.3 Kontrollüberzeugungen 78
3.4 Resilienz 81

3.5	Krankheitsverarbeitung	82
3.6	Grenzen psychometrischer Verfahren in der gerontologischen Persönlichkeitsdiagnostik	88
3.7	Zusammenfassung	88

4 Alltagsaktivitäten und Pflegebedürftigkeit 91
4.1 Konzeptionelle Grundlagen 92
4.2 Psychometrische Diagnostik von Alltagsaktivitäten 93
4.3 Zusammenfassung 106

5 Demenzdiagnostik 108
5.1 Diagnostische Kriterien 109
5.2 Die „leichte kognitive Störung" 112
5.3 Ebenen der Demenzdiagnostik 118
5.4 Psychometrische Demenzdiagnostik 119
5.5 Zusammenfassung 154

6 Diagnostik depressiver Störungen 156
6.1 Klinische Bedeutung von Depression im Alter ... 156
6.2 Untergruppen und diagnostische Kriterien depressiver Störungen 159
6.3 Subdiagnostische depressive Störungen 162
6.4 Psychometrische Diagnostik von Depression im Alter 163
6.5 Differenzialdiagnostik von Alzheimer-Krankheit und Depression 171
6.6 Zusammenfassung 175

7 Diagnostik von Angststörungen 177
7.1 Häufigkeit und Bedeutung von Angst im Alter ... 177
7.2 Formen von Angststörungen 178
7.3 Probleme der Diagnostik von Angststörungen im Alter 179
7.4 Screening 180
7.5 Selbst- und Fremdbeurteilungsverfahren 182
7.6 Zusammenfassung 185

8	**Körpererleben, Körperbeschwerden und Somatisierungsstörungen**	**187**
8.1	Die Bedeutung des Körpers im Alter	187
8.2	Psychometrische Diagnostik von Körpererleben und Körperbeschwerden	189
8.3	Psychometrische Diagnostik von Somatisierungsstörungen	192
8.4	Zusammenfassung	196
9	**Lebensqualität und Wohlbefinden**	**198**
9.1	Psychometrische Diagnostik von Lebensqualität und Wohlbefinden	200
9.2	Das WHOQOL-OLD-Projekt: spezifische Dimensionen der Lebensqualität im Alter	207
9.3	Psychometrische Diagnostik der Lebensqualität bei Demenz	210
9.4	Zusammenfassung	214
10	**Alkoholmissbrauch und -abhängigkeit im Alter**	**216**
10.1	Klinische Bedeutung	216
10.2	Diagnostische Kriterien	218
10.3	Diagnostische Probleme	219
10.4	Verhaltensauffälligkeiten bei Alkoholabhängigkeit im Alter	219
10.5	Screening von Alkoholmissbrauch	220
10.6	Zusammenfassung	224
11	**Ökogerontologische Aspekte**	**226**
11.1	Soziale Umwelt	227
11.2	Wohnen	231
11.3	Zusammenfassung	233
12	**Belastungen in der Pflege**	**236**
12.1	Belastungserleben pflegender Angehöriger	236
12.2	Burn-Out bei Pflegekräften	238
12.3	Zusammenfassung	240

13	**Geriatrisches Assessment**	242
13.1	Ziele	243
13.2	Konzept	244
13.3	Vorteile des geriatrischen Assessments	247
13.4	Dimensionen des geriatrischen Assessments	248
13.5	Empfehlungen der „Arbeitsgruppe Geriatrisches Assessment (AGAST)" für das geriatrische Assessment	249
13.6	Präventive Hausbesuche	253
13.7	Zusammenfassung	254

Literaturverzeichnis 256

Sachwortverzeichnis 273

Vorwort

Die gerontologische Grundlagenforschung und Theorienbildung wurde wesentlich durch die Möglichkeiten der gerontologischen Diagnostik befördert. Darüber hinaus leistet Diagnostik in allen Bereichen der Interventionsgerontologie und in der klinischen Arbeit mit älteren Menschen einen wichtigen Beitrag. Wichtige Anwendungsfelder sind beispielsweise die Planung und Evaluation von Interventionsmaßnahmen zur Förderung von Selbstständigkeit und Wohlbefinden im Rahmen des normalen Alternsprozesses sowie die Erkennung und Schweregradbestimmung psychopathologischer Entwicklungen im Rahmen der Indikation von Therapiemaßnahmen (z. B. kognitive Trainingsprogramme, medikamentöse und psychologische Therapie demenzieller Erkrankungen, Psychotherapie, geriatrische Versorgung und Rehabilitation). Im Titel des vorliegenden Bandes ist von „gerontologischer" Diagnostik die Rede, um zu vermitteln, dass für entsprechende diagnostische Entscheidungen die Perspektiven unterschiedlicher Disziplinen integriert werden müssen, die sich mit Alter und Altern beschäftigen (z. B. Psychologie, Medizin, Psychiatrie, Soziale Gerontologie, Pflegewissenschaft). Der Schwerpunkt des Bandes liegt zwar auf der psychometrischen Diagnostik, d. h. auf Verfahren zur Quantifizierung von Verhalten, Denken und Erleben des alten Menschen. Die Darstellung bleibt aber nicht auf genuin (geronto-)psychologische Verfahren begrenzt. Sie bezieht auch psychiatrische Skalen und Interviewverfahren ein, die beispielsweise für die Diagnostik von Demenz, Depression oder Angststörungen im Rahmen der psychopathologischen Befunderhebung relevant sind. Mit der Erfassung von Lebensqualität, die in den letzten Jahren zunehmend an Bedeutung gewonnen hat, geht die psychometrische Diagnostik über die Abbildung umschriebener psychischer „Funktionen" hinaus und betrachtet den Menschen auch in seinen sozialen und materiellen Bezügen. Ansätze zur Erfassung ökogerontologischer Aspekte (soziale Beziehungen, Wohnen) und der Belastungen in der Pflege unterstreichen diesen Gedanken im Hinblick darauf, wie Gesundheit, Selbstständigkeit und Wohlbefinden im Wechselspiel zwischen der Person und ihrer Umwelt beschrieben und verstanden werden können. Mit der Darstellung des geriatrischen Assessments wird ein multidisziplinärer Ansatz vorgestellt, in dem neben psychometrischen Verfahren diagnostische Ansätze aus Medizin, Psychiatrie, Pflege und Sozialarbeit eingehen.

Gerontologische Diagnostik ist dabei nicht auf Beeinträchtigungen und Defizite beschränkt. Sie will vielmehr auch Kompetenzen, Entwicklungsmöglichkeiten und Ressourcen aufdecken und schafft damit eine Grundlage, dass diese durch gezielte Interventionen aktiviert werden können. In die diagnostische Urteilsbildung muss hierfür neben dem standardisierten diagnostischen Vorgehen auch die klinische Sichtweise eingehen, die die besonderen Lebensumstände, die gegebenen physischen und psychischen Leistungsmöglichkeiten und -grenzen des alten Menschen und sein Verhalten in der diagnostischen Situation berücksichtigt und somit den umfassenden Anspruch gerontologischer Diagnostik auch umzusetzen vermag. Die Arbeit mit diagnostischen Methoden verlangt deshalb eine entsprechende Ausbildung, in der interdisziplinäres Denken und Wissen vermittelt wird (beispielsweise in Gerontologie, Psychogerontologie oder Psychologie). Bestimmte Verfahren wie klinische Interviews oder die Einschätzung psychopathologischer Symptome setzen darüber hinaus genaue Kenntnisse der Psychopathologie voraus und erfordern somit eine entsprechende Ausbildung und Training. Auch wenn einzelne Testaufgaben nach ausführlicher Schulung von Personen ohne entsprechende spezifische Ausbildung durchgeführt werden können (worauf in manchen Testhandbüchern ausdrücklich hingewiesen wird), muss die Planung des diagnostischen Vorgehens, die Interpretation und die diagnostische Entscheidung doch in der Verantwortung entsprechend gerontologisch, psychologisch oder medizinisch/psychiatrisch ausgebildeter Fachleute bleiben. Dies bleibt auch dann der Fall, wenn möglicherweise in Zukunft kognitive Testverfahren oder Fragebögen verstärkt computerunterstützt dargeboten werden. Dies kann durchaus Vorteile im Hinblick auf ein standardisiertes Vorgehen und eine bessere Anpassung der Testdurchführung an Sinnes- und motorische Einschränkungen oder das jeweilige Leistungsniveau älterer Menschen haben. Testergebnisse und Leistungsprofile, die der Computer „ausspuckt", ergeben aber erst in den Händen derjenigen einen Sinn, die diagnostisch aus-

gebildet sind und diese Ergebnisse im Kontext weiterer diagnostischer Informationen bewerten (z. B. Interview mit dem Patienten oder Angehörigen).
Der vorliegende Band versteht sich nicht als Handbuch für die diagnostische Praxis mit dem Anspruch eines umfassenden Überblicks über alle in der gerontologischen Diagnostik üblichen Verfahren. Einzelne Verfahren werden lediglich zur Verdeutlichung und Illustration des diagnostischen Vorgehens bei der Beantwortung spezifischer diagnostischer Fragestellungen vorgestellt. Es versteht sich schon gar nicht als diagnostisches „Rezeptbuch". Anliegen des Buches ist es vielmehr, zu einem verantwortungsvollen Umgang mit den Methoden und Befunden gerontologischer Diagnostik beizutragen und deutlich zu machen, dass gerontologische Diagnostik und die Interpretation ihrer Ergebnisse immer im Kontext eines breiteren Verständnisses für die körperliche, psychische, soziale und materielle Situation des individuellen alten Menschen erfolgen muss.

Die Autoren danken Herrn Prof. Dr. Hans-Werner Wahl für die hilfreichen Anmerkungen und Ergänzungsvorschläge zu einer ersten Version des Manuskripts und Herrn Dr. Ruprecht Poensgen für die unterstützende Begleitung bei der Erstellung des Buches.

Aus Gründen der einfacheren Lesbarkeit wird im Text die männliche Form für Personen verwendet. Gemeint sind aber stets Frauen und Männer.

1 Überblick

In diesem Kapitel werden die wesentlichen Ziele, Aufgabenstellungen und Anwendungsfelder der psychometrischen Diagnostik in der Gerontologie überblicksartig aufgezeigt. Darüber hinaus werden wichtige Grundbegriffe (Gütekriterien, Normen, Sensitivität und Spezifität) sowie Formen und Methoden psychometrischer Diagnostik erläutert, deren Kenntnis für die folgenden Kapitel von Bedeutung ist. Die beiden wesentlichen diagnostischen Klassifikationssysteme werden vorgestellt. Außerdem werden Besonderheiten der Diagnostik bei alten Menschen erläutert. Dieses Kapitel stellt somit die wichtigsten Grundlagen der gerontologischen Diagnostik vor. Eine detaillierte Einführung kann im Rahmen dieses Buches nicht gegeben werden. Hierzu findet sich am Ende dieses Kapitels weiterführende Literatur.

Die Gerontopsychologie befasst sich mit dem Denken, Erleben und Handeln älterer Menschen. Psychometrische Diagnostik dient im allgemeinsten Sinne dazu, dies systematisch und theoriengeleitet, nach verschiedenen Funktionsbereichen differenziert, in standardisierter Form zwischen Personen vergleichbar und nach den allgemeingültigen Gütekriterien der psychometrischen Diagnostik zu messen und dabei die Besonderheiten des Alternsprozesses zu berücksichtigen. Da psychische Phänomene in quantifizierbarer Weise „gemessen" werden, wird auch der Ausdruck „Psychometrie" und „psychometrische Verfahren" verwendet.

1.1 Ziele und Aufgaben psychometrischer Diagnostik im Alter

Die diagnostischen Fragestellungen, zu deren Klärung psychometrische Diagnostik beiträgt, beziehen sich auf die

- differenzierte Feststellung des aktuellen Status psychischer Merkmale *(Statusdiagnostik)*; für den Bereich der Diagnostik kognitiver Leistungen soll hier aber auch die Erfassung von Denkprozessen oder -operationen sowie von Bearbeitungsstrategien bei der Lösung von Testaufgaben erwähnt werden

(Prozessdiagnostik); damit könnten differenziertere diagnostische Informationen erlangt werden als mit der Statusdiagnostik (z. B. für die Früherkennung demenzieller Erkrankungen); in der diagnostischen Praxis sind hierfür allerdings noch keine routinemäßigen Verfahren verfügbar; s. Guthke, 2003);
- Beschreibung und Analyse von Entwicklungsverläufen (*Entwicklungsdiagnostik*) im Rahmen des normalen Alternsprozesses,
- Feststellung von Leistungsreserven und Entwicklungspotentialen *(Kompetenzdiagnostik)*,
- *Früherkennung* pathologischer Entwicklungen (z. B. demenzielle Erkrankungen) sowie Feststellung ihres Verlaufs und Schweregrades,
- *Differenzialdiagnostik* unterschiedlicher psychischer Beeinträchtigungen und Zuordnung einer Person zu einer diagnostischen Kategorie (z. B. Demenz vom Alzheimer Typ, Depression),
- *Indikation* zu und *Evaluation* von therapeutischen Bemühungen, z. B. im Rahmen von geriatrischer Rehabilitation oder der Alterspsychotherapie.

(Fleischmann, 2000; Westmeyer, 2003).

1.2 Anwendungsfelder psychometrischer Diagnostik im Alter

Im folgenden Abschnitt werden die Anwendungsfelder der psychometrischen Diagnostik überblicksartig skizziert. Spezifische diagnostische Fragestellungen und Methoden werden in den weiteren Kapiteln dieses Buches behandelt.

1.2.1 Gerontologische Grundlagenforschung

Ein wesentliches Anliegen der gerontologischen Grundlagenforschung ist es, die Dimensionen psychischer Merkmale im Alter und ihre Entwicklung im Alternsprozess zu analysieren. Wichtige Untersuchungsbereiche, für die die psychometrische Diagnostik hier einen Beitrag leisten kann, sind kognitive Leistungen (z. B. Gedächtnis) oder Merkmale der Persönlichkeit. Strategien zur Bewältigung von Anforderungen und Belastungen, psychische Ressourcen und selbstregulative Prozesse, Verhaltenspotentiale, psychisches Wohlbefinden und psychische Beeinträchtigungen sowie Aspekte sozialer Beziehungen sind ebenfalls Gegenstand psychometrischer Verfahren.

> *Beispiel:*
> Die Berliner Altersstudie BASE
>
> In der multidisziplinären Berliner Altersstudie (BASE; Mayer & P.B. Baltes, 1996; Smith & Delius, 2003; s. auch http://www.base-berlin.mpg.de) wurden in einer für Berlin repräsentativen Stichprobe in den Jahren von 1990 bis 1993 516 Personen zwischen 70 und 103 Jahren intensiv zur körperlichen und geistigen Gesundheit, zur Lebensgeschichte, zu Lebensbedingungen und zum psychischen Status befragt bzw. untersucht. Im zweijährigen Abstand schlossen sich vier Folgeuntersuchungen an. Außerdem wurden Sterbefälle in der Stichprobe registriert. Neben der Psychologie waren an der Studie Vertreter der Inneren Medizin und Geriatrie, der Psychiatrie, der Soziologie und der Sozialpolitik beteiligt. Im Mittelpunkt der Studie standen Fragestellungen des differenziellen Alterns, der Kontinuität und Diskontinuität von Alterns- und Lebensverläufen, des Einflusses von früheren Lebenserfahrungen auf Alternsprozesse, der körperlichen und psychischen Reserven älterer Menschen oder die Frage nach Zusammenhängen zwischen medizinischen, psychologischen und sozioökonomischen Merkmalen. Inhaltliche Schwerpunkte waren beispielsweise Krankheitsverläufe, Gesundheitsverhalten und Multimorbidität, soziale Ungleichheit oder soziale Ressourcen und insbesondere aus gerontopsychologischer bzw. -psychiatrischer Perspektive kognitives Altern, Alltagskompetenz, subjektive Gesundheit und Wohlbefinden, Demenz, Depression, soziale Beziehungen sowie Merkmale der Persönlichkeit.

1.2.2 Epidemiologische Forschung

Epidemiologische Forschung zielt darauf ab,

- Häufigkeit, Verlauf und Folgen von Erkrankungen in der Bevölkerung zu ermitteln und dabei beispielsweise demogra-

phische, regionale oder zeitliche Faktoren zu berücksichtigen (*deskriptive Epidemiologie*),
- die Bedingungen zu klären, unter denen Erkrankungen auftreten und im Verlauf beeinflusst werden, um somit Ursachen sowie Risiko- und Auslösefaktoren von Krankheiten aufzuhellen (*analytische Epidemiologie*)

(Bickel, 2003; s. auch Bickel & Weyerer, 2005).

Damit werden wichtige Grundlagen geschaffen, um den Bedarf an Versorgungsangeboten und -einrichtungen zu ermitteln (z. B. medizinische, pflegerische, psychotherapeutische Versorgung, Bedarf an Heimplätzen usw.). Aus der Ermittlung von Risikofaktoren können außerdem Schlussfolgerungen für präventive Maßnahmen gezogen werden.

Psychometrische Diagnostik trägt in diesem Kontext dazu bei festzustellen, bei welchen Personen der untersuchten Bevölkerungsstichprobe in welcher Häufigkeit und in welchem Schweregrad die diagnostisch relevanten Symptome einer in Frage stehenden psychischen Erkrankung (z. B. Depression) zu einem bestimmten Zeitpunkt bzw. während eines bestimmten Zeitintervalls vorliegen („Punkt- bzw. Periodenprävalenz"). Die Anzahl von Neuerkrankungen in einem bestimmten Zeitraum (z. B. innerhalb eines Jahres) stellt die „Inzidenz" einer Erkrankung dar. Hier sind insbesondere psychometrische Verfahren bedeutsam, mit denen eine bestimmte Erkrankung (z. B. Demenz) bereits frühzeitig diagnostiziert werden kann.

1.2.3 Interventionsforschung, Klinische Gerontopsychologie und Alterspsychotherapie

Die Gerontologie stellt als „angewandte Gerontologie" (Wahl & Tesch-Römer, 2000) seit mehr als 30 Jahren die Beeinflussung (Modifikation) von Alternsprozessen durch gezielte Interventionsmaßnahmen in den Mittelpunkt ihrer Bemühungen. Sie geht „von der Befundlage der klassischen grundlagenwissenschaftlichen Bereiche und Disziplinen der Gerontologie aus und fragt nach deren Veränderungspotential" (Wahl & Tesch-Römer, 2000).

Gerontopsychologische Interventionen zielen darauf ab, psychische Ressourcen (z. B. Wohlbefinden, kognitive Leistungen) zu stabilisieren, wieder herzustellen oder zu steigern. Damit soll der Verlauf des normalen Alterns positiv beeinflusst werden bzw. mögliche Beeinträchtigungen vermieden oder zeitlich hinausgezögert werden. Im Rahmen der gerontopsychologischen Interventionsforschung werden ausgehend von der Grundlagenforschung über Entwicklungsprozesse und Ressourcen im Alter relevante Problembereiche definiert (z. B. Gedächtnisleistungen, Selbstständigkeit im Alltag, Gesundheitsverhalten, Krankheitsbewältigung) und Interventionsmethoden entwickelt und evaluiert (Martin & Kliegel, 2005). Die klinische Gerontopsychologie und Alterspsychotherapie befasst sich mit der Verarbeitung von psychischen Belastungen oder psychischen Erkrankungen (z. B. Depression, Angst), die u. a. mit Hilfe psychometrischer Verfahren diagnostiziert und mit Hilfe psychotherapeutischer Verfahren, medikamentöser Therapie und anderer therapeutischer Methoden (z. B. Kunsttherapie, Ergotherapie) behandelt werden (Maercker, 2002).

Die psychometrische Diagnostik leistet hierbei an verschiedenen Stellen einen wichtigen Beitrag.

- Interventionen müssen grundlagenwissenschaftlich fundiert sein. Es müssen also Erkenntnisse darüber vorliegen, in welchen psychischen Funktionen Altersveränderungen eintreten und wie diese verlaufen. Die setzt voraus, dass Untersuchungsverfahren zur Verfügung stehen, mit deren Hilfe psychische Merkmale erfasst und quantifiziert werden können. So hat beispielsweise die Diagnostik kognitiver Leistungen Erkenntnisse zur kognitiven Alterung und zu kognitiven Ressourcen im Alter erbracht, die Grundlage für die Entwicklung von Trainingsmaßnahmen waren.
- Zum zweiten müssen individuelle Potentiale und Beeinträchtigungen oder Störungen im Verhalten, Denken oder Erleben eines alten Menschen mittels psychometrischer Methoden differenziert erfasst werden. Beispielsweise erfordert ein kognitives Training im Rahmen der geriatrischen Rehabilitation nach einem Schlaganfall differenzierte Erkenntnisse über das Leistungsprofil neuropsychologischer Leistungen wie Aufmerksamkeit, Gedächtnis oder Sprachfunktionen (d. h.: welche Leistungen sind in welchem Ausmaß beeinträchtigt, welche sind unbeeinträchtigt). Erst daraus können spezifische In-

terventionsziele und geeignete Interventionsmaßnahmen abgeleitet werden. In der klinischen Gerontopsychologie sind zudem differenzialdiagnostische Entscheidungen zu treffen (z. B. Abklärung, ob eine Demenz oder eine Depression oder beide Erkrankungen gleichzeitig vorliegen), um gezielt behandeln zu können.

Beispiel:
(1) Interventionsforschung
In der interdisziplinären Längsschnittstudie „Bedingungen der Erhaltung und Förderung von Selbstständigkeit im Alter" (SIMA; Oswald et al., 1996; s. auch http://www.sima.geronto.uni-erlangen.de) wurde mit Gruppen von über 75-jährigen Menschen ein Gedächtnistraining, ein alltagsbezogenes Kompetenztraining, ein psychomotorisches Training und Kombinationen aus diesen Ansätzen über den Zeitraum von einem Jahr wöchentlich durchgeführt. Damit sollte geprüft werden, ob durch solche Interventionen die Selbstständigkeit älterer Menschen aufrechterhalten werden kann. So konnte gezeigt werden, dass durch die Kombination aus kognitivem und psychomotorischen Training eine bedeutsame Verbesserung kognitiver Leistungen gegenüber gleichaltrigen Personen ohne Training erreicht werden konnte. Dieser Trainingsgewinn konnte noch nach fünf Jahren nachgewiesen werden. Verbesserungen konnten in dieser Trainingsgruppe auch im Hinblick auf den Gesundheitszustand und die subjektive Bewertung der Gesundheit, eine geringer ausgeprägte demenzielle und depressive Symptomatik über den Studienverlauf sowie eine längere Erhaltung der fremd- und selbsteingeschätzten Selbstständigkeit gezeigt werden.

(2) Klinische Gerontopsychologie
Die 78-jährige Frau F. wird nach der erfolgreichen Operation eines Oberschenkelhalsbruchs, den sie sich bei einem Sturz zugezogen hat, zu einem stationären Aufenthalt in eine Rehabilitationsklinik überwiesen und von dort zur weiteren Rehabilitation in die geriatrische Tagesklinik. Dort soll ihre Mobilität so weit wieder hergestellt werden, dass sie weiterhin selbstständig in ihrer Wohnung leben kann. Der Krankengymnastin fällt auf, dass Frau F.

> häufig Schwierigkeiten mit dem Ablauf von Übungen hat und sich schlecht darauf konzentrieren kann. Es fällt ihr außerdem schwer, sich zu artikulieren, sie vergisst häufig ihre Therapietermine und kann sich auch nach einer Woche noch nicht sicher in den Räumen der Tagesklinik orientieren. Häufig wirkt sie depressiv und zurückgezogen. Die Krankengymnastin zieht die Psychologin der Tagesklinik hinzu, die abklären soll, ob bei Frau F. möglicherweise eine demenzielle Erkrankung oder eine Depression (oder beides) vorliegt und welche therapeutischen Behandlungsansätze dementsprechend notwendig sind (z. b. kognitives Training, psychotherapeutische Unterstützung, Entspannungstraining, Einbeziehung der Angehörigen).

- Schließlich müssen Effekte einer Intervention überprüfbar sein. Es müssen also objektivierbare Kriterien definiert werden und entsprechende diagnostische Methoden zur Verfügung stehen, um beispielsweise beurteilen zu können, ob sich Gedächtnisleistungen nach einem kognitiven Training verbessert haben, ob sich eine depressive Störung nach einer medikamentösen oder psychotherapeutischen Behandlung verringert hat, oder ob Alltagsaktivitäten nach der Rehabilitation wieder aufgebaut werden konnten und somit wieder mehr Selbstständigkeit erzielt werden konnte.

Im Rahmen der klinischen Versorgung alter Menschen ist die psychometrische Diagnostik in den Gesamtkontext einer interdisziplinären Diagnostik eingebunden, die auch die medizinische Diagnostik, die pflegebezogene Diagnostik oder diagnostische Ansätze anderer therapeutischer Disziplinen (z. B. Logopädie) sowie die Sozialanamnese umfasst. Dies wird im Kapitel über geriatrisches Assessment (Kap. 13) genauer erläutert.

1.3 Formen psychometrischer Diagnostik

Psychometrische Verfahren lassen sich inhaltlich und methodisch unterscheiden. Eine inhaltliche Systematik ist, dem „Brickenkamp Handbuch psychologischer und pädagogischer Tests" (Brähler et al., 2002) folgend, nach drei Testgruppen möglich:

- *Leistungstests*
  sind Verfahren, mittels derer die aktuelle Leistungsfähigkeit eines Menschen (wie sie sich in der Testsituation zeigt) im Hinblick auf ein bestimmtes Merkmal erfasst wird. In der gerontopsychologischen Diagnostik handelt es sich hierbei vor allem um Testverfahren zur Diagnostik von Intelligenz, Aufmerksamkeit und Konzentration oder Gedächtnisleistungen.
- *Psychometrische Persönlichkeitstests*
  haben als gemeinsames Merkmal, dass auf bestimmte strukturierte „Stimuli" (z. B. Fragen, Aussagen, Eigenschaftswörter in einem Persönlichkeitsfragebogen) reagiert werden muss. Damit gibt die befragte Person eine Einschätzung über sich (Selbsteinschätzung) oder über eine andere Person (Fremdeinschätzung) ab, z. b. indem sie in einem Fragebogen die Ausprägung eines Merkmals ankreuzt, die sie für zutreffend hält; zu den psychometrischen Persönlichkeitstests gehören „Persönlichkeits-Struktur-Tests" zur Erfassung von quantifizierbaren Persönlichkeitsmerkmalen (z. B. Neurotizismus, Extraversion, Offenheit, s. Kap. 3) sowie klinische Tests (Fragebogen, Symptom-Checklisten, Interviews und sonstige klinische Verfahren) wie beispielsweise Verfahren zur Einschätzung von Symptomen einer Demenz, Depression oder von Angst.
- *Persönlichkeits-Entfaltungsverfahren*
  Diese Verfahren geben unspezifische, unstrukturierte Reize vor (z. B. mehrdeutige Formen, thematische Reize wie Bilder oder zu ergänzende Satz- oder Geschichtenanfänge) oder fordern zu eigener Gestaltung auf (z. B. Zeichnen eines Baumes); damit sollen individuelle Reaktionen der befragten Person hervorgerufen werden, die qualitativ nach bestimmten Interpretationsmustern gedeutet werden (z. B. im Hinblick auf psychische Konflikte, Gefühle, Kreativität). In der gerontopsychologischen Diagnostik besitzen diese Verfahren aber praktisch keine Bedeutung.

Methodisch können psychometrische Verfahren folgendermaßen unterschieden werden:

- *Leistungstestverfahren:* hier werden bestimmte Leistungen (z. B. Konzentration, Gedächtnis) mittels standardisierter Testaufgaben geprüft (z. B. Wortlisten zur Prüfung von Gedächtnisleistungen);

> *Beispiel:*
> Wortliste aus dem Nürnberger-Alters-Inventar NAI (Oswald & Fleischmann, 1999) als Test zur Erfassung von verbalen Gedächtnisleistungen:
> „Die folgende Aufgabe heißt Wortliste. Ich werde Ihnen eine Wortliste mit acht Wörtern vorlesen. Wenn ich fertig bin, sollen Sie alle diese Wörter wiederholen. Bitte hören Sie jetzt genau zu!".
> Im Tempo ein Wort je 2 Sekunden werden die folgenden Wörter vorgelesen, die im Anschluss daran von der Testperson aus dem Gedächtnis wiederholt werden sollen:
> „Großstadt – Küste – Pfirsich – Mädchen – Sessel – Feier – Bettler – Nagel"
> Testwert für die Gedächtnisleistung ist die Anzahl korrekt wiedergegebener Wörter.

- *Selbstbeurteilungsverfahren:* hierbei schätzen sich Personen hinsichtlich bestimmter Merkmale oder Erlebensbereiche anhand vorgegebener Fragen oder Feststellungen (Items) selbst ein (z. B. Persönlichkeitseigenschaften, Körperbeschwerden, Symptome einer Depression). Die Antworten werden in der Regel anhand vorgegebener Antwortkategorien gegeben (z. B. „ja / nein"; mehrstufige Einschätzung wie „oft – meistens – selten – nie"; Schweregradeinschätzung wie im folgenden Beispiel, s. S. 22).
- *Fremdbeurteilungsverfahren* (Fremdrating): hierbei werden Personen von anderen Menschen (z. B. vom Untersucher oder von Pflegepersonal) hinsichtlich bestimmter Merkmale eingeschätzt (z. B. im Hinblick auf kognitive Einschränkungen, Verhaltensauffälligkeiten oder die selbstständige Ausführung

von Alltagsaktivitäten); Grundlage ist ein mehr oder weniger stark strukturiertes Gespräch (Interviewverfahren) oder eine Verhaltensbeobachtung; auch Informationen von Dritten (z. B. Angehörige) können einbezogen werden; durch die Fremdeinschätzung wird eingeschätzt, ob bei der zu beurteilenden Person vorgegebene Merkmale zu erkennen sind (z. B. Halluzinationen, Depressivität), oder mit welchem Schweregrad das einzuschätzende Merkmal erkennbar ist (z. B. Ausmaß kognitiver Einschränkungen); für die Schweregradeinschätzung dienen so genannte „Rating-Skalen". Das folgende Beispiel zeigt eine solche Rating-Skala.

Beispiel Selbstbeurteilungsverfahren:
Gießener Beschwerdebogen GBB (Brähler & Scheer, 1995; die Ziffer bezeichnet hier und in allen folgenden Beispielen für psychometrische Verfahren die jeweilige Itemnummer des Verfahrens)
„Ich fühle mich durch folgende Beschwerden belästigt:
5. Gelenk- oder Gliederschmerzen:
nicht – kaum – einigermaßen – erheblich – stark"
Die jeweils zutreffende Ausprägung muss angekreuzt werden.

Beispiel Fremdbeurteilungsverfahren:
Nurses' Observation Scale for Geriatric Patients NOSGER; Spiegel et al., 1991).
„9. Kann sich in der gewohnten Umgebung orientieren" (immer – meistens – oft – hie und da – nie). Die jeweilige Feststellung soll im Hinblick auf die letzten zwei Wochen beantwortet werden, indem die jeweilige Einstufung angekreuzt wird.

In multimodalen Verfahren werden verschiedene psychometrische Methoden (z. B. Tests, Selbst- und Fremdeinschätzungsverfahren) kombiniert, um im Rahmen spezifischer diagnostischer Fragestellungen zu umfassenderen diagnostischen Aussagen zu kommen und ein differenziertes Verhaltens- oder Leistungsprofil eines Menschen zu erstellen.

> *Beispiel:*
> Nürnberger-Alters-Inventar NAI (Oswald & Fleischmann, 1999)
>
> Das NAI stellt als multimodales Testinventar elf Leistungstests und sieben Fragebögen zur Selbst- und Fremdeinschätzung zur Verfügung, um kognitive Leistungen, Selbsterleben und Befindlichkeit sowie Alltagsaktivitäten zu erfassen. Die *Leistungstests* umfassen
>
> - vier Verfahren zur Geschwindigkeit der zentralen Informationsverarbeitung (kognitives Leistungstempo) sowie
> - sieben gedächtnisbezogene Verfahren.
>
> Als *Fragebogen* liegen im NAI vor:
>
> - fünf Selbstbeurteilungsverfahren (Selbstbeschreibung alterstypischer Entwicklungen, subjektives Erleben von Symptomen als Hinweis auf hirnpathologische Entwicklungen, Selbstbeurteilung von Alltagsaktivitäten und kognitiver Leistungen, subjektiv erlebte Alterung, Lebensqualität),
> - zwei Fremdbeurteilungsverfahren (Beurteilung des Verhaltens der zu untersuchenden Person in der Testsituation, Beurteilung der Pflegebedürftigkeit durch Angehörige oder Pflegepersonal).
>
> Um eine spezifische diagnostische Fragestellung zu beantworten, werden aus dem Inventar die jeweils geeigneten Tests und Fragebögen ausgewählt.

1.4 Psychometrische Gütekriterien

Psychometrische Verfahren müssen bestimmten Gütekriterien entsprechen, damit ihre Ergebnisse für diagnostische Entscheidungen herangezogen werden können. Diese psychometrischen Gütekriterien stellen sozusagen die „Garantie der Produktqualität psychologisch-diagnostischer Verfahren" dar (Kubinger,

1996, 2003). Als Hauptgütekriterien psychometrischer Verfahren gelten

- *Objektivität:* ein psychometrisches Verfahren gilt dann als objektiv, wenn die Durchführung eines Tests (*Durchführungsobjektivität*), die Ermittlung des Testwertes (*Auswertungsobjektivität*) und dessen Interpretation (*Interpretationsobjektivität*) unabhängig vom jeweiligen Testleiter sind; bei einem in diesem Sinne objektiven Verfahren müssen also verschiedene Testleiter bei der gleichen zu untersuchenden Person zu einem bestimmten Zeitpunkt zu vergleichbaren Ergebnissen kommen;
- *Reliabilität:* bezeichnet die „Zuverlässigkeit" eines Verfahrens; hierbei werden verschiedene Reliabilitätsmaße unterschieden; die *Retest-Reliabilität* beschreibt die Übereinstimmung zweier Testergebnisse mit dem gleichen Verfahren zu unterschiedlichen Zeitpunkten, wobei vorausgesetzt wird, dass sich das untersuchte Merkmal über die Zeit nicht verändert; die *Interrater-Reliabilität* gibt die Übereinstimmung zweier Untersucher im Hinblick auf dieselbe untersuchte Person an; die *Split-Half-Reliabilität* ergibt sich, indem ein Testverfahren oder Fragebogen in zwei Hälften geteilt wird, für die der Testwert jeweils separat berechnet wird; daraus wird der statistische Zusammenhang zwischen den Ergebnissen beider Hälften errechnet; die *interne Konsistenz* ist ein Maß für den statistischen Zusammenhang von Testaufgaben oder Feststellungen (Items) in einem Testverfahren;
- *Validität* umschreibt die „Gültigkeit" eines Testverfahrens (d. h., misst das Testverfahren tatsächlich das Merkmal, das es zu erfassen anstrebt); die *inhaltliche Validität* liegt vor, wenn durch das Testergebnis definitionsgemäß (z. B. durch die Einschätzung von Experten) die zu messende Eigenschaft beschrieben wird; unter *Konstruktvalidität* versteht man die Gültigkeit eines Verfahrens nach theoriegeleiteten Maßstäben; *Kriteriumsvalidität* wird geprüft, indem der statistische Zusammenhang des Testwertes mit einem Außenkriterium untersucht wird. Dabei kann zum einen geprüft werden, inwieweit ein bestimmter Testwert mit dem Testwert eines anderen, bewährten Verfahrens vergleichbar ist, das das gleiche Merkmal misst (*Übereinstimmungs- oder konkurrente Validi-*

tät). Zum anderen kann sich die Validität darauf beziehen, ob der Testwert eine Prognose über eine bestimmte Entwicklung bei der untersuchten Person erlaubt (*Vorhersage- oder prognostische Validität*). So könnten beispielsweise Testwerte in kognitiven Leistungstests eine Prognose über die weitere Entwicklung einer Demenz ermöglichen.

1.5 Normierung von psychometrischen Verfahren

Beispiel:
Mit dem 69-jährigen Herrn B. wird in der Gedächtnissprechstunde u. a. die „Wortliste" aus dem Nürnberger-Alters-Inventar (Oswald & Fleischmann, 1999) durchgeführt, um zu einer objektivierbaren Einschätzung seiner subjektiv erlebten Gedächtnisprobleme zu kommen. Er kann vier von den acht vorgegebenen Wörtern frei wiederholen. Wie ist dieser Testwert im Vergleich mit anderen Personen seiner Altersgruppe zu interpretieren? Muss der Testwert als „auffällig" betrachtet werden, oder liegt er innerhalb der altersgemäßen Norm?

Um diese Frage beantworten zu können, muss der individuelle Testwert in Beziehung zu einer geeigneten „Referenzpopulation" gesetzt werden. Für das obige Beispiel wären dies etwa alle deutschsprachigen Personen der Altersgruppe von Herrn B. Der Vergleich mit jüngeren Menschen wäre dagegen nicht zulässig. Er würde ein verfälschtes Bild über die geistige Leistungsfähigkeit von Herrn B. abgeben, da Gedächtnisleistungen im Durchschnitt mit zunehmendem Lebensalter nachlassen. Herr B. würde in Relation zu einer jüngeren Altersgruppe somit als leistungsschwächer erscheinen, als es seiner „Altersnorm" tatsächlich entspricht. Für die psychometrische Diagnostik im höheren Lebensalter sind deshalb gesonderte altersspezifische Normen notwendig.
Verteilt sich ein bestimmtes Merkmal zwischen Männern und Frauen unterschiedlich (beispielsweise ist dies bei Depressionen oder Körperbeschwerden zuungunsten von Frauen der Fall), so

müsste der individuelle Testwert jeweils auch auf geschlechtsspezifische Referenzpopulationen einer bestimmten Altersgruppe bezogen werden. Darüber hinaus könnte auch zwischen einer Referenzgruppe von selbstständig lebenden bzw. im Pflegeheim lebenden Menschen einer bestimmten Altersgruppe unterschieden werden. Pflegeheimbewohner sind in der Regel aufgrund ihrer Erkrankungen auch in ihren kognitiven Leistungen eingeschränkt und deshalb in dieser Hinsicht mit älteren Menschen im eigenen Haushalt nicht vergleichbar.

Die Referenzpopulation für einen Test wird durch die *Normierungsstichprobe* repräsentiert, die der Referenzpopulation in allen für das zu untersuchende Merkmal wesentlichen Eigenschaften entspricht (also etwa Alter, Geschlecht, Leben in der eigenen Wohnung oder im Pflegeheim), hierfür also „repräsentativ" ist.

Bei der Entwicklung eines Tests werden an einer genügend großen Normierungsstichprobe Testwerte ermittelt, die als Referenzdaten die Einordnung eines individuellen Testwertes ermöglichen. Je nachdem, wie Testwerte in der Normierungsstichprobe verteilt sind, werden unterschiedliche Normwerte verwendet. Wenn die Testwerte in der Normierungsstichprobe normalverteilt sind, kann die Einordnung eines individuellen Testwertes durch den Vergleich mit dem Mittelwert und der Standardabweichung der Normierungsstichprobe erfolgen. Sind die Testwerte nicht normalverteilt, so werden meist Prozentränge als Normwerte herangezogen. Der Prozentrang gibt an, wie groß der Anteil der Normierungsstichprobe ist, der eine gleiche oder schlechtere Testleistung als die untersuchte Person hat. Ein Prozentrang von 68 bedeutet demnach, dass 68 % der Normierungsstichprobe eine gleiche oder schlechtere Testleistung zeigen, 32 % eine bessere. Prozentränge als Normwerte sind somit auch leicht nachvollziehbar.

Beispiel:
Der Vergleich des Testwertes von Herrn B. bei der Wortliste aus dem NAI (vier von acht Wörtern) mit der Normierungsstichprobe (55-69 Jahre, Personen mit selbstständiger Haushaltsführung) erbringt einen Prozentrang von 41. 59 % seiner Altersgruppe zeigen bei diesem Test also ei-

ne bessere Testleistung. In der Altersgruppe von 70-79-jährigen Personen mit selbstständiger Lebensführung würde sich dagegen ein Prozentrang von 69 ergeben (es würden also nur noch 31 % eine bessere Leistung erbringen), bei den 55-69-jährigen Heimbewohnern liegt der Prozentrang bei 61. Hier wird deutlich, wie wesentlich in bestimmten Leistungsbereichen wie etwa Gedächtnisfunktionen altersspezifische Normwerte sind.

1.6 Diagnostische Klassifikationssysteme

Damit Informationen aus Tests in eine Diagnose münden können, müssen Kriterien definiert sein, die für eine bestimmte Diagnose erfüllt sein müssen.

So bilden beispielsweise die Ergebnisse von kognitiven Leistungstestverfahren (z. B. Aufmerksamkeit, Gedächtnis) und Verhaltensbeobachtungen (z. B. Einschränkungen in Alltagsaktivitäten) neben einer Reihe weiterer diagnostischer Kriterien die Grundlage dafür, die Diagnose einer „Alzheimer Demenz" zu stellen. Solche Kriterien werden in diagnostischen Klassifikationssystemen festgelegt.

Die beiden wichtigsten diagnostischen Klassifikationssysteme sind

- die *„International Statistical Classification of Diseases and Related Health Problems"* (ICD) der
  Weltgesundheitsorganisation, deren aktuelle Fassung in der zehnten Version und auch als deutschsprachige Fassung (German Modification GM) vorliegt (ICD-10-GM Version 2005; Dilling et al., 2005; siehe auch http://www.dimdi.de); vom ICD-10 bestehen unterschiedliche Fassungen für jeweils unterschiedliche Anwendungszwecke, etwa für den klinischen Gebrauch oder für den wissenschaftlichen Gebrauch. In Deutschland werden Diagnosen nach ICD-10 kodiert.
- das *„Diagnostic and Statistical Manual of Mental Disorders"* (DSM) der „American Psychiatric Association", dessen aktuelle Fassung das DSM-IV-TR (Text-Revision) ist (deutschsprachige Ausgabe: Saß et al., 2003 a, b).

Die mit wenigen Ausnahmen deskriptiven (beschreibenden) Diagnosesysteme umfassen Ein- und Ausschlusskriterien sowie neben Symptomen und Schweregradabstufungen auch zeitbezogene und / oder Verlaufskriterien (zum Beispiel Mindestdauer, für die bestimmte Symptome bestehen müssen; Zunahme des Schweregrads von Symptomen im zeitlichen Verlauf). Darüber hinaus werden Entscheidungs- und Verknüpfungsregeln formuliert. In wenigen Ausnahmen erfolgen in den diagnostischen Systemen auch Aussagen über ätiologische Faktoren, soweit diese nachgewiesen sind (z. B. organische psychische Störungen; psychische und Verhaltensstörungen durch psychotrope Substanzen).

Das DSM-IV ist in fünf sogenannte Achsen unterteilt:

- Achse I umfasst klinische Syndrome und Störungen sowie psychische Auffälligkeiten, die nicht als psychische Störung gelten, aber dennoch klinisch bedeutsam sind;
- Achse II umfasst Persönlichkeitsstörungen und geistige Behinderungen;
- Achse III umfasst körperliche Störungen und Erkrankungen, insofern sie für die Befindlichkeit der jeweiligen Person oder für ihre Therapie bedeutsam sind;
- Achse IV umfasst psychosoziale und Umweltprobleme, die für die Diagnose, die Behandlung und die Prognose psychischer Störungen relevant sind;
- Achse V umfasst das Niveau der sozialen Anpassung im Hinblick auf soziale Beziehungen, die berufliche Leistungsfähigkeit und die Freizeitgestaltung.

Das ICD-10 unterscheidet für die Diagnosestellung keine verschiedenen Achsen (lediglich in einer v. a. in der Forschung verwendeten Version werden – ähnlich wie im DSM-IV – psychische Störungen, somatische Diagnosen, psychosoziale Funktionseinschränkungen und Faktoren des sozialen Umfeldes sowie Aspekte der Lebensbewältigung unterschieden).

Auch in der Systematik der Kategorien unterscheiden sich ICD-10 und DSM-IV. So stehen im DSM-IV Störungen, die in der Regel zuerst in der Kindheit oder Adoleszenz festgestellt werden, am Anfang. Im ICD-10 wird zwar auch zwischen Störungen mit Beginn in Kindheit und Jugend und solchen unterschieden, die gewöhnlich zuerst im Erwachsenenalter auftreten. Störungen mit Beginn in der Kindheit stehen aber am Ende des diagnostischen Systems. Innerhalb der Störungen im Erwachsenenalter ist das ICD-10 hierarchisch organisiert, wobei organische Störungen (einschließlich Störungen durch psychotrope Substanzen) am Beginn stehen, „da sie sämtliche anderen Störungen imitieren können, die aus diesem Grunde Ausschlußkriterien für eine organische Ätiologie unterliegen" (van Drimmelen-Krabbe, Bertelsen & Pull, 1999, S. 93).

Ein wesentlicher Unterschied zwischen ICD-10 und DSM-IV ist, dass im ICD-10 soziale Kriterien für eine Diagnosestellung weitgehend (d. h. nur mit wenigen Ausnahmen) vermieden werden, um Gültigkeit und Akzeptanz des diagnostischen Systems weltweit in unterschiedlichen Kulturkreisen zu gewährleisten. Dies könnte erschwert werden, wenn je nach kulturellem Hintergrund unterschiedliche Bedeutungen sozialer Aspekte (z. B. Arbeit, soziale Beziehungen, Freizeit) bestehen (van Drimmelen-Krabbe, Bertelsen & Pull, 1999). Das DSM-IV wurde dagegen für die Anwendung als nationale Klassifikation innerhalb der Vereinigten Staaten entwickelt, sodass dieser Aspekt weniger zu berücksichtigen war und auch soziale Aspekte in der Klassifikation herangezogen werden. Auch in anderen Kriterien sind Unterschiede möglich (so wird beispielsweise für die Diagnose einer Demenz im ICD-10 eine Mindestdauer der Störungen von Gedächtnis und intellektueller Fähigkeiten sowie der Affektkontrolle, des Antriebs oder Sozialverhaltens von sechs Monaten gefordert; dies ist im DSM-IV nicht der Fall).

Während in Deutschland Diagnosen in der klinischen Arbeit nach den Kriterien des ICD-10 klassifiziert werden, dominiert in der Forschung (möglicherweise zur besseren Verständigung zwischen der wissenschaftlichen „community" in Europa und den USA) das DSM-IV (Zaudig, Wittchen & Saß, 2000). Über Übereinstimmungen und Unterschiede in der Diagnosestellung nach ICD-10 bzw. DSM-IV kann man sich zu verschiedenen Störungsbildern detailliert aus dem „DSM-IV und ICD-10 Fallbuch" (Zaudig, Wittchen & Saß, 2000) oder anhand einer tabellarischen Gegenüberstellung der Diagnosegruppen (Schulte-Markwort, Marutt & Riedesser, 2002) informieren.

1.7 Spezifität und Sensitivität von Testverfahren

Diagnostische Entscheidungen aufgrund psychometrischer Verfahren können nicht mit absoluter Sicherheit getroffen werden. Psychische Phänomene sind nicht eindeutig messbar wie etwa die Körpergröße oder das Gewicht. Vielmehr ist aufgrund eines Testwertes von einer gewissen Wahrscheinlichkeit auszugehen, dass tatsächlich eine Krankheit oder Störung vorliegt oder nicht.

Die Spezifität und die Sensitivität kennzeichnen die „Treffsicherheit" eines Testverfahrens im Hinblick auf die Erkrankung oder Störung, die mit diesem Verfahren erfasst werden soll. Dies soll am folgenden Beispiel erläutert werden.

Mit Hilfe des SIDAM (Zaudig & Hiller, 1996), eines umfangreichen Verfahrens für die Demenzdiagnostik nach den Kriterien von ICD-10 und DSM-IV (s. Kap. 5.4.3 zur näheren Beschreibung), kann u. a. eine Schweregradeinschätzung kognitiver Beeinträchtigungen vorgenommen werden. Hierfür wird der „SISCO"-Wert (SIDAM-Score) gebildet, der sich aus einer Aufsummierung von Testwerten aus einzelnen kognitiven Testaufgaben ergibt.

Für die Abgrenzung von „Demenz" und „keine Demenz" wird ein SISCO-Wert von 34 Punkten empfohlen, d. h. bei mehr als 34 Punkten wird keine Demenz angenommen. Dieser Wert bildet den „Cut-Off-Wert".

Ein Cut-Off-Wert von 34 besitzt eine Sensitivität von 94 % und eine Spezifität von 98 %. Dies lässt sich folgendermaßen interpretieren.

- 94 % der untersuchten Personen mit einer Demenz werden anhand dieses Cut-Off-Wertes auch tatsächlich erkannt (Sensitivität); 6 % werden dagegen als „nicht dement" diagnostiziert, obwohl eine Demenz vorliegt. Dies sind die so genannten „falsch negativen" Diagnosen.
- 98 % der untersuchten Personen, die keine Demenz haben, werden anhand des Cut-Off-Wertes als „nicht dement" diagnostiziert (Spezifität). Zwei Prozent werden also als dement diagnostiziert, obwohl tatsächlich keine Demenz vorliegt. Hierbei handelt es sich um die „falsch positiven" Diagnosen.

Geht man von einer Erkrankungshäufigkeit (Prävalenz) für Demenz von etwa sechs Prozent in der über 65-jährigen Bevölkerung aus, so wären unter 1000 Personen in dieser Altersgruppe 60 mit einer Demenz zu erwarten. Bei einem Cut-Off-Wert von 34 Punkten würden also 56 von 60 Personen (94 %) korrekt als dement diagnostiziert. Zwei Prozent der 940 gesunden Personen, also 19 Personen, würden zusätzlich fälschlicherweise als dement diagnostiziert

Würde man den Cut-Off-Wert auf 32 Punkte senken, würde die Spezifität 100 % betragen. Das heißt, anhand dieses Cut-Off-Wertes würde niemand mehr fälschlicherweise als dement diagnostiziert, der tatsächlich keine Demenz hat. Allerdings würde die Sensitivität auf 84 % sinken. Die Rate „falsch negativer" Diagnosen (also die diagnostische Entscheidung als „nicht dement", obwohl eine Demenz vorliegt), würde also bereits bei 16 % liegen.

Die Entscheidung, ob eher eine höhere Sensitivität oder eine höhere Spezifität anzustreben ist, hängt wesentlich von den Konsequenzen einer diagnostischen Entscheidung ab.

- Wenn eine ernsthafte Erkrankung erfolgreich behandelt werden kann, das Übersehen der Erkrankung dagegen schwerwiegende Folgen für den Patienten hätte, ist eine möglichst hohe Sensitivität zu fordern.
- Ist eine Erkrankung dagegen nicht erfolgreich heilbar, eine „falsch positive" Diagnose hätte aber schwerwiegende negative Konsequenzen (z. B. eine hohe psychische Belastung für den untersuchten Menschen und seine Angehörigen, wenn fälschlicherweise eine Demenz diagnostiziert wird), sollte die Entscheidung eher für eine möglichst hohe Spezifität fallen (Gutzmann & Frölich, 2003).

1.8 Besonderheiten der psychometrischen Diagnostik im Alter

Neben den genannten psychometrischen Hauptgütekriterien (Objektivität, Reliabilität, Validität) wurde für die Beurteilung von psychometrischen Verfahren eine Reihe weiterer Nebengütekriterien formuliert, die wesentlich für eine breite Verwendung eines Testverfahrens sind (Brähler & Schumacher, 2002). Hierzu gehören beispielsweise die Transparenz eines Verfahrens für den Anwender, der (ökonomische und psychische) Aufwand in Relation zum Nutzen eines Verfahrens, die Bandbreite an möglichen Fragestellungen, die mit einem Verfahren abgedeckt werden können, und seine Informationsausschöpfung, die Akzeptanz eines Verfahrens durch den Anwender und die zu testende Person oder die Verständlichkeit und Gestaltung eines Verfahrens im Sinne der „Anwenderfreundlichkeit" für die zu untersuchende Person.

Für die psychometrische Diagnostik älterer Menschen stellen sich darüber hinaus besondere Anforderungen im Hinblick auf die „Altersfairness" eines Verfahrens. Dabei sind die folgenden Aspekte besonders wichtig (Fleischmann & Oswald, 2001):

- Ältere Menschen und insbesondere ältere Patienten (z. B. in der Geriatrie) leiden häufig unter Einschränkungen ihrer Sinnesfunktionen (Sehen, Hören) oder der motorischen Funktionen (z. B. Zittern bei der Parkinson-Erkrankung, eingeschränkte Motorik nach einem Schlaganfall). Auch die motorische Reaktionsschnelligkeit ist verringert. Diese Veränderungen können es erschweren, Aufgabeninstruktionen zu verstehen (bzw. zu lesen) oder eine Aufgabe zu bearbeiten. Die Testleistung wird stärker als bei jüngeren Menschen neben der zu messenden Fähigkeit auch durch solche Faktoren mit bestimmt. Bei der Testdurchführung sollte auch darauf geachtet werden, dass entsprechende Hilfsmittel (z. B. Brille, Hörgerät) verwendet werden, eine ausreichende Helligkeit sichergestellt ist und störende Außengeräusche oder Lichtreflexe vermieden werden.

Beispiel:
Der Zahlen-Verbindungs-Test aus dem Nürnberger-Alters-Inventar NAI (Oswald & Fleischmann, 1999) setzt voraus, dass die untersuchte Person einen Stift führen und abgebildete Zahlen, die mit einem Strich in der richtigen Reihenfolge möglichst schnell zu verbinden sind, ausreichend erkennen kann. Wenn die Person in ihrer Sehfähigkeit oder Motorik eingeschränkt

ist und diese Einschränkung bei der Testdurchführung und der Interpretation des Testwertes nicht berücksichtigt wird, so wird eine geringere Leistung angenommen, als es der tatsächlichen kognitiven Leistungsfähigkeit entspricht.

Die Druckschrift der Testvorlagen im Nürnberger-Alters-Inventar ist vergrößert, um etwa Visuseinschränkungen auszugleichen.

- Ein weiteres Problem besteht darin, dass kognitive Veränderungen (z. B. Aufmerksamkeit, Merkfähigkeit) das Verständnis und Behalten von Instruktionen oder Antwortkategorien (in einem Fragebogen) erschweren.

Beispiel:
Im Nürnberger-Alters-Inventar NAI (Oswald & Fleischmann, 1999) wurde dieser Aspekt durch möglichst einfache, kurze Instruktionen berücksichtigt. Allen kognitiven Testaufgaben wurden außerdem Probeaufgaben vorgeschaltet, die nicht in die Testauswertung eingehen. Damit soll erreicht werden, dass bei der eigentlichen Testdurchführung die untersuchte Person mit der Aufgabenstellung wirklich vertraut ist (bzw. sich die untersuchende Person vergewissern kann, dass die untersuchte Person die Aufgabe wirklich verstanden hat). Somit kann möglichst weitgehend gewährleistet werden, dass das optimale Leistungsniveau auch tatsächlich gezeigt wird und Leistungseinbußen nicht auf ein mangelndes Verständnis der Aufgabeninstruktionen zurückzuführen ist.
In Selbsteinschätzungsverfahren sollten die Items und Antwortkategorien möglichst eindeutig und kurz formuliert werden (z. B. keine doppelten Verneinungen).

- Wenn alte Patienten psychometrisch untersucht werden, besteht eine weitere Einschränkung in der größeren Ermüdbarkeit, was sich beispielsweise durch eingeschränkte Konzentrationsleistungen oder eine Verlangsamung der Wahrnehmung und der Reaktionen zeigt. Gerontopsychologische Einzelverfahren, aber auch die gesamte diagnostische Situation, sollten deshalb (unter Einhaltung der psychometrischen Gütekriterien) möglichst kurz gefasst sein (z. B. möglichst wenige Fragen in einem Fragebogen).

> *Beispiel:*
> Im Nürnberger-Alters-Inventar (Oswald & Fleischmann, 1999) besteht die Möglichkeit, je nach Fragestellung nur eine Auswahl von Leistungstests durchzuführen und so kognitive Einzelfunktionen zu erfassen. Bei der Aufeinanderfolge von Aufgaben sollen sich unterschiedliche Aufgabenstellungen abwechseln und ähnliche Aufgaben nicht unmittelbar aufeinander folgen.

- Ältere Menschen sind mit einer psychodiagnostischen Testsituation oft weniger vertraut als jüngere. Die dadurch auftretende Unsicherheit kann das Testergebnis verfälschen. So kann schon alleine die Aufregung, die durch die ungewohnte Testsituation entsteht, oder der Eindruck von Zeitdruck zu schlechteren Gedächtnisleistungen führen. Deshalb sollte vor einer Testsitzung ein Vorgespräch stattfinden, das einen positiven Kontakt zwischen dem Testleiter und der zu untersuchenden Person herstellt. In diesem Vorgespräch können sich auch Hinweise auf individuelle Besonderheiten ergeben, die für die Testdurchführung bedeutsam sind (z. B. dass eine Brille oder ein Hörgerät benötigt werden). Außerdem sollte möglichst eine Vortestung stattfinden, um Unsicherheiten abzubauen, den Sinn einer Aufgabe bzw. der psychometrischen Untersuchung zu erläutern und somit zu sichern, dass das Leistungsoptimum gezeigt werden kann.

1.9 Zusammenfassung

Die psychometrische Diagnostik in der Gerontologie dient der Feststellung des aktuellen Status psychischer Merkmale, der Beschreibung und Analyse von Entwicklungsverläufen des normalen Alterns, der Feststellung von Entwicklungsmöglichkeiten, der Früherkennung krankhafter Entwicklungen sowie der Feststellung ihres Verlaufs und Schweregrades, der Differenzialdiagnostik unterschiedlicher psychischer Beeinträchtigungen und

Zusammenfassung

der Indikation zu und Evaluation von therapeutischen Bemühungen. Die wesentlichen Anwendungsbereiche sind die Grundlagenforschung, die epidemiologische Forschung sowie die Interventionsgerontologie, klinische Gerontopsychologie und Alterspsychotherapie. Dabei finden Leistungstests, Selbstbeurteilungsverfahren und Fremdbeurteilungsverfahren Anwendung. Für die Interpretation der Ergebnisse psychometrischer Untersuchungen sind altersspezifische Normwerte notwendig. Neben den allgemeinen psychometrischen Gütekriterien (Objektivität, Reliabilität, Validität) müssen bei der psychometrischen Untersuchung alter Menschen besondere alters- oder krankheitsbezogene Einschränkungen (z. B. der Sinnesleistungen, der Motorik, der Aufmerksamkeit und von Gedächtnisleistungen) sowie Unsicherheiten gegenüber Leistungsanforderungen durch die Gestaltung der Untersuchungssituation und der Untersuchungsmaterialien i. S. der „Altersfairness" berücksichtigt werden.

Fünf Kontrollfragen zu Kapitel 1:

1. Worin bestehen die grundsätzlichen Zielsetzungen der psychometrischen Diagnostik im Alter?
2. Was sind die zentralen Anwendungsfelder der psychometrischen Diagnostik im Alter?
3. Welche Methoden der psychometrischen Untersuchung gibt es?
4. Wozu sind altersspezifische Normwerte notwendig?
5. Was sind die wesentlichen Aspekte der „Altersfairness" eines psychometrischen Verfahrens? Worauf ist bei der psychometrischen Untersuchung alter Menschen besonders zu achten?

Als weiterführende Literatur empfohlen:

1. Fleischmann, U.M. (2000). Gerontoneuropsychologie – Diagnostik, Therapie und Intervention. In: W. Sturm, M. Herrmann & C.W. Wallesch (Hrsg.) Lehrbuch der Klinischen Neuropsychologie (S. 663–673). Swets & Zeitlinger, Frankfurt.
2. Kubinger, K.D. & Jäger, R.S. (2003). Schlüsselbegriffe der Psychologischen Diagnostik. Weinheim, Basel, Berlin: Beltz Verlag.
3. Wahl, H.-W. & Heyl, V. (2004). Gerontologie – Einführung und Geschichte (Grundriss der Gerontologie, Band 1). Stuttgart: Verlag W. Kohlhammer.

2 Diagnostik kognitiver Leistungen

2.1 Klinische Bedeutung

Veränderungen kognitiver Leistungen wie Aufmerksamkeit, Konzentration oder Gedächtnisleistungen stellen wesentliche Merkmale des psychischen Alternsprozesses dar. Die psychometrische Erfassung kognitiver Leistungen erhält deshalb in der entwicklungspsychologisch-gerontologischen Grundlagenforschung, in der Interventionsforschung und in der Differenzialdiagnostik normaler und pathologischer Alternsprozesse einen herausragenden Stellenwert.

Die große Bedeutung der psychometrischen Diagnostik von kognitiven Leistungen ergibt sich v. a. aus den folgenden Aspekten:

- Kognitive Leistungen stellen zentrale Funktionsbereiche für die Alltagsbewältigung dar. Sie sind Voraussetzung für situationsangemessenes Handeln, für selbstbestimmtes Entscheiden und Planen, für die Teilnahme an sozialen Kontakten und die Gestaltung von Beziehungen, für das Verstehen von Sprache sowie für die Bewältigung alltäglicher Aufgaben wie Einkaufen, die Regelung finanzieller Angelegenheiten oder Auto tofahren;
- nachlassende kognitive Leistungen sind frühe Anzeichen für eine Demenz (Syndrom mit Gedächtnisstörungen, einer Abnahme des Denkvermögens, Persönlichkeitsveränderungen und Beeinträchtigungen der Selbstständigkeit und der sozialen Fertigkeiten) und stellen Leitsymptome für die Diagnose demenzieller Erkrankungen dar;
- die Erhaltung und Förderung kognitiver Leistungen ist eines der wesentlichen Ziele gerontopsychologischer Interventionen (z. B. Gedächtnistraining); dies gilt für die Prävention (z. B. Erhaltung von Selbstständigkeit) ebenso wie für die Rehabilitation (z. B. möglichst weitgehende Wiederherstellung kognitiver Leistungsfähigkeit nach einem Schlaganfall); auch bei demenziellen Erkrankungen gilt in frühen und mittleren Krankheitsstadien kognitives Training als wichtiger Bestandteil einer umfassenden Therapie zur Hinauszögerung oder Verlangsamung des weiteren Krankheitsverlaufes.

Dementsprechend ist die Entwicklung von psychometrischen Verfahren zur Erfassung kognitiver Leistungen sowie die Überprüfung ihrer testtheoretischen Gütekriterien und die Ermittlung von Normwerten auch am weitesten und am differenziertesten innerhalb der psychometrischen Diagnostik im Alter fortgeschritten.

2.2 Grundlagen der psychometrischen Diagnostik kognitiver Leistungen

Zur Beschreibung und Erklärung kognitiven Alterns werden unterschiedliche theoretische Modelle diskutiert, wobei in den derzeit wichtigsten Erklärungsmodellen kognitive Leistungen als Resultat mentaler Operationen der Informationsverarbeitung betrachtet werden (Zimprich, 2004; Martin & Kliegel, 2005). Diese werden durch eine zentralnervöse „Kontrollinstanz" (exekutive Funktionen) gesteuert und kontrolliert. Unter exekutiven Funktionen werden sehr komplexe, mentale Prozesse verstanden, die mit der Vorwegnahme, der Planung und der Initiierung von Handlungen, der kognitiven Flexibilität, der Koordinierung, Ablauforganisation und der Zielüberwachung von Handlungen und der Steuerung von Aufmerksamkeitsressourcen zu tun haben (Matthes-von Cramon & von Cramon, 2000).

Kognitives Altern wird in diesem Rahmen damit erklärt, dass die für die Informationsverarbeitung notwendigen Ressourcen mit zunehmendem Alter abnehmen und dementsprechend auch kognitive Leistungen nachlassen (Zimprich, 2004). Die so genannte „speed"-Hypothese (Salthouse, 1996) geht etwa davon aus, dass kognitives Altern eine Folge der abnehmenden Geschwindigkeit der Informationsverarbeitung ist.

Die Informationsverarbeitungsgeschwindigkeit gilt auch als grundlegender Indikator der Intelligenz. Ein wesentliches Merkmal von Intelligenz ist es demnach, Informationen rasch und effektiv zu verarbeiten. Untersuchungen von Altersunterschieden intellektueller Leistungen haben zu der Annahme eines zweidimensionalen Modells kognitiver Fähigkeiten geführt (Cattell, 1963; Horn & Cattell, 1966). Demnach wird zwischen sogenannten „kristallisierten" und so genannten „flüssigen" Leistungen unterschieden.

Zur *kristallisierten* Intelligenz gehören kulturell oder durch Erfahrung geprägte und verfestigte Bereiche wie das Wissen oder der Wortschatz eines Menschen. Dieser Bereich bleibt im höheren Lebensalter weitgehend stabil oder kann sogar noch erweitert werden. In Abbildung 1 ist dies schematisch durch den Anstieg der Kurve gekennzeichnet.

Die *flüssigen* Leistungen umfassen die schnelle und flexible Verarbeitung neuer Informationen, die Anpassung an neue Situationen, die mit Routineverhalten nicht bewältigt werden können oder die Fähigkeit zum schlussfolgernden Denken. Es handelt sich um geschwindigkeits-bezogene Leistungen, die einem generellen altersbezogenen Nachlassen unterliegen (s. Abbildung 1). Mit zunehmendem Alter fällt es Menschen also schwerer, Informationen rasch aufzunehmen und zu verarbeiten sowie angemessen schnell darauf zu reagieren.

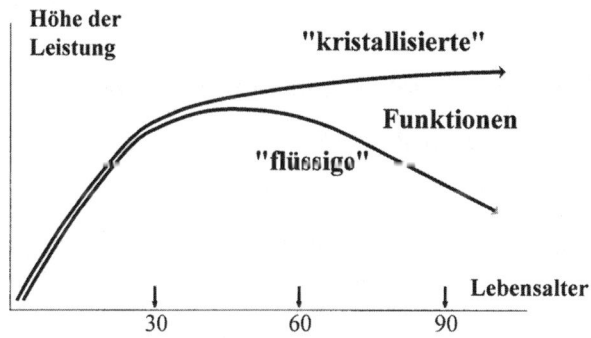

Abbildung 1: Annahmen über altersabhängige Entwicklung von „kristallisierten" und „flüssigen" Hirnleistungen (nach Cattell, 1963).

Allerdings ist zu betonen, dass kognitives Altern durch eine hohe interindividuelle Variabilität gekennzeichnet ist, d. h. dass Menschen in den Bereichen der kristallisierten und flüssigen Intelligenz in unterschiedlich starkem Ausmaß und unterschiedlich schnell altern. So beeinflussen beispielsweise die lebenslange geistige Aktivität und Bildung oder das Ausmaß kognitiver Anforderungen im Beruf die Entwicklung der kognitiven Leistungen im Alter. Kognitives Training kann außerdem der altersbezogenen nachlassenden Leistungsfähigkeit wirksam entgegen wirken (Ball et al., 2002; Oswald et al., 2002; Kramer & Willis, 2003; Oswald, 2004). Es besteht also „kognitive Plastizität" im Sinne von Veränderbarkeit.

Orientiert an der Konzeption von kognitiven Leistungen als Resultat informationsverarbeitender Prozesse, wird in der psychometrischen Diagnostik nach den folgenden Leistungsbereichen differenziert:

- Aufmerksamkeit und Konzentration,
- Geschwindigkeit, mit der Informationen vom Gehirn wahrgenommen und verarbeitet werden,
- Gedächtnisleistungen,
- Intelligenz und
- Lernen.

2.3 Aufmerksamkeit und Konzentration

2.3.1 Gerontopsychologische Grundlagen

Funktionierende Aufmerksamkeitsleistungen sind die Grundlage für die Bewältigung von allen Alltagsanforderungen. Die Aufmerksamkeit spielt für Wahrnehmung, Gedächtnisleistungen, die Handlungsplanung und -ausführung, für das Sprechen und das Verständnis von Sprache, die Orientierung und für Problemlöseprozesse eine wesentliche Rolle. Störungen der Aufmerksamkeit beeinträchtigen demnach auch alle diese Funktionen und können somit zu Beeinträchtigungen in allen Lebensvollzügen führen.

Aufmerksamkeitsleistungen stellen keinen einheitlichen Funktionsbereich dar. Eine für die psychometrische Diagnostik wichtige Unterscheidung ist die nach selektiver Aufmerksamkeit und geteilter Aufmerksamkeit. Ein weiterer Aufmerksamkeitsbereich ist die Alertness und die Vigilanz.

Selektive Aufmerksamkeit (Konzentration) umschreibt den Prozess, in dem die Aufmerksamkeit auf relevante Reize fokussiert wird. Aus einer Vielzahl gleichzeitig bestehender Reize werden spezifische Reize mit höherer Priorität für die weitere Verarbeitung ausgewählt (z. B. weil sie bedeutsamer bewertet werden, besonders deutlich in Erscheinung treten oder aufgrund einer bestimmten Anforderung besonders von Belang sind). Die selektive Aufmerksamkeit nimmt mit dem Alter ab. Ältere Menschen sind leichter ablenkbar und verarbeiten Informationen langsamer. Auch scheinen sie weniger gut relevante von irrelevanten Informationen unterscheiden zu können.

Geteilte Aufmerksamkeit bedeutet, dass die Aufmerksamkeit gleichzeitig verschiedenen Reizen zugewandt wird, wenn verschiedene Anforderungen zu erfüllen sind. Die geteilte Aufmerksamkeit verschlechtert sich ebenfalls mit zunehmendem Lebensalter.

Unter „*Alertness*" versteht man die Aktiviertheit eines Menschen i. S. der allgemeinen Reaktionsbereitschaft. Die allgemeine, im Tageslauf schwankende Wachheit wird „tonisches Arousal" genannt. Die Fähigkeit, das Niveau der Aufmerksamkeit kurzfristig bewusst zu steigern, wenn ein bestimmtes Ereignis erwartet wird, ist das „phasische Arousal".

Vigilanz ist die langfristige Aufmerksamkeitszuwendung eines Menschen, also die Fähigkeit, über einen längeren Zeitraum die Aufmerksamkeit kontinuierlich und gezielt auf einen bestimmten Reiz mit niedriger Auftretenshäufigkeit zu fokussieren. Die langfristige Aufmerksamkeitszuwendung bei hoher Reizfrequenz wird *Daueraufmerksamkeit* genannt.

2.4 Psychometrische Diagnostik von Aufmerksamkeit und Konzentration

Alters-Konzentrations-Test AKT (Gatterer, 1990)
Der AKT geht in seiner Konzeption auf den „d2" (Brickenkamp, 1981) zurück, der ein sehr weit verbreiteter Test zur Diagnostik von Aufmerksamkeitsleistungen ist. Die Anwendung des „d2" wurde in neuerer Zeit aber aus Gründen der Altersfairness als eingeschränkt für die Diagnostik alter Menschen beurteilt, da die Testelemente relativ klein und deshalb schwer zu erkennen sind (in mehreren Zeilen zufällig angeordnete „d" und „p", die teilweise mit einem oder zwei Strichen gekennzeichnet sind; durchzustreichen sind die mit zwei Strichen gekennzeichneten „d").

Für eine vergrößerte Äquivalenzform des „d2" liegen bislang nur provisorische Vergleichswerte einer kleinen Stichprobe älterer Menschen vor (Bühner & Schmid-Atzert, 2004). Der AKT wurde dagegen spezifisch für die Erfassung von Aufmerksamkeitsleistungen für alte, in ihrer Leistungsfähigkeit eingeschränkte Menschen entwickelt.

Auf dem Testbogen sind Halbkreise abgebildet, die in je zur Hälfte schwarzer und weißer Farbe gedruckt sind. Eine Referenzfigur auf dem Testbogen soll in den darunter liegenden Zeilen mit verschieden ausgefüllten Halbkreisen erkannt und durchgestrichen werden. Die Aufmerksamkeit muss sowohl auf die Lage der Halbkreise als auch auf das Muster gerichtet werden (s. Abbildung 2). Als Testwerte gelten die Bearbeitungszeit, die Anzahl der richtig durchgestrichenen Figuren, die Anzahl von Fehlern und Fehlerprozent (Verhältnis von Fehlern zur Gesamtzahl der durchgestrichenen Halbkreise) und die Gesamtzahl richtig bearbeiteter Zeichen.

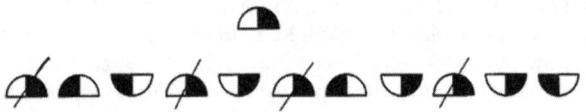

Abbildung 2: Beispiel für Bearbeitung des AKT (Gatterer, 1990)

Der AKT ist auch bei demenzkranken Menschen anwendbar, wobei die nachlassende Konzentrationsfähigkeit als Ausdruck eines „zerebralen Abbauprozesses" (Gatterer, 1990, S. 6) interpretiert wird. Dementsprechend werden Wertebereiche für die Beurteilung „keine Demenz", „leichte Demenz", „mittelgradige Demenz" und „schwere Demenz" anhand der Fehler-Prozent-Werte angegeben. Normwerte liegen für Pflegeheimbewohner, aphasische Patienten (d. h. Menschen mit Sprach- oder Verständnisstörungen) sowie Altenheimbewohner vor. Für aphasische Patienten werden im Testhandbuch gesonderte Instruktionen mit non-verbalen Hinweisen formuliert. Bei motorisch eingeschränkten Menschen kann der Test auch durchgeführt werden, indem der Testleiter die von der untersuchten Person bezeichneten Figuren durchstreicht.

Diagnostik der selektiven Aufmerksamkeit: Farb-Wort-Test (FWT-G; Oswald & Fleischmann, 1999)[1]

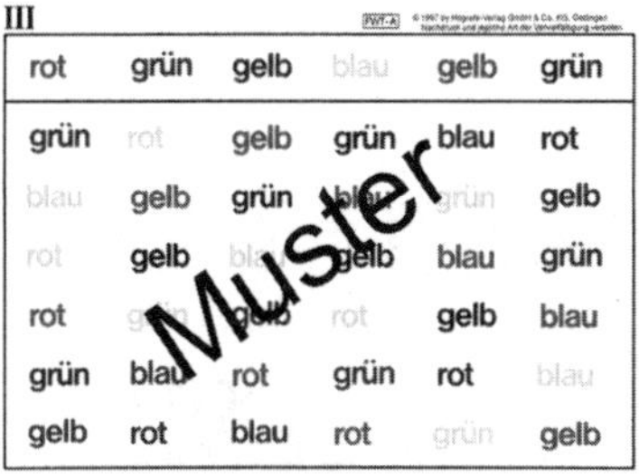

Abbildung 3: Farb-Wort-Test FWT-G (aus NAI; Oswald & Fleischmann, 1999)

Ein Verfahren zur Erfassung der selektiven Aufmerksamkeit, das im Nürnberger-Alters-Inventar NAI (Oswald & Fleischmann, 1999) auch in einer Version für das höhere Lebensalter vorliegt, ist der Farb-Wort-Test (FWT-G). Der FWT besteht aus drei Testtafeln (I-III), die nacheinander vorgegeben werden. Tafel I enthält 36 aufeinander folgende Farbwörter („rot", „grün", „gelb", „blau"), die möglichst rasch zu lesen sind. Tafel II enthält 36 aufeinander folgende Farbfelder in den Farben rot, grün, gelb und blau, die ebenfalls möglichst rasch zu benennen sind. Tafel III ist die „Interferenztafel". Hierbei werden Farbwörter (wie bei Tafel I) in unterschiedlichen, den Farbwörtern nicht entsprechenden Druckfarben gezeigt. Das Farbwort „gelb" ist also beispielsweise in blauer Druckfarbe geschrieben (s. Abbildung 3). Zu benennen ist jeweils die Druckfarbe, d. h. es soll nicht das Farbwort vorgelesen werden. Somit ist die Aufmerksamkeit selektiv auf die Druckfarbe, nicht die Worte zu lenken. Der Testwert ergibt

---

[1] Bezugsquelle des *Farb-Wort-Tests (FWT-G)* aus dem *Nürnberger-Alters-Inventar (NAI)*: Testzentrale Göttingen, Robert-Bosch-Breite 25, 37079 Göttingen, Tel.: 0551/50-688-0, Fax: 0551/50-688-24.

sich aus der Differenz der zum Lesen bzw. Benennen benötigten Zeit von Tafel III und Tafel II. Dadurch wird erfasst, wie viel mehr Bearbeitungszeit unter der „Interferenzbedingung" benötigt wird.

Diagnostik der geteilten Aufmerksamkeit: Zahlen-Symbol-Test G (ZS-G; Oswald & Fleischmann, 1999)[2]

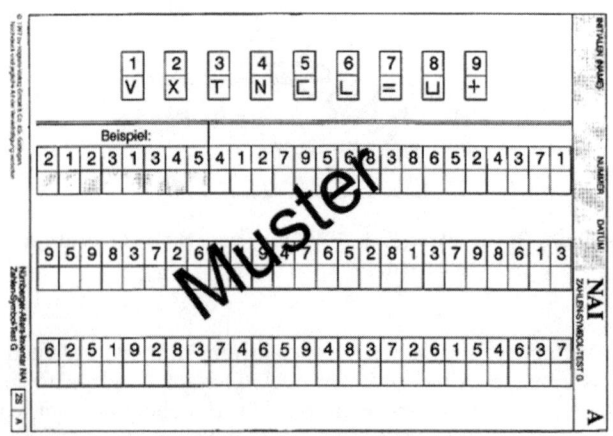

Abbildung 4: Zahlen-Symbol-Test ZST-G (aus NAI; Oswald & Fleischmann, 1999)

Die Erfassung der geteilten Aufmerksamkeit kann anhand des Zahlen-Symbol-Tests ZS-G aus dem NAI (Oswald & Fleischmann, 1999) erläutert werden. Der Zahlen-Symbol-Test wurde bereits in sehr frühen Testverfahren zur Intelligenzdiagnostik eingesetzt (Yoakum & Yerkes, 1920) und ist auch im Hamburg-Wechsler-Intelligenztest für Erwachsene (HAWIE) enthalten (Wechsler, 1981). Im NAI wurde die Testvorlage für psychometrische Untersuchungen adaptiert (größere Vorlage). In die-

---

[2] Bezugsquelle des *Zahlen-Symbol-Tests (ZST-G)* aus dem *Nürnberger-Alters-Inventar (NAI)*: Testzentrale Göttingen, Robert-Bosch-Breite 25, 37079 Göttingen, Tel.: 0551/50-688-0, Fax: 0551/50-688-24.

ser Version des Zahlen-Symbol-Tests müssen in der vorgegebenen Zeit von 90 Sekunden den Ziffern 1 bis 9 jeweils bestimmte Symbole zugeordnet werden (s. Abbildung 4). Testwert ist die Anzahl von Zeichen, die innerhalb dieser Zeit korrekt zugeordnet werden konnten.

Neben der Aufmerksamkeit erfasst der ZS auch visuomotorische Koordinationsleistungen. Darüber hinaus spielt die Merkfähigkeit eine Rolle, denn es können in der gleichen Zeit mehr Symbole richtig zugeordnet werden, wenn man sich die jeweiligen Zahl-Symbol-Kombinationen (oder zumindest einen Teil davon) merken kann und nicht für jede Zahl erneut das zugehörige Symbol in der Vorlage suchen muss.

Diagnostik von Alertness und Vigilanz: Aufmerksamkeits-Testbatterie TAP (Zimmermann & Fimm, 1994)
Die Messung der Alertness kann im Rahmen der computergestützten Aufmerksamkeits-Testbatterie TAP mittels des Untertests „Alertness" erfolgen. Dabei muss die untersuchte Person beim Erscheinen eines visuellen Reizes auf dem Bildschirm eine bestimmte Taste drücken. Bei einer Testvariante erscheint dieser Reiz ohne vorherigen Hinweiston, bei einer zweiten Testvariante ist vor dem Erscheinen ein Hinweiston zu hören (phasische Alertness). Während des Tests muss ein kleiner Stern im Zentrum des Bildschirms fixiert werden. Testwert ist die Reaktionszeit zwischen Erscheinen des Reizes und dem Tastendruck. Auch die Vigilanz kann mittels eines Untertests mit dieser Testbatterie erfasst werden. Hierbei muss über einen längeren Zeitraum auf einen akustischen oder optischen Reiz reagiert werden.

Differenzierte Normwerte für das höhere Lebensalter liegen für die TAP nicht vor. Von Bodenburg, Popp und Kawski (2001) wurden aber erste Vergleichswerte zum Untertest Alertness für 60-74-Jährige sowie 75-Jährige und Ältere ermittelt, wobei die Stichprobe insgesamt aber nur 50 Personen umfasste.

2.5 Geschwindigkeit der Informationsverarbeitung

Wie einleitend erläutert, gilt die Geschwindigkeit der Informationsverarbeitung als zentraler Indikator für kognitive Alterung. Sie hat damit auch eine wichtige Funktion für die Aufrechterhaltung einer selbstständigen Lebensführung. In der Längsschnittstudie über „Bedingungen zur Erhaltung und Förderung von Selbstständigkeit im Alter" (SIMA; Oswald et al., 1996) konnte der Eintritt von Hilfsbedürftigkeit im Laufe der folgenden Jahre statistisch signifikant (also in höherem Ausmaß, als nach dem Zufall zu erwarten wäre) aufgrund der Verlangsamung der Geschwindigkeit der Informationsverarbeitung vorhergesagt werden. Die kognitive Verlangsamung kann auch bereits frühzeitig auf einen demenziellen Krankheitsprozess hinweisen, wobei dies aber lediglich ein unspezifischer Hinweis ist. Auch depressive Erkrankungen im Alter sind mit einer kognitiven Verlangsamung verbunden.

Testaufgaben zur Erfassung der Geschwindigkeit der Informationsverarbeitung sind inhaltlich relativ einfach gestaltet, da im Vordergrund der Testung der Tempofaktor steht (d. h. die Frage, wie schnell eine Aufgabe gelöst wird). Es handelt sich um einfache Reiz-Reaktionsaufgaben. Auf einen vorgegebenen Teststimulus („Reiz"; z. B. Zahlen) muss also so schnell wie möglich eine richtige Reaktion erfolgen. Die für die Aufgabe benötigte Zeit ist das Maß für die Geschwindigkeit der zentralen Informationsverarbeitung. In die Testleistung gehen aber auch Aufmerksamkeitsleistungen ein.

Die Testaufgaben erfordern darüber hinaus eine gute Wahrnehmungsfähigkeit (Erkennen und Differenzieren von Teststimuli) sowie ausreichende visuell-motorische Koordinationsfähigkeiten (z. B. rasches und sicheres Durchstreichen von Zahlen auf einem Testbogen). Für die Beurteilung des Testwertes (gemessene Zeit) ist es also auch notwendig zu beobachten, *wie* die untersuchte Person die Aufgabe bearbeitet.

Eine Sehschwäche, motorische Einschränkungen bei einer Parkinson-Erkrankung oder eine Einschränkung des Gesichtsfeldes nach einem Schlaganfall können die Testleistung beeinträchtigen. Solche Aspekte müssen berücksichtigt werden, um nicht allein aufgrund eines isoliert betrachteten Testwertes zu falschen diagnostischen Schlussfolgerungen zu kommen.

Zahlen-Verbindungs-Test ZVT-G (Oswald & Fleischmann, 1999)[3]

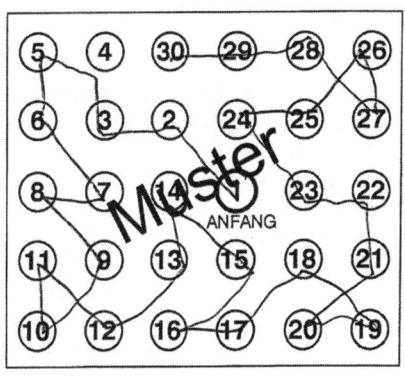

Abbildung 5: Bearbeiteter Testbogen des ZVT-G (Oswald & Fleischmann, 1999)

Ein typisches Verfahren für die Operationalisierung der Geschwindigkeit der Informationsverarbeitung ist der Zahlen-Verbindungs-Test (ZVT). Die Originalversion dieses Testverfahrens, der Trail-Making-Test von Raitan (1956) und die daraus hervorgehende Version des Zahlen-Verbindungs-Tests (Oswald & Roth, 1978) wurde im Rahmen des Nürnberger-Alters-Inventars für gerontopsychologische Fragestellungen angepasst und normiert (ZVT-G; Oswald & Fleischmann, 1999).

Beim ZVT-G müssen in Zahlenmatrizen (s. Abbildung 5) Ziffern in der richtigen Reihenfolge mit einer durchgezogenen

---

[3] Bezugsquelle des *Zahlen-Verbindungs-Tests (ZVT-G)* aus dem *Nürnberger-Alters-Inventar (NAI)*: Testzentrale Göttingen, Robert-Bosch-Breite 25, 37079 Göttingen, Tel.: 0551/50-688-0, Fax: 0551/50-688-24.

Linie so schnell wie möglich verbunden werden. Die Anordnung der Zahlen weist mit jedem Testdurchgang einen höheren Schwierigkeitsgrad auf, indem es unterschiedlich viele Wahlalternativen gibt. Vor der Vorlage der eigentlichen Testmatrizen werden Übungsdurchgänge mit Matrizen durchgeführt, die 13, 16 und 20 Zahlen enthalten. Damit soll die Vertrautheit der untersuchten Person mit der Testaufgabe gewährleistet und das optimale Leistungsniveau ermöglicht werden.

Abbildung 5 zeigt einen bearbeiteten Testbogen des Zahlen-Verbindungs-Tests in der Version für die gerontopsychologische Diagnostik (ZVT-G) aus dem Nürnberger-Alters-Inventar (NAI, Oswald & Fleischmann, 1999).

Das Beispiel stammt von einer 90-jährigen, kognitiv gesunden Bewohnerin eines Altenpflegeheimes. Die Testzeit für diese Person liegt bei 34 Sekunden. Dieser Wert liegt innerhalb der altersentsprechenden Norm (Prozentrang 65-73). Kognitiv gesunde und demenziell erkrankte alte Menschen unterscheiden sich in der Bearbeitungszeit für den ZVT-G, so dass das Testergebnis im Rahmen einer ausführlichen psychometrischen Differenzialdiagnostik von gesunden und demenziell erkrankten Menschen frühe Prognosen zulässt. Das folgende Beispiel zeigt, wie sich gesunde und demenziell erkrankte Menschen im durchschnittlichen ZVT-Wert unterscheiden.

Beispiel:
Normwerte für den ZVT-G (Oswald & Fleischmann, 1999)

	gesund	demenziell erkrankt
55-69 J.	24 Sek.	58 Sek.
70-79 J.	29 Sek.	71 Sek.
80-95 J.	45 Sek.	60 Sek.

Labyrinth-Test (LT-G; Oswald & Fleischmann, 1999)
Beim Labyrinth-Test (LT) muss der Weg vom Mittelpunkt eines Labyrinths nach außen mit dem Stift so schnell wie möglich nachgezogen werden. Die ursprüngliche Testvorlage wurde bereits 1959 von Chapuis vorgeschlagen. Diese Vorlage wurde für gerontopsychologische Untersuchungen angepasst und in das Nürnberger-Alters-Inventar mit altersspezifischen Normwerten

für gerontopsychologische Untersuchungen aufgenommen (LT-G). Bei dieser Version müssen insgesamt acht Entscheidungen zwischen jeweils zwei Wegalternativen getroffen werden, um den korrekten Weg zu finden.

Neben der Geschwindigkeit der Informationsverarbeitung spielen beim Labyrinth-Test visuell-motorische Koordinationsleistungen (d. h. der Koordination zwischen visueller Wahrnehmung und Handbewegungen) eine Rolle für das Testergebnis. Entsprechende Störungen wie etwa im Rahmen einer beginnenden Demenz vom Alzheimer Typ beeinflussen das Testergebnis deshalb negativ. In fortgeschrittenen Krankheitsstadien einer Demenz ist der Test nicht mehr durchführbar, da die Testinstruktion nicht mehr verstanden wird.

2.6 Gedächtnisleistungen

2.6.1 Gerontopsychologische Grundlagen

Wenn im Alltagsverständnis von „dem Gedächtnis" die Rede ist, so vermittelt dies den Eindruck eines einheitlichen, nicht weiter zu differenzierenden kognitiven Bereichs. In der Gedächtnisdiagnostik ist aber ein wesentlich differenzierteres Verständnis von Gedächtnisleistungen notwendig. Die Gedächtnisforschung hat gezeigt, dass „das Gedächtnis" als System unterschiedlicher Gedächtnisleistungen zu verstehen ist, die verschiedene Stufen von Gedächtnisprozessen umfassen:

- Wahrnehmung von Informationen (Aufnahme),
- deren Bearbeitung („Enkodierung"),
- ihre Speicherung und
- den Abruf von Informationen bzw. das Generieren von Informationen aus dem Langzeitgedächtnis heraus.

Hinsichtlich der Speicherdauer wird in Mehrspeichermodellen zwischen den folgenden Gedächtnisbereichen unterschieden:

- Ultrakurzzeitgedächtnis (sensorisches Gedächtnis)
- Kurzzeitgedächtnis (Arbeitsgedächtnis) und
- Langzeitgedächtnis.

Abbildung 6 zeigt zusammenfassend verschiedene Gedächtnisbereiche mit ihren jeweiligen Untergliederungen (weitere Erläuterungen s. Text).

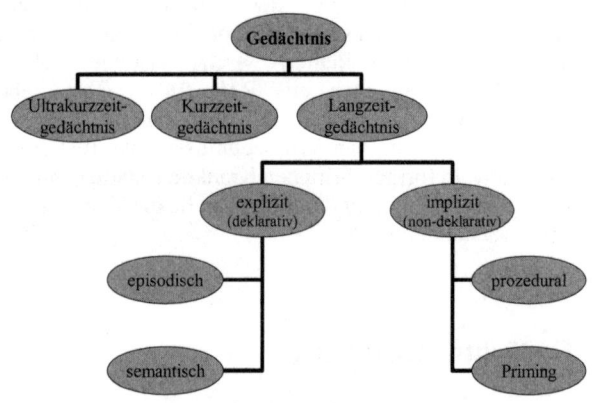

Abbildung 6: Gedächtnisbereiche (Erläuterung s. Text)

Für die Erklärung der unterschiedlichen Gedächtnisleistungen wurden verschiedene theoretische Gedächtnismodelle formuliert. Diese können im Rahmen der vorliegenden Darstellung der gerontopsychologischen Gedächtnisdiagnostik nicht detailliert ausgeführt werden. Eine Beschreibung unterschiedlicher Gedächtnismodelle findet sich in der weiterführenden Literatur, die am Ende dieses Kapitels genannt wird (Schuri, 2000).

Ultrakurzzeitgedächtnis
Werden Informationen oder Reize über die Sinnesfunktionen aufgenommen, so werden diese zunächst im „sensorischen Speicher" für wenige hundert Millisekunden gespeichert (Ultrakurzzeitgedächtnis oder sensorisches Gedächtnis). Diese Leistungen lassen im Alter in einem geringen Ausmaß nach. Dies hat zur Folge, dass Informationen länger dargeboten werden müssen, um von älteren Menschen aufgenommen werden zu können. Das Ultrakurzzeitgedächtnis ist aber eher Prozessen

der Wahrnehmung zuzuordnen. Es spielt in der experimentellen Gedächtnisforschung eine große Rolle. Für die klinisch-gerontopsychologische Gedächtnisdiagnostik ist dieser Bereich kaum von Belang.

Kurzzeitgedächtnis
Im Kurzzeitgedächtnis werden Informationen kurzfristig (für Sekunden) automatisch behalten und können so kognitiv verarbeitet werden. Um einen Satz zu verstehen, muss beispielsweise der Inhalt des Satzbeginns solange automatisch im Kurzzeitgedächtnis behalten werden können, bis der Satz beendet ist. Inhaltlich wird beim Kurzzeitgedächtnis zwischen verbalen Informationen und visuell-räumlichen Informationen unterschieden.

Das automatische, kurzfristige Behalten von Informationen im Kurzzeitgedächtnis unterliegt nur in geringem Ausmaß Alterungsprozessen. Nachlassende Leistungen sind aber festzustellen, wenn die Informationen aktiv verarbeitet werden müssen. Dies hat auch negative Effekte für langfristige Merkprozesse.

Durch innere Wiederholung („rehearsal"), durch die Systematisierung und Kategorisierung, durch die Verknüpfung von Gedächtnisinhalten mit anderen, bereits verfestigten Inhalten oder dadurch, dass Informationen mit einem „Bedeutungsüberschuss" versehen werden (z. B. Verarbeitung abstrakter Zahlen als konkrete Zahlenbilder), werden Informationen so verarbeitet und manipuliert, dass sie dauerhaft in das Langzeitgedächtnis übergehen können. Dieser kognitive Prozess geht über ein passives Behalten hinaus und erfordert eine aktive kognitive Leistung, sodass in diesem Zusammenhang auch der Begriff *Arbeitsgedächtnis* verwendet wird. In der Neuropsychologie ist die Abgrenzung zwischen den Konstrukten Kurzzeit- und Arbeitsgedächtnis aber unscharf (Beblo, 2004), häufig werden beide Begriffe synonym verwendet.

Langzeitgedächtnis
Im Langzeitgedächtnis erfolgt eine langfristige, stabile Konsolidierung und Einbindung von Informationen in das bereits vorhandene Wissenssystem. Das Langzeitgedächtnis gilt prinzipiell in der zeitlichen und der inhaltlichen Kapazität als unbegrenzt. Es umfasst Behaltensleistungen im Umfang von Minuten bis hin zum Jahrzehnte umfassenden Gedächtnis. Für Ereignisse, die be-

reits sehr lange zurückliegen, oder Informationen, die vor langer Zeit dauerhaft abgespeichert wurden, wird auch der Begriff „Altgedächtnis" verwendet. Eine besondere Form des Langzeit- oder Altgedächtnisses ist das biographische Gedächtnis. Dies umfasst biographisch bedeutsame Daten und Ereignisse, die auch im hohen Alter in der Regel bis in sehr weit zurückliegende Lebensphasen hinein erinnert werden können (z. B. Namen von früheren Mitschülern).

Auch Menschen mit einer Demenz verfügen bis in mittlere Krankheitsphasen hinein noch über weitgehend erhaltenes biographisches Wissen, während kürzlich zurückliegende Ereignisse bereits nicht mehr erinnert werden können. Biographische Gedächtnisinhalte gehen erst nach und nach im weiteren zeitlichen Verlauf der Erkrankung verloren.

Längerfristige Gedächtnisleistungen werden weiter nach dem expliziten (deklarativen) und dem impliziten (nondeklarativen) Gedächtnis unterschieden. Unter dem expliziten Gedächtnis versteht man das „bewusste" Gedächtnis, dessen Inhalte bewusst erinnert werden können. Dazu gehören etwa persönliche Erlebnisse (episodisches Gedächtnis) oder das Weltwissen einer Person (semantisches Gedächtnis). Das implizite Gedächtnis beinhaltet Gedächtnisinhalte, die wenig bewusst sind oder nicht bewusst erlernt wurden. Hierzu gehören beispielsweise erlernte Bewegungsabläufe (prozedurales Gedächtnis) und das Gedächtnis für Sinneseindrücke (Priming). Diese weisen wie auch das semantische Gedächtnis kaum einen Alterseffekt auf.

Im Hinblick auf schlechtere Langzeitgedächtnisleistungen wird angenommen, dass ältere Menschen Inhalte weniger „tief" verarbeiten und Gedächtnisstrategien spontan weniger intensiv oder effektiv nutzen. Somit entstehen in der Folge auch mehr Probleme beim Abruf von neu abgespeicherten Inhalten aus dem Langzeitgedächtnis. Wiedererkennensleistungen sind später und weniger stark beeinträchtigt als die freie Reproduktion.

Durch lebenslange geistige Aktivität ist aber etwa im semantischen Gedächtnis bis ins hohe Alter ein Zuwachs (z. B. an spezifischem Wissen oder hinsichtlich des Wortschatzes) möglich. Neben Alternsprozessen werden im Hinblick auf die Leistungen des Langzeitgedächtnisses noch andere Bedingungen wirksam. So können alltagsrelevante oder persönlich bedeutsame Inhalte besser behalten werden als abstrakte Inhalte. Zeitdruck beim Lernen verschlechtert die Leistung.

2.6.2 Psychometrische Diagnostik von Kurzzeitgedächtnisleistungen

Um die Spanne des Kurzzeitgedächtnisses zu prüfen, werden unterschiedlich lange Reihen von Informationen nacheinander vorgegeben. Diese müssen unmittelbar im Anschluss an die Darbietung frei wiederholt werden (freie Reproduktion). Die Anzahl der behaltenen Informationen ist ein Maß für die Kapazität des Kurzzeitgedächtnisses.

Die vorgegebenen Reize können verbal sein (Wortlisten, Sätze, Zahlenreihen), bildhaft (Gegenstände) oder abstrakt (geometrische Figuren), wie die folgenden Beispiele aus Gedächtnistests zeigen.

Beispiel:
Zahlen-Nachsprechen (ZN-G) aus dem Nürnberger- Alters-Inventar NAI (Oswald & Fleischmann, 1999)
„Die folgende Aufgabe heißt Zahlennachsprechen. Ich werde Ihnen einige längere Zahlen vorsprechen. Sie sollen diese Zahlen nachsprechen".
Beispiele:
4 8 9 5 7
8 7 3 4 1 6 2 5

Der ZN-G (Oswald & Fleischmann, 1999) besteht aus einem zweiten Testteil, in dem vorgesprochene Zahlenreihen in der umgekehrten Reihenfolge wiedergegeben werden müssen (ZN-G rückwärts). Diese Testaufgabe erfordert in höherem Maße als bei der Reproduktion der Zahlenreihen in der vorgelesenen Reihenfolge komplexe Operationen der Informationsorganisation, da Informationen gleichzeitig behalten und verarbeitet werden müssen.

Im Bildertest BT-G (Oswald & Fleischmann, 1999) werden nacheinander Strichzeichnungen von Gegenständen gezeigt, die anschließend unmittelbar wiedergegeben werden sollen (s. Beispiel).

> *Beispiel:*
> Item aus dem Bildertest (BT) des Nürnberger-Alters-Inventars (Oswald & Fleischmann, 1999)
>
>

Neben konkreten Bildern werden in Gedächtnistests auch abstrakte Muster als Testitem vorgegeben. Mittels der schwer benennbaren Figuren, die wenig bedeutungshaltig sind, kann die visuelle Merkfähigkeit ohne Zuhilfenahme von begrifflichen, bedeutungsstiftenden Assoziationen („verbale Enkodierungen") erfasst werden. Innerhalb der kurzen Vorgabezeit der Muster (etwa 10 Sekunden) ist nicht zu erwarten, dass die Behaltensleistung durch eine verbale „Verschlüsselung" der Figur gesteigert werden kann.

> *Beispiel:*
> Item aus dem Figuren-Test (FT) aus dem Nürnberger-Alters-Inventar (Oswald & Fleischmann, 1999)
> Die abgebildete Figur muss unmittelbar nach der Darbietung aus den vier anschließend gezeigten Alternativen (A - D) wieder erkannt werden. Dabei ist auch die Lage der Form von Bedeutung (vgl. Alternative C und D).
>
>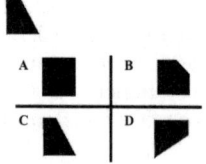

Im Untertest Satznachsprechen des NAI (Oswald & Fleischmann, 1999) müssen sinnvolle Sätze gemerkt und unmittelbar nach der Vorgabe aus dem Gedächtnis reproduziert werden. Dabei werden auch aktive Prozesse des sprachlichen Strukturierens relevant.

> *Beispiel:*
> Satznachsprechen (SN) aus dem Nürnberger-Alters-Inventar (Oswald & Fleischmann, 1999) zur Prüfung der Merkfähigkeit für sinnhaftes Wortmaterial:
> Der folgende Satz soll unmittelbar nach der Vorgabe frei reproduziert werden:
> „5. / Nach / kurzer / Zeit / stellte sich heraus, / dass die Empfehlung / nur selten / beachtet wurde /."

2.6.3 Psychometrische Diagnostik von Langzeit-Gedächtnisleistungen

Gedächtnisleistungen im Langzeitgedächtnis werden in der psychometrischen Diagnostik dadurch geprüft, dass vorgegebene Informationen (z. B. die bereits gezeigte Wortliste, s. o.) nach einem längeren Zeitraum (z. B. nach einer halben Stunde) abgerufen werden müssen, nachdem andere Aufgaben dazwischen geschaltet wurden.

Verbale Gedächtnisleistungen
Die bereits vorgestellte Wortliste im Nürnberger-Alters-Inventar (Oswald & Fleischmann, 1999) dient auch zur Prüfung der längerfristigen Konsolidierung verbaler Inhalte. Dies geschieht folgendermaßen.

Etwa 20 bis 30 Minuten nach der Vorgabe und der freien Reproduktion der Wortliste und nachdem in dieser Zeit verschiedene andere Tests durchgeführt wurden, wird erneut eine Wortliste vorgelesen. Diese enthält neben den ursprünglichen acht Wörtern weitere, noch nicht genannte acht Wörter („Distraktoren"). Die untersuchte Person muss bei der Vorgabe jedes der 16 Wörter entscheiden, ob das jeweilige Wort bereits in der ursprünglichen Wortliste genannt worden war oder nicht. Deshalb heißt diese Leistung „Wiedererkennen". Testwert ist die Differenz zwischen korrekt wieder erkannten und fälschlich wieder erkannten Wörtern. Dieser Wert ist ein Maß für die verbale Enkodierung und die längerfristige Konsolidierung.

Prospektives Gedächtnis
Gedächtnisleistungen reichen auch in die Zukunft hinein. Dies ist dann der Fall, wenn sich Gedächtnisleistungen auf Pläne oder in die Zukunft gerichtete Vorhaben beziehen (Beispiel: die Einnahme eines Medikaments zu einem späteren Zeitpunkt; ein Arzttermin in einer Woche). Diese Art von Gedächtnisleistung, die ein hohes Ausmaß kognitiver Ressourcen beansprucht, wird als „prospektives Gedächtnis" bezeichnet. Die genannten Beispiele zeigen die hohe Alltagsrelevanz des prospektiven Gedächtnisses. Empirische Befunde sprechen dafür, dass prospektive Gedächtnisleistungen mit zunehmendem Alter nachlassen. Theoretisch ist von komplexen Prozessen auszugehen, die am prospektiven Erinnern beteiligt sind (Entwicklung, Erinnern und Ausführen eines Plans). Es muss nicht nur der Inhalt einer Intention behalten werden (dass etwas zu tun ist, was zu tun ist und wann es zu tun ist), sondern die betreffende Handlung muss zum richtigen Zeitpunkt ausgeführt werden. Neben Gedächtnisleistungen werden dabei auch exekutive Leistungen gefordert. Theoretische Ausführungen zum prospektiven Gedächtnis und empirische Ergebnisse zu möglichen Faktoren, die altersbedingten Unterschieden zugrunde liegen könnten, werden ausführlich bei Martin und Kliegel (2005) diskutiert.

In psychometrischen Verfahren zur Erfassung des prospektiven Gedächtnisses werden Aufgaben gestellt, die erst an einem späteren Zeitpunkt der diagnostischen Situation ohne nochmalige Aufforderung erledigt werden müssen. Entsprechende Testaufgaben finden sich beispielsweise im *Rivermead Behavioral Memory Test RBMT* (Wilson, Cockburn & Baddeley, 2003), der alltagsbezogene Gedächtnisleistungen erfassen soll und für die Diagnostik von schweren Gedächtnisstörungen entwickelt wurde. Das Verfahren liegt auch deutschsprachig vor. Altersspezifische Normen sind für Personen zwischen 70 und 90 Jahren verfügbar (Wilson, Cockburn & Baddeley, 2003).

Beispielhafte Testaufgaben aus dem RBMT sind im Kasten aufgeführt.

> *Beispiel:*
> Aufgaben aus dem RBMT (Wilson, Cockburn & Baddeley, 2003) zum prospektiven Gedächtnis:
> 3. Der Testleiter leiht sich einen persönlichen Gegenstand der untersuchten Person aus und versteckt ihn bis zum Ende der Testsitzung. Die untersuchte Person soll sich daran erinnern, diesen Gegenstand wieder zurück zu fordern.
> 4. Die untersuchte Person soll sich beim Klingeln eines Weckers, der auf 20 Minuten eingestellt wird, daran erinnern, nach dem nächsten Termin zu fragen.

Allerdings werden mit solchen Testaufgaben wahrscheinlich keine Planungsprozesse abgebildet, die für prospektive Gedächtnisleistungen relevant sind. Bei Martin und Kliegel (2005) wird ein experimenteller Ansatz vorgestellt, der Planungsprozesse im Rahmen des prospektiven Gedächtnisses eher abzubilden vermag.

2.7 Intelligenz

2.7.1 Grundlagen der psychometrischen Intelligenzdiagnostik

Tabelle 1: Beispiele für Strukturtheorien der Intelligenz (Süß, 2003)

Zwei-Faktoren-Theorie (Spearman)	Primary Mental Abilities (Thurstone)	Berliner Intelligenzstrukturmodell (Jäger)
• allgemeine Intelligenz • aufgabenspezifische Intelligenz	• verbal comprehension (z. B. Wortschatz, Sprachverständnis) • number (Rechenoperationen) • space (räumliches Vorstellungsvermögen) • memory (Gedächtnis) • perceptual speed (Wahrnehmungsgeschwindigkeit) • induction, reasoning (schlussfolgerndes Denken)	Hierarchisches Modell: Ebene 1: • allgemeine Intelligenz mit untergeordneten Fähigkeiten in zwei Facetten (Ebene 2): Ebene 2: • Operationen: numerisch, verbal, figural-bildhaft • Inhalte: Verarbeitungskapazität, Einfallsreichtum, Merkfähigkeit, Bearbeitungsgeschwindigkeit Ebene 3: auf der untersten Ebene ergeben sich zwölf spezifische Fähigkeiten aus der Verknüpfung von (3) Operationen und (4) Inhaltsmerkmalen

Die psychometrische Erfassung von Intelligenz erfordert ein theoretisches Konzept dessen, was unter Intelligenz verstanden werden soll und welche Fähigkeiten oder Eigenschaften Intelligenz „ausmachen". In Strukturtheorien der Intelligenz werden verschiedene voneinander abgrenzbare Fähigkeiten angenommen (s. Tabelle 1). Ein genereller Konsens für das Konstrukt „Intelligenz" besteht nicht, und neben den in Tabelle 1 genannten psychometrischen Strukturtheorien der Intelligenz gibt es auch Erweiterungen (z. B. praktische Intelligenz, emotionale Intelligenz) und alternative theoretische Ansätze (s. Guthke, 2003; Süß, 2003). Im Folgenden werden zwei „klassische" Intelligenztestverfahren vorgestellt, die an mehrfaktorielle Strukturmodelle von Intelligenz anknüpfen und in denen verschiedene der in Tabelle 1 genannten Intelligenzfaktoren repräsentiert sind (aus theoretischen, methodischen und inhaltlichen Gründen wird die traditionelle Intelligenzmessung anhand solcher Tests vielfach kritisiert; für eine Diskussion s. Guthke, 2003).

2.7.2 Psychometrische Diagnostik der Intelligenz im Alter

Hamburg-Wechsler-Intelligenztest für Erwachsene (HAWIE; Wechsler, 1981; Tewes, 1991)
Einer der am häufigsten verwendeten Intelligenztests ist die Wechsler Adult Intelligence Scale WAIS, die als deutschsprachige Version als Hamburg-Wechsler-Intelligenztest für Erwachsene (HAWIE; Tewes, 1991) existiert. Für die aktuelle Version des HAWIE-III liegen Normen bis zum Alter von 89 Jahren vor, sodass der HAWIE-III auch für gerontopsychologische Fragestellungen eingesetzt werden kann. Hierbei geht es vor allem um die Erfassung von Ausfallserscheinungen, da die Differenzierungsfähigkeit im unteren Leistungsbereich besser ist als im oberen.

Im Einzelnen beinhaltet der HAWIE-III die folgenden Aufgabenstellungen, die in einen Verbalteil und einen Handlungsteil untergliedert sind.

> *Beispiel:*
> Intelligenzdiagnostik mit dem HAWIE (Tewes, 1991)
> *(1) Verbalteil*
> - Allgemeines Wissen
> - Zahlennachsprechen (Merkfähigkeit)
> - Wortschatz-Test (Kenntnis der Bedeutung von Wörtern)
> - Rechnerisches Denken (Kopfrechenaufgaben mit Zeitbegrenzung)

- Allgemeines Verständnis (Urteilsfähigkeit, Erkennen von Ursache-Wirkungs-Zusammenhängen; z. B.„Warum wäscht man seine Kleidung?")
- Gemeinsamkeiten finden (logisches, abstraktes Denken; z. B.: „Was ist das Gemeinsame von Apfelsine und Banane?")

(2) Handlungsteil

- Bilderergänzen (Erkennen bekannter Formen oder Gegenstände; auf schematischen Zeichnungen fehlt jeweils ein Detail, z. B. Tür ohne Türgriff, das zu identifizieren ist)
- Bilderordnen (Erkennen von Handlungsabläufen; eine Serie von Bildern, die eine Geschichte darstellen, ist in die richtige Reihenfolge zu bringen)
- Mosaik-Test (visuokonstruktive Leistungen, räumliches Vorstellungsvermögen; mit bis zu neun mehrfarbigen Würfeln sollen Muster nachgelegt werden, die auf Karten vorgegeben werden)
- Figurenlegen (aus Einzelteilen sind Figuren zusammen zu setzen)
- Zahlen-Symbol-Test (s. hierzu Zahlen-Symbol-Test aus NAI, Kap. 2.5.)

Leistungs-Prüf-System 50plus (LPS 50plus; Sturm, Willmes & Horn, 1993)

Das LPS 50plus ist eine spezielle Entwicklung des Intelligenztestverfahrens LPS für Ältere (50-90 Jahre) mit gesonderten Normen für diese Altersgruppe. Das LPS beruht auf dem Modell der Primärfaktoren der Intelligenz nach Thurstone (s. o.). Die Version LPS 50plus enthält (mit der Ausnahme eines Subtests) die gleichen Subtests wie die ursprüngliche Version (zit. nach Eberwein, 2004).

- Rechtschreibkenntnisse (Kennzeichnen von Druckfehlern);
- Erkennen von Gesetzmäßigkeiten (z. B. nicht passende Zeichen in einer Reihe gleicher Zeichen durchstreichen);
- Logisches Denken und Regelerkennen (z. B. nicht passende Zahlen oder Buchstaben in einer Reihe gleicher Zeichen durchstreichen);

- Worteinfall (der Anfangsbuchstabe eines Wortes, dessen Buchstaben in falscher Reihenfolge dargestellt sind, muss erkannt werden);
- Wortflüssigkeit (möglichst viele Wörter mit einem bestimmten Anfangsbuchstaben müssen geschrieben werden);
- mentales räumliches Rotieren (falsch dargestellte Zahlen und Buchstaben müssen erkannt werden);
- räumliches Vorstellungsvermögen (die Flächenzahl von dreidimensional gezeichneten Figuren ist anzugeben);
- Form- und Gestalterfassung (in Mustern müssen versteckte Figuren gefunden werden);
- Formerfassung und Benennen (unvollständige Zeichnungen müssen erkannt werden);
- Erkennen unvollständiger Wörter, wobei jeweils auch ein enthaltener falscher Buchstabe erkannt werden muss;
- Arbeitssorgfalt, Auffassungstempo (in einer Reihe von Buchstaben und Zahlen muss nach einer bestimmten Regel ein bestimmtes Zeichen angekreuzt werden);
- Wahrnehmungstempo (Vergleichen zweier Spalten, die jeweils Zahlen und Buchstaben enthalten, und Ankreuzen von Abweichungen).

Die Testvorlagen wurden an die eingeschränkte Wahrnehmungsfähigkeit älterer Menschen angepasst.

Informationsverarbeitung als basale Komponente der Intelligenz
Als basale Komponente der Intelligenz gilt die Geschwindigkeit, mit der das zentrale Nervensystem Informationen verarbeitet (s. Berliner Intelligenzstrukturmodell nach Jäger in Tabelle 1). Für die Erfassung dieser zentralen Leistung hat in der psychometrischen Diagnostik im Alter der bereits beschriebene Zahlen-Verbindungs-Test ZVT-G (Oswald & Roth, 1978; Oswald & Fleischmann, 1999) weite Verbreitung gefunden.

2.7.3 Prämorbide Intelligenz

Im Rahmen der psychometrischen Diagnostik demenzieller Entwicklungen ist der aktuelle kognitive Status einer Person in Relation zum *Ausgangsniveau* der kognitiven Leistungsfähigkeit vor der Erkrankung („prämorbide Intelligenz") zu bewerten. Wesentlich für eine Diagnosestellung ist eine Verschlechterung der kognitiven Leistungen. Für einen Menschen, der zeitlebens geistig aktiv war und über hohe intellektuelle Fähigkeiten verfügt, erscheinen in einem kognitiven Testverfahren geringe Leistungen bereits als auffällig. Bei einem Menschen mit zeitlebens niedrigem intellektuellen Leistungsniveau sind vergleichbare Leistungen dagegen noch nicht i. S. kognitiver Einbußen zu bewerten. Deshalb ist die Kenntnis des intellektuellen Leistungsniveaus, wie es vor dem Auftreten der ersten erkennbaren Krankheitssymptome bestanden hat, wichtig zur Beurteilung der aktuellen kognitiven Leistung.

In der gerontopsychologischen Diagnostik zur Früherkennung einer Demenz ist es aber in der Regel nicht möglich, den direkten Vergleich eines aktuellen Testwertes zum prämorbiden Leistungsstatus vorzunehmen. Hierzu müssten entsprechende Daten bereits vor Beginn der Erkrankung erhoben worden sein, was in der klinischen Praxis kaum der Fall sein dürfte.

Auf der Grundlage der Erkenntnisse zur Entwicklung der Intelligenz im Alter wurden deshalb Methoden zur *Abschätzung* des prämorbiden Leistungsniveaus entwickelt. Als Indikatoren hierfür gelten jene kognitiven Leistungen, die relativ altersstabil und auch im Rahmen einer demenziellen Entwicklung in den Anfangsstadien weniger störanfällig sind. Da diese Leistungen durch den Krankheitsprozess zumindest in frühen Krankheitsstadien noch nicht oder kaum betroffen sind, sind sie geeignet, um das intellektuelle Leistungsniveau eines Menschen vor dem erkennbaren Auftreten der ersten Krankheitssymptome abzubilden. Außerdem erlauben sie eine gute Abschätzung des früheren Leistungsniveaus, da auch kein wesentlicher Einfluss der kognitiven Alterung anzunehmen ist. Ein wichtiger Indikator für solche Leistungen ist der Wortschatz eines Menschen. Die Prüfung des Wortschatzes wird diagnostisch deshalb herangezogen, um zu einer Schätzung des prämorbiden intellektuellen Status zu kommen.

Mehrfachwahl-Wortschatz-Intelligenz-Test MWT-B zur Abschätzung der prämorbiden Intelligenz (Lehrl, 1999)
Im MWT-B erfolgt auf folgende Weise eine Abschätzung der prämorbiden Intelligenz.

Die untersuchte Person soll aus fünf Wörtern, die ähnlich klingen, von denen aber nur ein Wort tatsächlich eine reale Bedeutung hat, das korrekte Wort erkennen. Insgesamt werden so im MWT-B 37 Wortzeilen mit jeweils fünf ähnlich klingenden Wörtern je Zeile vorgelegt. Der Schwierigkeitsgrad der zu erkennenden Wörter nimmt dabei zu. Die folgenden Beispiele aus dem MWT-B verdeutlichen dies.

> *Beispiel:*
> Items aus dem Mehrfachwahl-Wortschatz-Intelligenz-Test MWT-B (Lehrl, 1999)
>
> Das jeweils korrekte Wort ist anzukreuzen:
> 3. Struk – Streik – Sturk – Strek – Kreik
> 10. Kirse – Sirke – Krise – Krospe – Serise
> 23. Rosto – Torso – Soro – Torgos – Tosor
> 35. Adept – Padet – Edapt – Epatt – Taped

Entsprechend der Normwerte des MWT-B (Normen bis 64 Jahre) soll die Anzahl der korrekt erkannten Wörter Schätzungen bezüglich der prämorbiden Intelligenz zulassen. Einschränkend ist aber festzuhalten, dass die Ergebnisse des MWT-B gegenüber kognitiven Einschränkungen anfällig sein können. Für die Einschätzung der prämorbiden Intelligenz sollten deshalb auch Kriterien wie etwa die Schulbildung oder der ausgeübte Beruf herangezogen werden (Zaudig, 2001a).

2.8 Lernen

Die Fähigkeit zum Erlernen neuen Wissens oder neuer Fertigkeiten über den gesamten Lebenslauf ist eine wichtige Voraussetzung, um beispielsweise neue Anforderungen bewältigen zu können, sich neue Handlungsspielräume erschließen zu können oder mit sich verändernden Lebensumständen zurechtzukommen. Sie ist damit auch eine wesentliche Grundlage für Selbstständigkeit im Alter. So kann es für eine selbstständige Lebensführung notwendig sein, den Umgang mit technischen Hilfsmitteln zu erlernen. Das Erlernen von Fertigkeiten für den Umgang mit dem PC ist in der modernen Wissens- und Kommunikationsgesellschaft auch für alte Menschen bedeutsam, um an gesellschaftlichen Entwicklungen teilzuhaben. Die Lernfähigkeit bleibt im normalen Alternsprozess erhalten, wobei bestimmte Bedingungen (z. B. Vertrautheit mit dem Lernmaterial, selbst bestimmtes Lerntempo) wichtige Bedingungen sind (Martin & Kliegel, 2005). Im Rahmen der Demenzdiagnostik wird die Erfassung der Lernfähigkeit als geeignete Methode zur frühzeitigen Erkennung von demenziellen Veränderungen diskutiert. Hierbei geht es darum, Grenzen der Lernfähigkeit und Trainierbarkeit kognitiver Leistungen als Hinweis auf demenziell bedingte Grenzen der kognitiven Reserven zu erkennen („testing-the-limits" oder „dynamisches Testen"; Sowarka et al., 1996; Guthke, 2003).

In Lerntests werden Informationen zum Einprägen für längere Zeit vorgelegt oder wiederholt dargeboten. Das „Lernmaterial" können hierbei Einzelinformationen (z. B. Wortlisten) oder Paar-Assoziationen sein.

2.8.1 Lernen von verbalen und nonverbalen Informationen

California Verbal Learning Test CVLT (Niemann et al., 1999)
Der California Verbal Learning Test (CVLT) dient zur differenzierten Beurteilung von Lern- und Gedächtnisstörungen.

Beim CVLT wird in fünf Lerndurchgängen eine Liste von 16 Wörtern vorgegeben. Hierzu liegen zwei Formen (A und B) vor. Die Wörter jeder Form sind jeweils einer von vier Kategorien zugehörig (z. B. Gemüse, Kleidung, Musikinstrumente, Spielzeug). Nach jedem Lerndurchgang müssen die Wörter frei reproduziert werden und werden dann erneut vorgegeben.

Im Anschluss wird eine zweite Wortliste mit 16 z. T. semantisch ähnlichen Wörtern vorgegeben, die frei reproduziert werden müssen. Dann ist die erste Wortliste erneut wiederzugeben. Im nächsten Durchgang werden als Hilfe die vier Kategorien vorgegeben und die Wörter der ersten Liste müssen mit dieser Hilfe nochmals reproduziert werden („cued recall"). Nach ca. 30 Minuten erfolgt eine letzte freie Reproduktion. Schließlich sind die Wörter der ersten Liste aus einer Wortliste wieder zu erkennen, wobei die Liste neben den ursprünglich genannten Wörtern auch Wörter der zweiten Liste und weitere neue Wörter enthält

(Distraktoren). Die Distraktoren sind z. T. phonemisch ähnlich oder gehören den gleichen Kategorien an.

Aus den Antworten lassen sich komplexe Leistungsparameter errechnen. Wesentliche Aspekte sind hierbei v. a. Enkodierungsstrategien, Lernraten, die Wiedergabekonsistenz, die Störanfälligkeit von Lernprozessen, das Erinnerungsvermögen über die Zeit, Fehlertypen, die Effekte von Abrufhilfen und das Wiedererkennen. Eine deutschsprachige Version des CVLT ist in Vorbereitung.

Das Verfahren ist auch im Rahmen der Früherkennung von Demenz sowie zur Differenzialdiagnose von Demenz und Depression von Bedeutung.

Verbaler Lerntest VLT und Nonverbaler Lerntest NVLT (Sturm & Willmes, 1999a, b)
Beim Verbalen Lerntest (VLT) werden 160 (in einer Kurzform 120) sinnfreie Wörter (z. B. „Klaver", „Gantig", „Teubet", „Furlen"), die auf Kärtchen gedruckt sind, nacheinander in acht Blöcken mit jeweils 20 Items gezeigt (in der Kurzform entsprechend sechs Blöcke). In der Abfolge dieser Blöcke wiederholen sich acht der gezeigten Wörter in jedem Block einmal; die anderen Wörter wiederholen sich nicht (Füllitems). Jeder Block entspricht somit einem Lerndurchgang. Die untersuchte Person muss entscheiden, ob ein Wort bereits vorher schon einmal gezeigt wurde oder nicht. Der Testwert ist die Differenz zwischen korrekten und „falsch positiven" Antworten (d. h. ein Wort wird als bereits gezeigt bewertet, obwohl es tatsächlich noch nicht gezeigt worden war). Darüber hinaus kann ein Index für die Kontinuität des Lernzuwachses gebildet werden. Beim Nonverbalen Lerntest werden dementsprechend sinnfreie Figuren gezeigt. Normen für dieses Verfahren liegen bis zum Alter von 76 Jahren vor.

Der VLT und der NVLT sollten kombiniert angewendet werden. Damit können materialspezifische Gedächtnisleistungen im Langzeitgedächtnis geprüft werden (verbal, nonverbal). Aufgrund neuropsychologischer Befunde wird angenommen, dass verbales Material in der sprachdominanten linken Gehirnhemisphäre und nicht-verbales Material in der rechtsseitigen Gehirnhemisphäre abgespeichert wird. Da zwischen der wiederholten Darbietung eines Wortes mindestens 13 andere Wörter liegen, die jeweils drei Sekunden dargeboten werden, ist nicht anzunehmen, dass die wiederholten Items noch aus dem Kurzzeitspeicher abgerufen werden können, sondern tatsächlich allmählich im Langzeitgedächtnis abgespeichert wurden (Sturm & Willmes, 1999 a, b).

2.8.2 Lernen von figuralem Material

Diagnosticum für Cerebralschädigung DCS (Weidlich & Lamberti, 1980)
Ein Lerntest für figurales Material ist das Diagnosticum für Cerebralschädigung DCS. Hierbei werden aus fünf schwarzen Strichen gezeichnete einfache geometrische Figuren vorgelegt, die mit Hilfe von Holzstäbchen aus dem Gedächtnis nachgelegt werden müssen. Dabei gibt es sechs Lerndurchgänge. Gewertet werden sowohl die Anzahl der richtig reproduzierten Figuren sowie Fehlermerkmale (z. B. Drehungen der Figur). Das DCS kann auch im Rahmen der Demenzdiagnostik eingesetzt werden. Im Handbuch werden Interpretationshilfen für Hirnfunktionsstörungen genannt. Normen liegen bis zum Alter von 90 Jahren vor (Krüger et al., 1998). Aufgrund der Aufgabenstellung kann es aber bei Patienten mit Störungen der Feinmotorik (z. B. nach einem Schlaganfall) zu Beeinträchtigungen des Testwertes kommen. Auch Einschränkungen der räumlich-visuellen Fähigkeiten beeinflussen den Testwert.

2.8.3 Lernen von Paar-Assoziationen

Wortpaare (WP) aus dem NAI (Oswald & Fleischmann, 1999)
Beim Wortpaare-Test werden vier Paare von Wörtern vorgelesen, wobei die Paare jeweils in keinem inhaltlichen Zusammenhang stehen. Im ersten Schritt werden alle vier Wortpaare einmal vorgesprochen. Im zweiten Schritt wird nur noch ein Wort der „Wortpaarlinge" genannt; die untersuchte Person muss den dazugehörigen zweiten Paarling nennen. Erinnert sie dieses Wort nicht oder nennt ein falsches Wort, so wird das Wort vom Untersucher wiederholt bzw. korrigiert. Insgesamt erfolgen auf diese Weise vier Lerndurchgänge. Testwert ist die Anzahl der korrekt genannten Wörter nach dem vierten Durchgang.

Der Test stellt auch an kognitiv nicht beeinträchtigte ältere Menschen sehr hohe Anforderungen und ist deshalb auch in der Durchführung relativ schwierig zu vermitteln.

> *Beispiel:*
> Test „Wortpaare" aus dem NAI (Oswald & Fleischmann, 1999):
> „Die folgende Aufgabe heißt Wortpaare. Sie sollen sich immer zwei Wörter zusammen merken, also immer ein Wortpaar. Wenn z. B. die Wortpaare „Haus & Feld", „Mann & Baum" lauten, sollen Sie sich einprägen, dass zu „Haus" „Feld" gehört und zu „Mann"? (Antwort der Testperson).
> Sie haben sicher bemerkt, dass diese Worte wenig gemeinsam haben. Bitte prägen Sie sich jetzt gut ein, welche Worte ich zusammen nenne!
> Markt & Kuss
> Stern & Dampf
> Gold & Brett
> Schiff & Tat"

Gesichter-Namen-Lerntest GNL (Schuri & Benz, 2000)
Ein ähnliches Verfahren wie der Wortpaare-Test ist der Gesichter-Namen-Lerntest GNL. Hierbei sind allerdings anstelle von Wortpaaren acht Assoziationen von Gesichtern und Namen in bis zu vier Durchgängen zu lernen. Auf einem Kartensatz befinden sich acht Portraits mit Namen, auf dem zweiten Kartensatz die Portraits ohne Namen. Anders als der Wortpaare-Test aus dem NAI besitzt dieses Verfahren somit für die untersuchte Person eine höhere Alltagsrelevanz. Nach der Darbietung der Bilder mit Namen für jeweils zehn Sekunden werden die Bilder in veränderter Reihenfolge ohne Namen vorgelegt. Wird ein falscher Name genannt, wird er korrigiert.

Die Behaltensleistung für die Gesichter-Namen-Assoziationen wird nach 30 Minuten oder nach 24 Stunden geprüft, wobei zwischen der freien Reproduktion der Namen, dem Erinnern der Namen, wenn die Gesichter vorgegeben werden („cued recall"), und dem Zuordnen der acht Namen zu den jeweils vorgegebenen Gesichtern unterschieden werden kann. Normwerte für dieses Verfahren liegen bis zur Altersgruppe von 60 bis 69 Jahren sowie 70 bis 85 Jahren vor, sodass auch eine Verwendung in der gerontologischen Diagnostik möglich ist. Der Test differenziert nur im unteren Leistungsbereich. Im Leistungsbereich gesunder Personen kommt es zu „Deckeneffekten", d. h. die Aufgabe wird von den meisten Personen gelöst.

2.9 Mehrdimensionale Testverfahren

Neben psychometrischen Verfahren, die einen eher umschriebenen kognitiven Leistungsbereich erfassen (z. B. AKT von Gatterer, 1990, zur Erfassung von Aufmerksamkeitsleistungen) umfassen mehrdimensionale Verfahren verschiedene Einzeltests, um ein breiteres Spektrum kognitiver Leistungen zu erfassen. Als Beispiel hierfür werden die „Wechsler Memory Scale – Revised" (WMS-R; Härting et al., 2000) zur mehrdimensionalen Gedächtnisdiagnostik und das Nürnberger-Alters-Inventar NAI (Oswald & Fleischmann, 1999) als mehrdimensionales Verfahren zur Erfassung unterschiedlicher kognitiver Leistungsbereiche vorgestellt.

Wechsler Memory Scale – Revised (WMS-R; Härting et al., 2000)
Die WMS-R (deutschsprachige Version: Wechsler Gedächtnistest – revidierte Fassung; Härting et al., 2000) umfasst 13 Untertests, um klinisch relevante Dimensionen von Gedächtnisleistungen abzubilden (verbales/bildhaftes, bedeutungsvolles/abstraktes Material; unmittelbare/verzögerte Reproduktion). Die Subtests erfassen im Einzelnen:

- Fragen zur persönlichen, zeitlichen und räumlichen Orientierung, die dem eigentlichen Test vorangestellt sind, um die Durchführbarkeit des Tests bei der betreffenden Person einschätzen zu können;
- Mentale Kontrolle (z. B. rückwärts zählen, Alphabet aufsagen);
- Figurales Gedächtnis (Wiedererkennen abstrakter geometrischer Muster);
- Logisches Gedächtnis (unmittelbare Reproduktion von kurzen Geschichten);
- Visuelle Paarerkennung I (Strichzeichnungen werden gemeinsam mit einer bestimmten Farbe vorgegeben; bei der

Vorgabe der Strichzeichnungen alleine soll die dazugehörige Farbe erinnert werden);
- Verbale Paarerkennung I (nach der Vorgabe von Wortpaaren soll bei der anschließenden Vorgabe des ersten Wortes das dazugehörige erinnert werden);
- Visuelle Wiedergabe I (Nachzeichnen abstrakter Muster aus dem Gedächtnis);
- Zahlenspanne (unmittelbare Wiedergabe von Ziffernreihen vorwärts und rückwärts);
- „Blockspanne" (auf einem Brett befestigte Würfel werden vom Testleiter in einer bestimmten Reihenfolge berührt; die Reihenfolge muss von der getesteten Person unmittelbar darauf in der gleichen Reihenfolge (Blockspanne vorwärts) oder in der umgekehrten Reihenfolge (Blockspanne rückwärts) wiederholt werden;
- in den weiteren vier Untertests sollen die Informationen aus den Untertests „logisches Gedächtnis", „visuelle Paarerkennung I", „verbale Paarerkennung I" und „visuelle Wiedergabe" ohne nochmalige Vorgabe aus dem Gedächtnis reproduziert werden.

Aus den einzelnen Testwerten können Summenwerte für Aufmerksamkeit und Konzentration, das verbale Gedächtnis und das visuelle Gedächtnis sowie die verzögerte Wiedergabe errechnet werden. Die Werte für das verbale und das visuelle Gedächtnis können weiter zu einem allgemeinen Gedächtnisindex zusammengefasst werden. Das Verfahren ist bis zum Alter von 74 Jahren normiert.

Anhand der Mittelwerte für Gedächtnisleistungen sowie für Aufmerksamkeit/Konzentration und die verzögerte Wiedergabe können Patienten mit einer wahrscheinlichen Alzheimer-Krankheit in mittlerer Ausprägung und depressiv erkrankte Patienten differenzialdiagnostisch unterschieden werden (Härting, Calabrese & Wagner, 1999).

Nürnberger-Alters-Inventar NAI (Oswald & Fleischmann, 1999)[4]

Das Nürnberger-Alters-Inventar NAI ist ein in der gerontologischen Diagnostik weit verbreitetes mehrdimensionales Verfahren. Die objektiven Leistungstests, die bei der Darstellung der Diagnostik kognitiver Leistungen bereits im Einzelnen vorgestellt wurden, ermöglichen die Erfassung

- des kognitiven Leistungstempos,
- von Aufmerksamkeitsleistungen sowie
- von Gedächtnisleistungen.

Mittels der Einzeltests des NAI kann das gesamte Spektrum von Alternsveränderungen erfasst werden, also vom „Normalbereich" über erste geringfügige Leistungseinbußen oder Auffälligkeiten bis hin zu schweren Beeinträchtigungen. Somit wird es sowohl in der Grundlagenforschung als auch in der klinischen Gerontopsychologie (z. B. zur Therapieevaluation oder im Rahmen der Demenzdiagnostik) eingesetzt.

Das NAI enthält für die einzelnen Tests jeweils Normwerte für selbstständig lebende ältere Menschen, für Heimbewohner sowie für Personen mit einer diagnostizierten Demenz. Dabei wird zwischen drei Altersgruppen (55-69 Jahre, 70-79 Jahre, 80-95 Jahre) differenziert. Darüber hinaus werden Grenzwerte („Cut-Off-Werte") für die Abgrenzung von gesunden Älteren und Älteren mit einer demenziellen Entwicklung genannt.

2.10 Zusammenfassung

Entgegen stereotyper Bilder von der geistigen Entwicklung im höheren Lebensalter, wonach Alter v. a. mit Abbau verbunden ist, hat die gerontopsychologische Forschung zu einem differenzierteren Bild geführt. Die kognitive Leistungsfähigkeit altert in unterschiedlichen Bereichen unterschiedlich. In Bereichen wie etwa dem Wissen, dem Wortschatz oder dem Erfahrungsschatz („kristallisierte" Leistungen) ist Stabilität oder auch ein Zugewinn möglich. Leistungen, die eine rasche Aufnahme und Verar-

---

[4] Bezugsquelle: Testzentrale Göttingen, Robert-Bosch-Breite 25, 37079 Göttingen, Tel.: 0551/50-688-0, Fax: 0551/50-688-24.

Zusammenfassung

beitung neuer Informationen erfordern („flüssige" Leistungen), lassen altersbezogen nach.

In der psychometrischen Diagnostik im Alter stehen heute Verfahren zur Verfügung, mit denen eine sehr differenzierte Erfassung kognitiver Leistungen möglich ist. Hierzu gehören die Aufmerksamkeit, die Geschwindigkeit der Informationsverarbeitung, Gedächtnisleistungen, Intelligenz und Lernen.

Die differenzierte Erfassung von kognitiven Leistungen spielt neben der gerontopsychologischen Grundlagenforschung und der Interventionsforschung auch im Hinblick auf die Differenzialdiagnose gesunden und pathologischen Alterns (z. B. Demenz) eine wichtige Rolle.

Fünf Kontrollfragen zu Kapitel 2:

1. Welche Bedeutung hat die psychometrische Diagnostik von kognitiven Leistungen im Alter?
2. Welche unterschiedlichen kognitiven Leistungen werden im Rahmen eines Modells der Informationsverarbeitung unterschieden?
3. Welche Gedächtnisprozesse und -bereiche werden in der psychometrischen Gedächtnisdiagnostik unterschieden?
4. Was versteht man unter „fluiden" und „kristallisierten" intellektuellen Leistungen? Wie entwickeln sie sich im Alter?
5. Was versteht man unter „prämorbider Intelligenz"? Welche Bedeutung hat die Abschätzung der prämorbiden Intelligenz im Rahmen der psychometrischen Diagnostik im Alter?

Als weiterführende Literatur empfohlen:

1. Kubinger, K.D. & Jäger, R.S. (2003). Schlüsselbegriffe der Psychologischen Diagnostik. Weinheim, Basel, Berlin: Beltz Verlag.
2. Kessler, J. & Kalbe, E. (2000). Gerontoneuropsychologie – Diagnostik, Therapie und Intervention. In: W. Sturm, M. Herrmann & C.-W. Wallesch (Hrsg.) Lehrbuch der Klinischen Neuropsychologie (S. 648–666). Lisse: Swets & Zeitlinger Publishers.
3. Schuri, U. (2000). Gedächtnisstörungen. In: W. Sturm, M. Hermann & C.-W. Wallesch (Hrsg.) Lehrbuch der klinischen Neuropsychologie (S. 375–391). Lisse: Swets.

3 Persönlichkeit

3.1 Grundlagen

Die Struktur und Entwicklung der Persönlichkeit im Alter gehören zu den „klassischen" Themen der psychogerontologischen Grundlagenforschung. Neben dem grundlagenorientierten Interesse sind aber auch im Zusammenhang mit psychologischer Beratung und psychotherapeutischer Behandlung alter Menschen persönlichkeitspsychologische Fragestellungen relevant. So geht es beispielsweise um die Frage, welche Persönlichkeitseigenschaften einer Verarbeitung von Veränderungen oder Belastungen eher förderlich oder hinderlich sind oder in welchem Ausmaß psychische Ressourcen (i. S. von Widerstandsfähigkeit) bestehen, die in Belastungssituationen oder Krisen eine gelungene Anpassung ermöglichen oder durch eine psychotherapeutische Behandlung aktiviert werden können (Heuft, Kruse & Radebold, 2000). In der psychogerontologischen Persönlichkeitsforschung können zwei grundsätzliche Ansätze unterschieden werden (Kruse & Wahl, 1999).

In einem *eigenschaftstheoretischen Verständnis* von Persönlichkeit werden Persönlichkeitseigenschaften als situationsinvariante Merkmale eines Menschen (sogenannte „traits") verstanden. Diese sollen über bestimmte Situationsklassen hinweg und relativ zeitstabil die Motive und das Verhalten eines Menschen bestimmen. Zentrale psychogerontologische Fragestellungen sind hierbei, durch welche Persönlichkeitsfaktoren sich die Persönlichkeit eines Menschen umfassend beschreiben lässt und inwieweit solche Merkmale im Alter stabil bleiben (Kontinuität der Persönlichkeit) oder sich verändern (Diskontinuität).

Im Vordergrund der neueren gerontopsychologischen Persönlichkeitsforschung steht im Unterschied zu zeit- und situationsstabilen Eigenschaften die Frage nach Anpassungsprozessen, mit denen es alten Menschen gelingt, mit Anforderungen, Belastungen und Verlusten fertig zu werden. Es geht also um die Frage nach den adaptiven Leistungen des Selbst. Im Mittelpunkt steht dabei die psychische Widerstandsfähigkeit (Resilienz) des älter werdenden Menschen.

Der psychometrischen Diagnostik von Persönlichkeit liegt ein eigenschaftstheoretisches Konzept zugrunde.

„Die Persönlichkeit" oder Persönlichkeitsfaktoren eines Menschen stellen dabei theoretische Konstrukte dar, die nicht unmittelbar beobachtet werden können. In ihnen ist vielmehr auf einer höheren Abstraktionsebene eine bestimmte Struktur von untereinander zusammenhängenden (im statistischen Sinne miteinander korrelierenden) beobachtbaren Verhaltenstendenzen oder Einstellungen repräsentiert. Bestimmte Merkmale, die bei den meisten Menschen mit hoher Wahrscheinlichkeit gemeinsam auftreten, bilden somit einen bestimmten Persönlichkeitsfaktor. Die statistische Methode, mit der aus einer Vielzahl von möglichen Verhaltensweisen oder Einstellungen bestimmte Persönlichkeitsfaktoren gebildet werden, ist die Faktorenanalyse. In der Persönlichkeitspsychologie wurden verschiedene solcher faktorenanalytischer Systeme der Persönlichkeit entwickelt, die jeweils eine unterschiedliche Anzahl von Persönlichkeitsfaktoren umfassen.

So gilt beispielsweise die Vorliebe dafür, sich mit neuen Erfahrungen zu beschäftigen, als einer (von mehreren anderen) Verhaltensindikatoren für den Persönlichkeitsfaktor „Offenheit". Ein eher zugehender, geselliger Umgang mit anderen Menschen stellt neben anderen einen Indikator für den Persönlichkeitsfaktor „Extraversion" dar. Dabei wird vorausgesetzt, dass dieses Verhalten in der gleichen „Klasse" von Situationen (also beispielsweise in sozialen Situationen) relativ konsistent auftritt. In den folgenden Abschnitten ist dies für verschiedene Persönlichkeitsfaktoren weiter erläutert.

In Persönlichkeitsfragebögen werden in standardisierter Form Testwerte ermittelt, die als Indikator für Persönlichkeitseigenschaften gelten. Dabei schätzt sich eine Person entweder selbst ein (Selbsteinschätzung) oder wird durch eine andere Person eingeschätzt (Fremdeinschätzung). Die zu beantwortenden Feststellungen (Items) des Fragebogens sind dabei als Aussage, als Frage oder als Eigenschaftswort formuliert. Sie können beispielsweise Reaktionen in bestimmten Situationen, die Zuschreibung von bestimmten Eigenschaften, Wünschen, Einstellungen und Überzeugungen oder Verhalten in sozialen Situationen erfassen (Becker, 2003; s. dazu auch die Itembeispiele in den folgenden Abschnitten).

An dieser Stelle kann keine ausführliche Darstellung und Diskussion der Persönlichkeitsforschung im Alter und ihrer unterschiedlichen theoretischen Grundlagen erfolgen. Hierzu sei auf die weiterführende Literatur am Ende dieses Kapitels verwiesen. Im folgenden Kapitel wird mit dem mehrdimensionalen Persönlichkeitsmodell der „Big Five" (Costa & McCrae, 1985) eines der wichtigsten eigenschaftsorientierten Persönlichkeitskonzepte vorgestellt, das auch in der gerontopsychologischen Persönlichkeitsforschung hohe Bedeutung erlangt hat.

Im Hinblick auf die Frage nach psychischen Ressourcen als Aspekt der Persönlichkeit eines Menschen werden (ebenfalls in einem eigenschaftstheoretischen Sinne) die Konzepte der Kontrollüberzeugungen und der Resilienz erläutert, da diese in der Gerontopsychologie ebenfalls sehr bedeutsam sind. Zu diesen Schwerpunkten werden jeweils auch psychometrische Verfahren für das höhere Lebensalter beschrieben. Darüber hinaus werden Verfahren zur Erfassung der Krankheitsverarbeitung vorgestellt.

3.2 Die „Big Five": Kontinuität oder Diskontinuität von Persönlichkeitsmerkmalen im Alter

In der gerontopsychologischen Persönlichkeitsforschung hat sich das in den 80er Jahren entwickelte Fünf-Faktoren-Modell der Persönlichkeit (Costa & McCrae, 1985) durchgesetzt (auch als die „Big Five" bezeichnet) und weite Verbreitung zur Beschreibung der Persönlichkeitsentwicklung gefunden. In ihm sind die wichtigsten persönlichkeitstheoretischen Annahmen eingeflossen, und es hat sich über verschiedene Altersgruppen hinweg als geeignetes Modell zur Beschreibung von Persönlichkeitseigenschaften erwiesen. Auch im Alter scheint die Struktur der Persönlichkeit – orientiert an dem psychometrischen Ansatz der „Big Five" – stabil zu bleiben.

Die fünf im Persönlichkeitsmodell der „Big Five" enthaltenen Persönlichkeitsfaktoren sind:

- *Neurotizismus*, womit emotionale Stabilität bzw. Labilität umschrieben werden; Menschen mit hohen Neurotizismuswerten sind beispielsweise eher nervös, ängstlich und unsi-

cher, traurig, verärgert, in Stresssituationen überfordert oder um ihre Gesundheit besorgt;
- *Extraversion*: extravertierte Menschen zeigen sich im Unterschied zu introvertierten als kontaktfreudig, offen gegenüber anderen Menschen und gesprächig, herzlich und heiter; introvertierte Menschen erscheinen dagegen eher zurückgezogen, ruhig oder im Kontakt vorsichtig;
- *Offenheit für Erfahrungen*: hiermit werden Eigenschaften umschrieben wie Wissbegierigkeit und Interesse, Kreativität, die Wertschätzung von Abwechslung oder Phantasie;
- *Gewissenhaftigkeit* mit den Merkmalen Ausdauer, Genauigkeit, Zielstrebigkeit, Zuverlässigkeit oder Disziplin;
- *Verträglichkeit*, die Eigenschaften umschreibt wie Freundlichkeit, Verständnis und Mitfühlung für andere, Altruismus, Kooperationsbereitschaft und Bedürfnis nach Harmonie.

NEO Five-Factor-Inventory (NEO-FFI; Borkenau & Ostendorf, 1993)
Zur psychometrischen Erfassung der „Big Five" wurde das NEO Five-Factor-Inventory (NEO-FFI) entwickelt, das auch in deutscher Sprache vorliegt (Borkenau & Ostendorf, 1993).

Das NEO-FFI umfasst 60 Items, wobei jeweils 12 Items einen der fünf oben beschriebenen Faktoren repräsentieren. Jedes Item wird auf einer fünfstufigen Skala von „starker Ablehnung" bis „starke Zustimmung" beantwortet. Für jeden Faktor wird durch Aufsummieren der Punktwerte der jeweiligen Items ein gesonderter Wert berechnet. Die folgenden Itembeispiele zeigen beispielhaft, wie die einzelnen Merkmalsbereiche operationalisiert werden:

Beispiel:
Items aus dem NEO-FFI (Borkenau & Ostendorf, 1993) zur Erfassung der „Big Five" als zentrale Persönlichkeitsfaktoren (zit. nach Eberwein, 2004):

- Extraversion:
  2. Ich habe gern viele Leute um mich herum.
- Neurotizismus:
  21. Ich fühle mich oft angespannt und nervös.

- Offenheit für neue Erfahrungen:
  23. Poesie beeindruckt mich wenig oder gar nicht. (Dieses Item ist „negativ" gepolt, d. h. ein hoher Wert spiegelt geringe Offenheit wider; für die Auswertung wird der Wert deshalb umgepolt)
- Verträglichkeit:
  39. Manche Leute halten mich für kalt und berechnend. (ebenfalls negativ gepoltes Item)
- Gewissenhaftigkeit
  50. Ich bin eine tüchtige Person, die ihre Arbeit immer erledigt.

Die Bedeutung dieser Persönlichkeitsfaktoren für das höhere Lebensalter wurde beispielsweise im Rahmen der Berliner Altersstudie (Mayer & P.B. Baltes, 1996) untersucht. Dabei zeigte sich, dass Personen mit niedrigen Neurotizismus-Werten widerstandsfähiger gegenüber körperlichen Risiken (z. B. hohe Anzahl von Diagnosen) oder sozio-ökonomischen Risiken sind (z. B. geringes Einkommen) und eine höhere Lebenszufriedenheit aufweisen. Allerdings kann in anderem Kontext ein hoher Neurotizismuswert auch vorteilhaft sein, so etwa bei starken körperlichen Beeinträchtigungen. Hier scheint Neurotizismus mit einer höheren Lebenszufriedenheit einherzugehen. Von den Autoren der Berliner Altersstudie wird dies damit erklärt, dass Personen mit hohem Neurotizismus ohnehin mit negativen Gefühlslagen vertrauter sind und deshalb körperliche Einbußen als weniger gravierend empfinden als andere Menschen.

Es lässt sich also nicht generell sagen, welches Persönlichkeitsmerkmal „vorteilhaft" oder „nachteilig" ist, sondern dies kann immer nur innerhalb eines spezifischen Kontextes beurteilt werden. Hier zeigt sich auch eine Einschränkung des eigenschaftstheoretischen Ansatzes der Persönlichkeitsdiagnostik, da mit der Feststellung eines Persönlichkeitsfaktors keine Aussage über dessen Funktion in einem spezifischen Kontext verbunden ist. Der eigenschaftstheoretische Ansatz gibt also ein eher statisches Bild wider, das die Dynamik der Persönlichkeit nicht widerspiegelt.

3.3 Kontrollüberzeugungen

Ein weiteres wichtiges Konzept der Persönlichkeitsforschung sind Kontrollüberzeugungen. Damit ist die Überzeugung eines Menschen umschrieben, wie viel Einfluss er selbst auf sein Leben und seine Umwelt nehmen kann und welche Zusammenhänge zwischen seinem eigenen Verhalten und Ereignissen in der sozialen Umwelt bestehen. Dabei wird unterschieden zwischen internaler und externaler Kontrolle.

Während ein internal kontrollierter Mensch eher davon überzeugt ist, Ereignisse auf seine eigene Person bzw. sein eigenes Verhalten zurückzuführen (unabhängig davon, ob diese Ereignisse als positiv, neutral oder negativ erlebt werden), sieht sich ein external kontrollierter Mensch eher dem Einfluss äußerer Faktoren wie etwa anderen Menschen (soziale Externalität) oder dem Zufall oder einer spirituellen Macht ausgeliefert (fatalistische Externalität). Solche Kontrollüberzeugungen haben, wie gerontopsychologische Untersuchungen übereinstimmend nachweisen, auf Verhalten, Gesundheit oder Befinden alter Menschen starken Einfluss. Zudem scheint es im Laufe des Alternsprozesses Veränderungen zu geben. Während internale Kontrollüberzeugungen stabil bleiben, nimmt die soziale Externalität im Alter ab 75 Jahren eher zu. Dies ist umso stärker, je mehr die Sinnesfunktionen und Mobilität nachlassen und Morbidität zunimmt und angesichts dieser teilweise unkontrollierbaren Verlusterfahrungen die Abhängigkeit von fremder Hilfe tatsächlich anwächst (Schwarzer & Koll, 2001).

Internalität der Kontrolle erweist sich gegenüber Externalität als eher vorteilhaft für subjektives Wohlbefinden. Es gibt aber auch empirische Hinweise dafür, dass alte Menschen mit hohem sozial-externalen Kontrollerleben Stresssituationen leichter bewältigen (während jüngere Menschen mit sozialer Externalität eine geringere Problem- und Handlungsorientierung in Stresssituationen aufweisen).

Insgesamt ist das Kontrollerleben also eine wichtige Ressource für die Bewältigung von Anforderungen des Alternsprozesses. Auch das Abgeben von Kontrolle an andere kann in bestimmten Lebensbereichen eine wichtige Strategie sein, um begrenzte Kräfte und Ressourcen für subjektiv bedeutsamere Lebensbereiche zu verwenden.

Für die psychometrische Erfassung des Kontrollerlebens wurden verschiedene Fragebögen entwickelt, wobei im gerontologischen Bereich häufig der Fragebogen zu Kompetenz- und Kontrollüberzeugungen FKK (Krampen, 1991) eingesetzt wird. Um zu verdeutlichen, mit Hilfe welcher Fragen das Kontrollerleben eines Menschen psychometrisch erfasst wird, wird der FKK im Folgenden näher vorgestellt.

Fragebogen zu Kompetenz- und Kontrollüberzeugungen FKK (Krampen, 1991)
Der FKK setzt sich aus 32 Items zusammen, die auf einer sechsstufigen Skala von „sehr falsch" bis „sehr richtig" beantwortet werden können. Dabei wird zwischen Primär-, Sekundär- und Tertiärskalen unterschieden (Eberwein, 2004).

Die vier Primärskalen beinhalten Items zum Selbstkonzept eigener Fähigkeiten (generalisierte Erwartung, dass in bestimmten Situationen zumindest eine Handlungsmöglichkeit zur Verfügung steht), zur Internalität (Kontrolle über das eigene Leben und über Ereignisse in der personspezifischen Umwelt), zur sozialen Externalität und zur fatalistischen Externalität (s. Beispiel).

Aus den Primärskalen werden die Sekundärskalen abgeleitet, mit denen zwischen generalisierter Selbstwirksamkeit und generalisierter Externalität unterschieden wird.

In der Tertiärskala werden alle Items zu einer Dimension zusammengefasst, die somit eine globale bipolare Dimension mit den beiden Polen „generalisierte Internalität" und „Externalität" repräsentiert. Das Verfahren wurde an einer repräsentativen Stichprobe Erwachsener normiert.

> *Beispiel:*
> Items aus dem Fragebogen zu Kompetenz- und Kontrollüberzeugungen (Krampen, 1991)
> - Selbstkonzept eigener Fähigkeiten
>   FKK-SK: 28. Auch in schwierigen Situationen fallen mir immer viele Handlungsalternativen ein.
> - Internalität
>   FKK-I: 27. Wenn ich bekomme, was ich will, so ist das immer eine Folge meiner Anstrengung und meines persönlichen Einsatzes.
> - Soziale Externalität
>   FKK-P: 22. Mein Wohlbefinden hängt in starkem Maße vom Verhalten anderer Menschen ab.
> - Fatalistische Externalität
>   FKK-C: 13. Vieles von dem, was in meinem Leben passiert, hängt vom Zufall ab.

Neben bereichsübergreifenden Verfahren zur Erfassung von Kontrollüberzeugungen existieren auch bereichsspezifische Verfahren. Dies wird am folgenden Beispiel erläutert.

Fragebogen zur Erhebung von Kontrollüberzeugungen zu Krankheit und Gesundheit KKG (Lohaus & Schmitt, 1989)
Die Erfassung von Kontrollüberzeugungen zu Krankheit und Gesundheit erschließt sich unmittelbar aus ihrer Bedeutung für präventives gesundheitsförderndes Verhalten. Je mehr ein Mensch davon überzeugt ist, dass er selbst Einfluss auf seine Gesundheit nehmen kann (Internalität), umso eher wird er auch entsprechende Verhaltensweisen zeigen (z. B. regelmäßig Sport treiben). Im Falle von Erkrankungen ist die Einhaltung von Behandlungsvorschriften (z. B. Einnahme von Medikamenten) ebenfalls u. a. davon abhängig, dass der betreffende Mensch davon überzeugt ist, durch sein Handeln Einfluss nehmen zu können. Entsprechend des oben erläuterten Konzepts von Kontrollüberzeugungen werden im KKG die folgenden drei Dimensionen unterschieden: „Internalität" (Itembeispiel: „Wenn ich mich körperlich nicht wohl fühle, dann habe ich mir das selbst zu-

zuschreiben"), „soziale Externalität" (Itembeispiel: „Wenn ich Beschwerden habe, suche ich gewöhnlich einen Arzt auf") und „fatalistische Externalität" (Itembeispiel: „Ob meine Beschwerden länger andauern, hängt vor allem vom Zufall ab"). Der KKG umfasst 21 Items, von denen jeweils sieben einer dieser Dimensionen zugeordnet sind. Die Items werden auf einer siebenstufigen Skala beantwortet („trifft sehr zu" bis „trifft gar nicht zu"). Normwerte liegen für Erwachsene vor, allerdings keine altersspezifischen Normen für das höhere Lebensalter.

3.4 Resilienz

Wie gelingt es älteren Menschen, Lebenszufriedenheit aufrechtzuerhalten, obwohl sie in vielen Lebensbereichen zunehmend mit Verlusterfahrungen konfrontiert sind? Ausgehend von dieser Frage und der damit verbundenen Suche nach möglichen Ressourcen des Alters ist in der gerontopsychologischen Persönlichkeitsforschung in den letzten Jahren das Konzept der Resilienz zunehmend bedeutsam geworden. Resilienz umschreibt im Sinne psychologischer Widerstandsfähigkeit aktive, konstruktive Anpassungsleistungen, die es erlauben, dass der alternde Mensch die besonderen Veränderungen, Herausforderungen oder Verluste des höheren Lebensalters bewältigen kann. Trotz der hohen Bedeutung, die das Resilienzkonzept in der gerontologischen Persönlichkeitsforschung und der Alterspsychotherapie erhalten hat (Staudinger, Marsiske und Baltes, 1995; Heuft, Kruse & Radebold, 2000), sind damit nach wie vor eine Reihe theoretischer (und dementsprechend methodischer) Probleme verbunden.

Resilienz wird von einigen Autoren als relativ stabiler Persönlichkeitsfaktor verstanden (Block & Block, 1980), andere betonen dagegen den relationalen, prozesshaften Charakter des Konstrukts (Staudinger & Greve, 2001) und kritisieren von da ausgehend den eigenschaftstheoretischen Ansatz. Eine detaillierte Erläuterung und Diskussion dieser Ansätze, die an dieser Stelle nicht weiter ausgeführt werden können, findet sich bei Staudinger & Greve (2001).

Resilienz-Skala (Wagnild & Young, 1993)
Für die Erfassung der Resilienz als Persönlichkeitsfaktor liegen verschiedene Erhebungsinstrumente vor. Zu den bekannteren Verfahren im angloamerikanischen Sprachraum gehört die Resilienz-Skala von Wagnild und Young (1993), die auch in einer deutschsprachigen Version verfügbar ist. Die Resilienz-Skala umfasst 25 Items, wobei zwischen den beiden Dimensionen „Persönliche Kompetenz" und „Akzeptanz des Selbst" unterschieden wird.

Beispiel:
Items aus der Resilienz-Skala (Wagnild & Young, 1993)

- Persönliche Kompetenz:
  „Wenn ich Pläne habe, verfolge ich sie auch."
  „In mir steckt genügend Energie, um alles zu machen, was ich machen muss."
- Akzeptanz des Selbst:
  „Ich mag mich.",
  „Ich nehme die Dinge, wie sie kommen."

Die Items müssen auf einer siebenstufigen Antwortskala beantwortet werden, die von 1= „ich stimme nicht zu" bis 7= „ich stimme zu" reicht. Im Rahmen einer bevölkerungsrepräsentativen Erhebung mit der Resilienz-Skala wurden Normwerte für die deutschsprachige Erwachsenenbevölkerung und gesonderte Werte für über 60-Jährige ermittelt (Schumacher et al., 2005). Dabei ergaben sich u. a. theoretisch plausible Zusammenhänge zwischen hoch ausgeprägter Resilienz i. S. der Resilienz-Skala und geringeren subjektiven Körperbeschwerden sowie einer höheren Lebenszufriedenheit.

3.5 Krankheitsverarbeitung

Eine schwere Erkrankung führt auch zu Einschränkungen des psychischen Wohlbefindens, zu Störungen des emotionalen Gleichgewichts oder zu Veränderungen in den sozialen Beziehungen sowie zu Unsicherheiten hinsichtlich bisheriger sozialer Rollen. Die Bewältigung der Krankheit hängt dabei u. a. von den zur Verfügung stehenden individuellen Ressourcen ab (z. B. Einstellungen, Handlungsoptionen). Es ist eines der zentralen Ergebnisse gerontopsychologischer Forschung, dass ältere Menschen über ein hohes Maß an psychischen Anpassungsfähigkeiten verfügen und somit trotz vielfältiger Verluste dennoch Lebenszufriedenheit aufrechterhalten können. Dies gilt auch im Hinblick auf gesundheitliche Beeinträchtigungen. In Untersuchungen mit Schlaganfallpatienten konnten beispielsweise vielfältige Strategien gefunden werden, mit deren Hilfe es den Patienten gelingt, das Leben mit einer chronischen Erkrankung oder Behinderung psychisch zu verarbeiten und die Erkrankung in ihre Lebensvollzüge zu integrieren (Kruse, 1989).

> *Beispiel:*
> Die 67-jährige alleinstehende Frau F. hat einen Schlaganfall erlitten, der zu einer halbseitigen Lähmung geführt hat. Ihre lange gehegten Träume und Pläne, im Ruhestand zu verreisen und „die ganze Welt zu sehen", lassen sich nun nicht mehr verwirklichen. Stattdessen sieht sich Frau F. nun aber im Fernsehen so viele Dokumentationen über fremde Länder an, wie es ihr möglich ist. Sie sagt dazu, so hole sie sich die Welt eben in ihr Wohnzimmer. Auf diese Weise kann sie sich in gewisser Hinsicht nun doch ihren Traum erfüllen, wenn auch in anderer – ihren aktuellen Möglichkeiten angepasster – Form. Sie erlebt damit ein großes Maß an Zufriedenheit und Stolz.

Dieses Beispiel verdeutlicht, wie konstruktiv Menschen mit ihren gesundheitlichen Einschränkungen umgehen können. Natürlich dürfen dabei auch die Grenzen nicht übersehen werden, mit krisenhaften Erfahrungen zurecht zu kommen und gegenüber irreversiblen Veränderungen zu einer akzeptierenden inneren Haltung zu finden. Letztlich wird es immer wieder auch Situationen geben, die als Grenzsituation erlebt werden und die nicht mehr bewältigt werden können. So fand auch Kruse (1989) bei Schlaganfallpatienten, dass bei einer Kumulation von Belastungen keine psychische Bewältigung der Situation mehr möglich ist.

Dabei gibt es keinen direkten Zusammenhang zwischen der Schwere einer Erkrankung oder dem Ausmaß einer Behinderung und dem psychischen Befinden. Die Arbeit mit alten Menschen zeigt immer wieder, dass in dieser Hinsicht eine sehr große Variabilität besteht.

Es ist nicht nur von wissenschaftlichem Interesse, die verschiedenen Möglichkeiten der Krankheitsverarbeitung zu erfahren. Auch im klinischen Kontext ist es wichtig, die individuellen Strategien eines Menschen kennen zu lernen, wie er mit Krankheit, Schmerz und körperlichen Beschränkungen umgeht. Aus diesem Wissen lassen sich Schlussfolgerungen ziehen, welche (psychologische) Unterstützung dieser Mensch möglicherweise bräuchte, um trotz chronischer Erkrankung(en) Lebenszufriedenheit erleben zu können. Kenntnisse über gelingende Strategien und hilfreiche Ressourcen sind für die klinische Praxis eine wichtige Grundlage für die Planung von geeigneten Interventionsstrategien zur Unterstützung chronisch kranker oder in ihrem körperlichen Befinden beeinträchtigter alter Menschen.

Die Erfassung der Krankheitsverarbeitung ist methodisch sehr schwierig. Das psychodiagnostische Vorgehen kann nur begrenzt die Dynamik psychischer Verarbeitungsprozesse wiedergeben.

Es wurden aber psychometrische Fragebögen entwickelt, mit deren Hilfe die bevorzugte Verarbeitungsstrategie eines Menschen erfasst werden soll. Trotz der genannten Einschränkung, die bei der Interpretation solcher Fragebogenergebnisse nicht aus dem Blick geraten darf, geben sie doch einen Einblick in die generellen Tendenzen eines Menschen, mit Krankheit oder Behinderung umzugehen. Aufgrund der standardisierten Vorgabe ist auch die Vergleichbarkeit zwischen verschiedenen Personen oder Personengruppen (z. B. verschiedene Altersgruppen; gesunde Personen und Patientengruppen) möglich.

Für die Erfassung der Krankheitsverarbeitung wurden bislang keine spezifischen psychometrischen Verfahren für das höhere Lebensalter entwickelt. Um die psychometrische Erfassung der Krankheitsverarbeitung zu verdeutlichen, werden im Folgenden deshalb zwei Verfahren vorgestellt, die häufig in der medizinpsychologischen Forschung verwendet werden. Es handelt sich dabei um ein Selbst- und ein Fremdeinschätzungsverfahren.

Trierer Skalen zur Krankheitsbewältigung TSK (Klauer & Fillip, 1993)

Die Trierer Skalen zur Krankheitsbewältigung (TSK) wurden unter der Annahme entwickelt, dass durch einen Fragebogen bewusste (bzw. bewusstseinsfähige) Bewältigungsreaktionen erfasst werden können, die sich durch eine Reihe verschiedenster Verhaltensweisen („multidimensional") kennzeichnen lassen (Eberwein, 2004). Die TSK bestehen aus 37 Items, die mögliche Gedanken und Verhaltensweisen im Umgang mit einer schweren körperlichen Krankheit in der Selbsteinschätzung des Patienten repräsentieren. Dabei wird angenommen, dass diese Verhaltensweisen vom Patienten als geeignet für die Anpassung an die Krankheit betrachtet werden.

Mit den TSK sollen die folgenden Dimensionen der Krankheitsbewältigung erfasst werden können:

1. Rumination: damit ist gemeint, dass die Person ihre Situation mit der Zeit vor der Erkrankung vergleicht; daraus resultieren eher dysphorische Stimmungen (Itembeispiel: „Ich habe darüber gegrübelt, ob andere mir gegenüber auch wirklich ehrlich und offen sind").
2. Suche nach sozialer Einbindung: es erfolgt eine Zuwendung zum sozialen Umfeld und insbesondere zu gesunden Personen, wo nach emotionaler Unterstützung und Ablenkung gesucht wird (Itembeispiel: „Ich bin mit Freunden ausgegangen").
3. Bedrohungsabwehr: hier wird die Krankheit zu bewältigen versucht, indem sich die Person mit anderen Personen vergleicht, denen es schlechter geht, und ihre Situation gedanklich umbewertet (Itembeispiel: „Ich sagte mir, dass ich einfach eine schlechte Zeit durchmache und in Zukunft wieder Glück haben kann").
4. Suche nach Information und Erfahrungsaustausch: über Personen aus dem sozialen Umfeld oder professionelle Ansprechpartner versucht die Person, Informationen über die Krankheit und über Behandlungsmöglichkeiten zu erhalten (Itembeispiel: „Ich informierte mich im Gespräch mit anderen über meine Erkrankung und mögliche Behandlungen").

5. Suche nach Halt in der Religion: Trost und Kraft wird im religiösen Glauben gesucht; der Krankheit wird ein höherer Sinn zugeordnet („Ich betete und suchte Trost im Glauben").

Bei der Beantwortung der Fragen soll sich die befragte Person auf die „letzten Wochen" beziehen und die vorgegebenen Bewältigungsreaktionen auf einer sechsstufigen Antwortskala beantworten. Die Antwortmöglichkeiten reichen dabei von „nie" bis „sehr häufig".

Berner Bewältigungsformen BEFO (Heim et al., 1991)
Mit den Berner Bewältigungsformen werden Strategien der Krankheitsverarbeitung erfasst, die als situationsunspezifisch und zeitstabil verstanden werden (Eberwein, 2004). Dies geschieht, anders als bei den TSK (Klauer & Filipp, 1993), durch eine Fremdeinschätzung auf der Basis eines halbstrukturierten Interviews. Für die Durchführung des Interviews ist ein entsprechendes Training notwendig. Mit der Interviewform soll die psychische Dynamik der Krankheitsverarbeitung besser erkennbar werden als durch einen Fragebogen. Die auf der Grundlage des Interviews erhobenen freien Antworten der befragten Personen werden möglichen operationalisierten Bewältigungsformen zugeordnet.

Die Bewältigungsformen werden drei voneinander unterscheidbaren Hauptgruppen zugeordnet, die durch insgesamt 30 verschiedene Verhaltenskategorien gekennzeichnet sind:

1. Handlungsbezogene Bewältigungsformen: z. B. „ablenkendes Anpacken", aktives Vermeiden, konzentrierte Entspannung, sozialer Rückzug;
2. Kognitionsbezogene Bewältigungsformen: z. B. ablenken, akzeptieren, Haltung bewahren, Humor, Problemanalyse, relativieren, Religiosität, Sinngebung;
3. Emotionsbezogene Bewältigungsformen, z. B. Hadern, Selbstbedauern, emotionale Entlastung, Optimismus, Resignation, Fatalismus, Schuld zuweisen, Wut ausleben.

Damit die im Interview geäußerten Antworten der Patienten diesen Verhaltenskategorien vom Interviewer zugeordnet werden können, sind sie jeweils durch Ankerbeispiele illustriert. Die Zuordnung erfolgt entweder durch eine „ja/nein"-Entscheidung, durch eine Rangreihung der Antworten nach verschiedenen, unterschiedlich zu gewichtenden Bewältigungsformen oder entsprechend einer Einschätzung von Bewältigungsformen von „nicht vorhanden" bis „sehr stark".

Neben dieser Form wurden die BEFO auch in Form eines psychometrischen Selbsteinschätzungsbogens formuliert. Der Fragebogen umfasst 28 Items, die auf einer fünfstufigen Skala zu beantworten sind (von „nicht zutreffend" bis „völlig zutreffend"). Für die unterschiedlichen Bewältigungsformen werden jeweils Ankersätze vorgegeben wie beispielsweise „Ich stürze mich in meine Arbeit (... in mein Hobby), um die Krankheit zu vergessen".

Beispiel:
Eine repräsentative Befragung älterer Menschen aus der Allgemeinbevölkerung mit den Berner Bewältigungsformen (Selbsteinschätzungsbogen) erbrachte folgende Ergebnisse zur Krankheitsbewältigung im Alter (Gunzelmann et al., 1999):

- die Verfügbarkeit sozialer Unterstützungsressourcen und ein relativ gering beeinträchtigter Gesundheitszustand sowie ein hoher Bildungsgrad begünstigen eine aktive Bewältigung von Krankheit im Alter;
- bestehen gleichzeitig viele Krankheiten und erhält die Person zwar praktische Hilfe, erlebt aber auch Belastungen in den sozialen Beziehungen, so gelingt die Akzeptanz der Krankheit weniger gut; zur Bewältigung wird menschliche Zuwendung gesucht;
- ältere Menschen mit hohen sozialen Belastungen, starken subjektiven gesundheitsbedingten Beeinträchtigungen, geringer Bildung und einem gering ausgeprägten Kontrollerleben verarbeiten Krankheit eher durch Klagen und Resignation; eine konstruktive Auseinandersetzung mit Krankheit gelingt unter diesen Bedingungen mit stark eingeschränkten Ressourcen kaum noch. Aus empirischen Untersuchungen ist bekannt, dass Personen mit solchen Strategien der Krankheitsverarbeitung eher als „Risikogruppe" für psychosoziale Probleme gelten.

Auch wenn mit einer psychometrischen Messung von Strategien der Krankheitsverarbeitung mittels standardisierter Fragebögen keine Aussagen über die Dynamik der Krankheitsverarbeitung im individuellen Lebenskontext möglich sind, so geben die Ergebnisse dennoch wichtige Hinweise auf die Notwendigkeit psychosozialer Unterstützung für bestimmte Untergruppen älterer Patienten. Hier erhalten sie ihre klinische Bedeutung als psychodiagnostisches Instrument im Rahmen der Gesundheitsversorgung alter Menschen.

3.6 Grenzen psychometrischer Verfahren in der gerontologischen Persönlichkeitsdiagnostik

Am eigenschaftstheoretischen Ansatz der Persönlichkeit, wie er psychometrischen Persönlichkeitsfragebögen zugrunde liegt, wird aus theoretischer Sicht Kritik geübt. Prozesse der Auseinandersetzung mit Anforderungen und Belastungen und die Bedeutung spezifischer Konstellationen von Risiko- und protektiven Faktoren bzw. von Person-Situation-Konstellationen werden damit nicht ausreichend repräsentiert. Die Dynamik des Zusammenwirkens von Persönlichkeit, Situation, Anforderungen oder sozialem Kontext kann mit der psychometrischen Erfassung von Persönlichkeitsmerkmalen nicht ausreichend abgebildet werden. So zeigte sich in der Berliner Altersstudie (Mayer & Baltes, 1996), dass der Persönlichkeitsfaktor „Neurotizismus" nicht „an sich" positiv oder negativ wirksam wird, sondern in einem bestimmten Kontext von Person und Anforderungen betrachtet werden muss.

In der neueren psychogerontologischen Persönlichkeitsforschung werden deshalb komplexere Prozessmodelle entwickelt, die dieser Dynamik eher gerecht werden (z. B. Staudinger & Greve, 2001).

3.7 Zusammenfassung

In einem eigenschaftstheoretischen Verständnis werden Persönlichkeitseigenschaften als situations-invariante Merkmale verstanden, die über bestimmte Situationsklassen und relativ zeitstabil die Motive und das Verhalten eines Menschen bestimmen. Im Mittelpunkt neuerer Konzepte der gerontopsychologischen Persönlichkeitsforschung steht die Frage nach den Ressourcen und Anpassungs- und Bewältigungsprozessen alter Menschen.

Zusammenfassung

Der psychometrischen Diagnostik von Persönlichkeit liegt ein eigenschaftstheoretisches Konzept zugrunde. Eines der zentralen eigenschaftstheoretischen Persönlichkeitskonzepte in der Gerontologie ist das Modell der „Big Five", wonach sich Persönlichkeit mit fünf wesentlichen Faktoren beschreiben lässt (Neurotizismus, Extraversion, Offenheit, Gewissenhaftigkeit, Verträglichkeit). Im Hinblick auf psychische Ressourcen als Aspekt der Persönlichkeit eines Menschen werden (ebenfalls in einem eigenschaftstheoretischen Sinne) die Konzepte der Kontrollüberzeugungen und der Resilienz erläutert und ihre psychometrische Erfassung beispielhaft dargestellt. Im Zusammenhang mit Anpassungsleistungen wird die psychometrische Erfassung der Krankheitsverarbeitung beschrieben. Die Grenzen der psychometrischen Erfassung der Persönlichkeit sowie von Ressourcen und Anpassungsleistungen liegen darin, dass die Prozesse und die Dynamik der Auseinandersetzung mit Anforderungen und Belastungen damit nicht adäquat abgebildet werden können.

Fünf Kontrollfragen zu Kapitel 3:

1. Wie wird Persönlichkeit in einem eigenschaftstheoretischen Sinn verstanden?
2. Wie wird in Persönlichkeitsfragebögen Persönlichkeit erfasst?
3. Worauf beziehen sich die Items von Persönlichkeitsfragebögen in der Regel?
4. Was versteht man in der Persönlichkeitsdiagnostik unter den „Big Five"?
5. Worin besteht die Problematik bei der psychometrischen Erfassung von einem Konstrukt wie „Resilienz" oder der Krankheitsverarbeitung durch Fragebögen?

Als weiterführende Literatur empfohlen:

1. Deutsches Zentrum für Altersfragen (Hrsg.) (2001). Personale, gesundheitliche und Umweltressourcen im Alter. Expertisen zum Dritten Altenbericht der Bundesregierung. Band 1. Opladen: Leske + Budrich.
2. Kliegel, M. (2004). Gesundheitsverhalten bei chronischen Krankheiten im höheren Erwachsenenalter. In: A. Kruse & M. Martin (Hrsg.) Enzyklopädie der Gerontologie. Alternsprozesse in multidisziplinärer Sicht (S. 314–327). Bern, Göttingen, Toronto, Seattle: Verlag Hans Huber.
3. Kruse, A. & Wahl, H.W. (1999). Persönlichkeitsentwicklung im Alter. Zeitschrift für Gerontologie und Geriatrie, 32, 279–293.

4 Alltagsaktivitäten und Pflegebedürftigkeit

Die selbstständige Bewältigung des Alltags ist eines der wichtigsten Ziele der Interventionsgerontologie und der medizinischen Behandlung alter Menschen. In der Planung und Evaluation von therapeutischen Maßnahmen ist die systematische Erfassung von Alltagsaktivitäten deshalb ein wesentlicher Bestandteil. Alltagsaktivitäten sind außerdem im Rahmen der Demenz- und Depressionsdiagnostik von Relevanz (Wilms, Kanowski & Baltes, 2000). So erfordern die Kriterien für die Diagnose einer Demenz nach ICD-10, dass es aufgrund der kognitiven Einbußen zu Beeinträchtigungen in den sozialen oder beruflichen Aktivitäten eines Menschen kommt. Über den Einzelfall hinaus geben epidemiologische Daten zur Selbstständigkeit bzw. zu Einschränkungen der Alltagsfertigkeiten in der älteren Bevölkerung Hinweise über das Ausmaß an Pflegebedürftigkeit in der Gesellschaft (z. B. Wahl & Wetzler, 1998). Dadurch sind Schlussfolgerungen für den Versorgungsbedarf möglich.

Alltagsaktivitäten sind somit eine der zentralen Größen der psychometrischen Diagnostik im Alter und des geriatrischen Assessments (s. Kap. 13). Die Entwicklung entsprechender psychometrischer Verfahren hat deshalb bereits eine lange Tradition in der gerontologischen Diagnostik.

Beispiel:
Der 79-jährige Herr O. hat einen Schlaganfall mit einer rechtsseitigen Halbseitenlähmung erlitten. Nach dem Klinikaufenthalt erhält er eine sechswöchige stationäre Rehabilitation. Nach deren Abschluss muss geklärt werden, in welchen Alltagsaktivitäten Herr O. Hilfe benötigt, ob diese von seiner 77-jährigen Frau geleistet werden kann oder ob zusätzlich Unterstützung durch einen ambulanten Dienst notwendig ist. Die standardisierte Erfassung seiner Fähigkeiten zur Ausübung von verschiedenen Alltagsaktivitäten ermöglicht eine systematische Planung des Unterstützungsbedarfs für Herrn O.
In einem Pflegeheim wird über den Zeitraum von einem Jahr ein kognitives Training in Kombination mit körperlichen Übungen

> zur Sturzprophylaxe durchgeführt. Damit soll die Selbstständigkeit der Bewohner möglichst lange aufrecht erhalten und das Fortschreiten der Pflegebedürftigkeit vermieden werden. Zu Beginn und nach Abschluss der Therapie nehmen die Pflegekräfte eine Einschätzung der Alltagsfertigkeiten der Bewohner vor. Damit soll geprüft werden, ob die Therapie in dieser Hinsicht zu Verbesserungen geführt hat und die Bewohner weniger Betreuung benötigen als jene, die nicht an der Therapie teilgenommen haben.

Bei solchen Fragestellungen ermöglicht die standardisierte Erfassung von Selbstständigkeit in Alltagsaktivitäten bzw. von Pflegebedürftigkeit ohne Umwege über psychologische Konstrukte oder klinische Syndrome eine unmittelbare Auskunft über den Grad der Fähigkeit zur alltagspraktischen Lebensbewältigung.

4.1 Konzeptionelle Grundlagen

Das „klassische" Konzept der Alltagsaktivitäten stammt bereits aus dem Jahr 1963 (Katz et al., 1963). Aus der klinischen Arbeit mit Patienten wurde eine Methode entwickelt, um auf objektivierbare Weise Aussagen über deren Selbstständigkeit in Alltagsfunktionen treffen zu können. Hierfür wurden die folgenden sechs Bereiche als relevant erachtet:

- Baden,
- Anziehen,
- Toilettengang,
- Transfer (i. S. von Mobilität),
- Kontinenz und
- Essen.

Auf einer siebenstufigen Skala von A bis G ergibt sich der Grad der Unabhängigkeit („adequacy of performance") danach, in wie vielen der Bereiche Unabhängigkeit bzw. Abhängigkeit besteht (A = Unabhängigkeit in allen Bereichen; G = Abhängigkeit in allen Bereichen). Dies wird mittels einer Fremdbeobachtung eingeschätzt.

Die Grenze dieses einfachen Ansatzes liegt darin, dass es lediglich um eine rein funktionale Beschreibung geht. Auf die Bedingungen und Ursachen von Beeinträchtigungen kann daraus nicht geschlossen werden. Auch Umweltfaktoren werden nicht berücksichtigt, die Einfluss auf die Selbstständigkeit eines Menschen nehmen (z. B. günstige oder ungünstige Wohnbedingungen).

4.2 Psychometrische Diagnostik von Alltagsaktivitäten

4.2.1 Barthel-Index

Eines der ältesten und bekanntesten Verfahren zur Erfassung von Alltagsaktivitäten und sozusagen der Vorläufer für alle anderen Verfahren ist der Barthel-Index (BI; Mahoney & Barthel, 1965), der von der Physiotherapeutin D. Barthel und der Ärztin E. Mahoney ursprünglich für die Einschätzung von Alltagsaktivitäten bei Patienten mit neuromuskulären und neuroskelettalen Erkrankungen entwickelt wurde (Lübke, Meinck & von Renteln-Kruse, 2004). Der BI gilt als Standardinstrument im Rahmen des geriatrischen Assessments (s. Kap. 13) sowie der Evaluation rehabilitativer Maßnahmen in der Geriatrie. Die Einstufung erfolgt meist durch Pflegepersonal oder therapeutisches Personal (z. B. Ergotherapeuten), da diese Personengruppen aus der Versorgungs- und Therapiesituation heraus unmittelbare Kenntnis von den alltagsbezogenen Fertigkeiten besitzen.

Mit dem Barthel-Index werden die folgenden basalen Alltagsaktivitäten erfasst:

Beispiel:
Aktivitäten des täglichen Lebens im Barthel-Index (Mahoney & Barthel, 1965; jeweils mit Punktzahl zur Bewertung der Alltagsaktivitäten)

Essen:
Unabhängig, isst selbstständig, benutzt Geschirr und Besteck 10
Braucht etwas Hilfe, z. B. Fleisch oder Brot schneiden 5

Nicht selbstständig, auch wenn o. g. Hilfe gewährt wird	0
Bett/(Roll-)Stuhltransfer:	
Unabhängig in allen Phasen der Tätigkeit	15
Geringe Hilfen oder Beaufsichtigung erforderlich	10
Erhebliche Hilfen beim Transfer, Lagewechsel, Liegen/Sitzen selbstständig	5
Nicht selbstständig, auch wenn o. g. Hilfe gewährt wird	0
Waschen:	
Unabhängig beim Waschen von Gesicht, Händen; Kämmen, Zähneputzen	5
Nicht selbstständig bei o. g. Tätigkeit	0
Toilettenbenutzung:	
Unabhängig in allen Phasen der Tätigkeit (inkl. Reinigung)	10
Benötigt Hilfe, z. B. wegen unzureichenden Gleichgewichtes oder bei Kleidung/Reinigung	5
Nicht selbstständig, auch wenn o. g. Hilfe gewährt wird	0
Baden:	
Unabhängig bei Voll- oder Duschbad in allen Phasen der Tätigkeit	5
Nicht selbstständig bei o. g. Tätigkeit	0
Gehen auf Flurebene bzw. Rollstuhlfahren:	
Unabhängig beim Gehen über 50m, Hilfsmittel erlaubt, nicht Gehwagen	15
Geringe Hilfe oder Überwachung erforderlich, kann mit Hilfsmittel 50m gehen	10
Nicht selbstständig beim Gehen, kann aber Rollstuhl selbstständig bedienen, auch um Ecken und an einen Tisch heranfahren, Strecke mindestens 50m	5
Nicht selbstständig beim Gehen oder Rollstuhlfahren	0
Treppensteigen:	
Unabhängig bei der Bewältigung einer Treppe (mehrere Stufen)	10
Benötigt Hilfe oder Überwachung beim Treppe steigen	5

Nicht selbstständig, kann auch mit Hilfe nicht Treppe steigen	0
An- und Auskleiden:	
Unabhängig beim An- und Auskleiden (ggf. auch Korsett oder Bruchband)	10
Benötigt Hilfe, kann aber 50 % der Tätigkeit selbstständig ausführen	5
Nicht selbstständig, auch wenn o. g. Hilfe gewährt wird	0
Stuhlkontrolle:	
Ständig kontinent	10
Gelegentlich inkontinent, maximal einmal/Woche	5
Häufiger/ständig inkontinent	0
Urinkontrolle:	
Ständig kontinent, ggf. unabhängig bei Versorgung eines DK/Cystofix	10
Gelegentlich inkontinent, maximal einmal/Tag, Hilfe bei externer Harnableitung	5
Häufiger/ständig inkontinent	0

Durch die Bewertung der Selbstständigkeit in den einzelnen Alltagsaktivitäten ergibt sich eine Gesamtsumme, die mit zunehmendem Wert einen höheren Grad an Selbstständigkeit widerspiegelt.

Eine Erweiterung des Barthel Index stellt die IADL-Skala von Lawton & Brody (1969) dar. Die Autoren unterscheiden darin *basale Alltagsaktivitäten*, die den sechs Bereichen bei Katz entsprechen, von *instrumentellen Alltagsaktivitäten*. Diese sind komplexer und breiter gefasst und beziehen sich nicht ausschließlich auf die Verrichtungen der körperlichen Pflege und der Selbstversorgung. Sie umfassen Aktivitäten wie die Benutzung des Telefons, die Nutzung öffentlicher Verkehrsmittel, Nahrungszubereitung, die selbstständige Einnahme von Medikamenten, die Reinigung der Wohnung, die Regelung finanzieller Angelegenheiten und Einkaufen.

> *Exkurs:*
> Die Infratest-Studie zur Hilfs- und Pflegebedürftigkeit in Deutschland
> Im Auftrag des damaligen Bundesministeriums für Familie und Senioren wurden in den Jahren 1991 bzw. 1994 repräsentative Erhebungen in privaten Haushalten bzw. Einrichtungen zur Feststellung der Hilfs- und Pflegebedürftigkeit in Deutschland durchgeführt (Projekt „Möglichkeiten und Grenzen selbstständiger Lebensführung"; Bundesministerium für Familie, Senioren, Frauen und Jugend, 1996, 1998). Darauf beruhen die besten Repräsentativdaten zu dieser Thematik in Deutschland. Entsprechend des ADL-/IADL-Konzepts wurden hierbei 24 Alltagsaktivitäten in folgenden Bereichen eingeschätzt: persönliche Hygiene und Körperpflege; Mobilität innerhalb der Wohnung; Nahrungszubereitung und -aufnahme; Haushaltsführung (z. B. Wohnung saubermachen, Lebensmittel einkaufen); Kommunikation und außerhäusliche Mobilität (z. B. öffentliche Verkehrsmittel benutzen); Sonstiges (täglich mehrere Stunden allein in der Wohnung bleiben). Eingeschätzt wurde, ob die betreffende Person diese Aktivitäten ohne Hilfe und ohne spezielle Hilfsmittel „ohne Schwierigkeiten", „nur mit Schwierigkeiten" oder „unmöglich" durchführen könnte. Wenn Aktivitäten nur mit Hilfe oder überhaupt nicht möglich waren, wurde erfragt, ob die Person hierzu regelmäßig Hilfe von anderen Personen erhält.
> Die Einstufung der Pflegestufe nach dem deutschen „Pflegeversicherungsgesetz" (Sozialgesetzbuch SGB XI) beruht auf der Einschätzung des zeitlichen Bedarfs an Unterstützung in diesen 24 verschiedenen Alltagsaktivitäten.

Das Hamburger Einstufungsmanual zum Barthel-Index (Lübke et al. 2001)
Aufgrund seiner relativ einfachen Handhabung hat der Barthel Index weite Verbreitung gefunden. So wurden seine Anwendungsbereiche zunehmend ausgeweitet, so beispielsweise auf die Beurteilung therapeutischer Effekte in der geriatrischen Rehabilitation. Der Barthel Index wird aber auch als Selektionskri-

terium zur Entscheidung über die Einleitung oder Weiterführung geriatrischer Rehabilitation verwendet (Lübke, Meinck & von Renteln-Kruse, 2004). Lübke, Meinck und von Renteln-Kruse (2004) weisen in diesem Zusammenhang auf einige methodische Probleme mit der Einstufung durch den Barthel Index hin:
- teilweise sind Itemformulierung bzw. Einstufungskriterien unpräzise (z. B. „etwas Hilfe" beim Essen);
- die Nutzung technischer Hilfsmittel bei der Ausführung von Alltagsaktivitäten kann nicht ausreichend und entsprechend des heutigen Standards berücksichtigt werden;
- aufgrund der Herkunft des Barthel Index sind die Items nicht immer geeignet, um die klinische Situation geriatrischer Patienten abzubilden; sie entsprechen nicht in jedem Fall dem aktuellen Stand der Pflege oder den rehabilitativen Zielen in der Geriatrie.

In diversen deutschsprachigen Versionen des Barthel Index wurden Items deshalb (in unsystematischer Weise) ergänzt oder verändert, ohne dass aber eine offiziell verbindliche und durch Rückübersetzungen gesicherte deutschsprachige Version vorliegt. Lübke, Meinck & von Renteln-Kruse (2004, S. 321) kommen somit bei der Bewertung des Barthel Index insgesamt zu dem Schluss, dass es „keine systematischen Untersuchungen gibt, wie sich die konkrete Einstufungspraxis in unterschiedlichen Alltagskontexten tatsächlich vollzieht, woran sie sich orientiert und wie reliabel sie unter diesen Bedingungen ist". Somit habe der Barthel Index für die klinische Praxis zu geringe Relevanz für den klinisch-rehabilitativen Behandlungsprozess.

Als Beitrag zur Vereinheitlichung der Einstufung von Alltagsaktivitäten mit Hilfe des Barthel Index haben die Autoren deshalb ein „Hamburger Einstufungsmanual" entwickelt (Lübke al., 2001; Bundesarbeitsgemeinschaft der Klinisch-Geriatrischen Einrichtungen e.V., 2001; www.bag-geriatrie.de/). Darin sind Präzisierungen für die Einstufung von Alltagsaktivitäten vorgenommen, die insbesondere für die klinische Versorgung geriatrischer Patienten angemessenere Operationalisierungen enthalten.

> *Vergleich des Barthel-Index und des Hamburger Einstufungs-Manuals anhand von Item-Beispielen (nach: www.bag-geriatrie.de)*
>
> Essen (Barthel-Index)
> 10 Punkte: Unabhängig, isst selbstständig, benutzt Geschirr und Besteck
> 5 Punkte: Braucht etwas Hilfe, z. B. Fleisch oder Brot schneiden
> 0 Punkte: Nicht selbstständig, auch wenn o. g. Hilfe gewährt wird
>
> Essen (Hamburger Einstufungsmanual zum Barthel Index, Version 1.0):
> 10 Punkte: Wenn das Essen in Reichweite steht, nimmt der Patient die Speisen und Getränke komplett selbstständig vom Tablett oder Tisch ein. Er nutzt sachgerecht sein Besteck, streicht sein Brot und schneidet das Essen. Alle diese Tätigkeiten führt er in angemessener Zeit aus. Ggf. ernährt er sich über eine selbst versorgte Magensonde/PEG-Sonde komplett selbstständig.
> 5 Punkte: Es ist Hilfe bei vorbereitenden Handlungen nötig (z. B. Brot streichen, Essen zerkleinern, Getränk einschenken), der Patient führt Speisen und Getränke aber selbst zum Mund und nimmt sie selbstständig ein oder der Patient benötigt Hilfe bei der Ernährung über seine Magensonde/PEG-Sonde.
> 0 Punkte: Speisen und Getränke werden vom Patienten nicht selbstständig bzw. nicht ohne Aufforderung zum Mund geführt oder eingenommen und er wird nicht über eine Magensonde/PEG-Sonde ernährt.

Benötigt ein Patient Aufsicht oder eine Aufforderung oder Stimulation, um eine Aktivität zu zeigen, so wird die zweithöchste Einstufung gewählt. Damit kann in der Einschätzung die Problematik berücksichtigt werden, dass beispielsweise demenziell erkrankte Menschen bestimmte Alltagsaktivitäten zwar ausführen können, hierfür aber etwa Angehörige oder Pflegepersonal zur

Aufsicht oder Motivation anwesend sein müssen. Bei Schwankungen in den Alltagsaktivitäten (wenn also bestimmte Aktivitäten an manchen Tagen gezeigt werden, an anderen nicht), wird die jeweils geringste mögliche Einstufung gewählt. Aufgrund der Präzisierungen soll das Manual auch für Verlaufskontrollen besser geeignet sein und eine bessere Verständigungsgrundlage im geriatrischen Team herstellen. Das gesamte Hamburger Einstufungsmanual zum Barthel-Index ist unter www.baggeriatrie.de abrufbar.

In einer Untersuchung wurde das Hamburger Einstufungsmanual zum Barthel-Index in sieben geriatrischen Kliniken überprüft. Die Einstufungen von 2747 Patienten anhand des Hamburger Einstufungsmanuals wurden den Einstufungen von 2643 Patienten anhand des herkömmlichen Barthel Index gegenüber gestellt. Dabei zeigte sich, dass es durch die Anwendung des Hamburger Einstufungsmanuals zu keinen statistisch bedeutsamen Werteverschiebungen kommt, die die Vergleichbarkeit mit anderen Untersuchungen mittels des herkömmlichen Barthel Index in Frage gestellt hätten. Die interne Konsistenz der Einstufung blieb unverändert. Für den Routineeinsatz fand das Hamburger Einstufungsmanual eine hohe Akzeptanz und wurde als präziser, leichter anwendbar und besser schulbar bewertet (Lübke, Meinck & von Renteln-Kruse, 2004). Das Manual wurde auch in den Anhang der neuen ICD-10-GM Version 2004 aufgenommen.

4.2.2 Nürnberger-Alters-Alltagsaktivitätenskala NAA und Nürnberger-Alters-Beobachtungsskala NAB

Das Nürnberger-Alters-Inventar NAI (Oswald & Fleischmann, 1999) bietet zur Einschätzung von Alltagsaktivitäten zwei Verfahren an:

- *Nürnberger-Alters-Alltagsaktivitätenskala NAA* zur Beurteilung von Einschränkungen instrumenteller Alltagsaktivitäten aus der Sicht des betroffenen Menschen selbst;
- *Nürnberger-Alters-Beobachtungs-Skala NAB* als Fremdeinschätzung von Alltagsaktivitäten.

Nürnberger-Alters-Alltagsaktivitätenskala NAA (Oswald & Fleischmann, 1999)

Das Ausmaß, in dem ein Mensch subjektiv Einschränkungen und Unsicherheiten im Alltag erlebt, hat Einfluss darauf, wie selbstständig er sich tatsächlich verhält.

Beispiel:
Die 78-jährige Frau F. hat einen leichten Schlaganfall erlitten. Nach einem vierwöchigen Aufenthalt in einer Rehabilitationsklinik wird sie nach Hause entlassen, wo sie nach Meinung der Ärzte und Therapeuten wieder weitgehend selbstständig leben kann. Frau F. fühlt sich durch den Schlaganfall aber ängstlicher als zuvor, sie traut sich nichts mehr zu und fühlt sich von den Alltagsanforderungen überfordert. Immer häufiger bittet sie ihre Tochter um Hilfe, obwohl sie mit ihren funktionalen Fähigkeiten ihren Alltag selbstständig bewältigen könnte.

Bei der Erfassung von Alltagsaktivitäten durch die Fremdbeurteilung werden subjektive Einstellungen, die eine Barriere für Selbstständigkeit sein können, nicht erfasst. Insbesondere für die Erkennung von demenziellen Entwicklungen in frühen Krankheitsstadien ist die Selbstbeurteilung von Einschränkungen der Selbstständigkeit in Alltagsaktivitäten aber ein wichtiges Kriterium (Lehfeld & Erzigkeit, 2000). In frühen Krankheitsstadien sind Einbußen und erste Schwierigkeiten im Alltag für andere Menschen häufig noch nicht erkennbar oder können von den erkrankten Menschen noch kompensiert werden. Die Betroffenen selbst sind sich dagegen ihrer Schwierigkeiten im Alltag bereits bewusst.

Die NAA erlaubt, individuell erlebte Aktivitätseinschränkungen zu erfassen und damit eine wichtige Ergänzung zur Fremdeinschätzung abzugeben. Da ältere Menschen insbesondere Unsicherheit im Alltag erleben, wenn sie subjektiv Gedächtniseinbußen erleben, nehmen sechs Items der NAA Bezug zu Gedächtnisleistungen im Alltag. Die weiteren der insgesamt 20 Items betreffen instrumentelle Alltagsaktivitäten und soziale Aktivitäten.

Im Einzelnen muss der befragte ältere Menschen bezüglich dieser Aktivitäten angeben, wie häufig er diese ausübt („oft", „manchmal", „nie"). Allerdings ist mit diesen Aussagen keine Beurteilung der zugrunde liegenden Ursachen für Einschränkungen in den Alltagsaktivitäten möglich. Für die Bewertung des Fragebogens sind deshalb zusätzliche Informationen (z. B. Ergebnisse kognitiver Tests, körperliche Anamnese) notwendig.

Beispiel:
Items aus der NAA (Oswald & Fleischmann, 1999)
Instrumentelle Aktivitäten:
1. Ich mache meine Besorgungen und Einkäufe selbstständig.
Soziale Aktivitäten:
15. Ich besuche Verwandte, Bekannte oder Freunde.
Gedächtnisleistungen:
4. Ich vergesse Verabredungen oder Arzttermine.

Nürnberger-Alters-Beobachtungs-Skala NAB (Oswald & Fleischmann, 1999)
Die NAB besteht aus 15 Items, die von Angehörigen oder Pflege- bzw. Klinikpersonal zu beantworten sind. Damit soll das gesamte Spektrum von geringen Beeinträchtigungen des Aktivitätsniveaus bis hin zu deutlichen Selbstständigkeitsverlusten abgedeckt werden. Entsprechend der einleitend dargestellten Differenzierung werden Aktivitäten dabei auf unterschiedlichem funktionalen Niveau erfasst:

- vom körperlichen Status abhängige basale Alltagsaktivitäten,
- instrumentelle Aktivitäten,
- Kommunikationsverhalten und „Körpersphäre" (Hör- und Sehvermögen, Bewegungsapparat, Verträglichkeit von Speisen).

Das Ausmaß an Selbstständigkeit bzw. Unselbstständigkeit wird für jedes Item auf einer dreistufigen Skala eingeschätzt, wobei das Aktivitätsniveau jeweils anhand von Beispielen erläutert wird.

> *Beispiel:*
> Items aus der NAB (Oswald & Fleischmann, 1999)
> *Basale Alltagsaktivitäten:*
> 14. Zum Ankleiden benötigt der Beurteilte
>
> - immer Hilfe, er ist dazu allein nicht in der Lage;
> - manchmal etwas Hilfe (z. B. beim Schließen bestimmter Knöpfe usw.);
> - keinerlei Hilfe.
>
> *Instrumentelle Aktivitäten:*
> 2. Der Beurteilte kann
>
> - mit alltäglichen Aufgaben nicht betraut werden (z. B. Führung eines eigenen Haushalts, Pflege des eigenen Appartements, der eigenen Kleidung usw.);
> - nur einfachere kleinere Tätigkeiten ausüben (z. B. Abstauben, Knopfannähen usw.);
> - alle alltäglichen Arbeiten (s. o.) eigenverantwortlich übernehmen.
>
> *Kommunikationsverhalten und „Körpersphäre":*
> 10. Der Beurteilte hört
>
> - sehr schlecht, er ist nahezu taub,
> - etwas schlecht oder mit Hörgerät; er versteht, wenn laut und deutlich gesprochen wird;
> - normal.

Im Bereich mittlerer und deutlicher Aktivitätseinschränkungen differenziert die NAB gut. Sie eignet sich damit auch zur ergänzenden Beschreibung des Schweregrads einer Demenz im Hinblick auf Einbußen der Selbstständigkeit.

4.2.3 Alltagsaktivitäten bei Demenz

Beeinträchtigungen von Alltagsaktivitäten sind ein diagnostisches Kriterium für Demenz (s. Kap. 5). Zudem erhalten entsprechende Einbußen große klinische Bedeutung, da sich daraus unmittelbar der Hilfs- und Pflegebedarf ergibt und die Belastung von Angehörigen in hohem Grad davon bestimmt wird.

Bayer Activities of Daily Living Scale B-ADL (Hindmarch et al., 1998; Erzigkeit et al., 2001)

Die Bayer Activities of Daily Living Scale B-ADL wurde mit dem Ziel entwickelt, mittels Fremdeinschätzung Einschränkungen von Alltagsaktivitäten bei Menschen mit einer leichten bis mittelgradigen demenziellen Erkrankung zu erfassen.

Hierzu wird für 25 Aktivitäten durch eine dritte Person (z. B. Angehörige, Pflegekraft) eingeschätzt, ob die betreffende Person bei der Ausführung dieser Aktivitäten Schwierigkeiten hat. Bewertet werden nur Einschränkungen aufgrund kognitiver Defizite, nicht aufgrund physischer Einschränkungen (z. B. Sehbeeinträchtigung, Arthritis).

Wenn „nie" Schwierigkeiten auftreten, wird ein Punkt vergeben. Zehn Punkte geben an, dass bei dieser Aktivität „immer" Schwierigkeiten bestehen. Das Ausmaß der Beeinträchtigungen gilt als guter Indikator für den Schweregrad einer Demenz. Die Skala wurde an mehr als 1400 Älteren in Deutschland, Großbritannien und Spanien validiert (Erzigkeit et al., 2001). Sie weist in allen drei Ländern eine hohe Reliabilität auf.

Die Aktivitäten beziehen sich auf

- eine globale Einschätzung der Selbstständigkeit eines Menschen („mit Alltagsaktivitäten zurechtkommen", „für sich selbst sorgen"); die beiden Fragen gelten auch als „warming-up" für die Einschätzung und sollen einen globalen Eindruck von der allgemeinen Alltagskompetenz des erkrankten Menschen geben;
- einfache Alltagsaktivitäten, wie sie auch in anderen ADL-Skalen abgefragt werden (z. B. Körperpflege, Essen zubereiten, Haushaltsaufgaben);
- komplexere Alltagsaktivitäten (z. B. Telefon benutzen, Medikamente einnehmen, Einkäufe machen, finanzielle Angelegenheiten selbst regeln, Freizeitaktivitäten ausüben, Lesen, Konversation, selbstständige Benutzung von Verkehrsmitteln, Haushaltsgeräte benutzen);

- Alltagsaktivitäten, die insbesondere Gedächtnisleistungen voraussetzen (z. B. Verabredungen und Termine einhalten, gerade Gesehenes oder Gehörtes beschreiben);
- Orientierung in vertrauter und nicht vertrauter Umgebung (z. B. spazieren gehen; jemandem Auskunft geben, der nach dem Weg fragt; sich an unbekanntem Ort zurecht finden);
- die Flexibilität und Problemlösefähigkeiten bei der Ausführung von Aktivitäten (eine angefangene Tätigkeit nach kurzer Unterbrechung fortsetzen, zwei Dinge gleichzeitig tun, mit ungewohnten Situationen fertig werden, den täglichen Aktivitäten nachgehen, ohne dass größere Missgeschicke passieren, eine Aufgabe unter Druck ausführen).

Darüber hinaus kann angegeben werden, wenn eine Aktivität für die einzuschätzende Person nicht zutrifft und somit keine Einschätzung möglich ist („entfällt"), oder wenn die notwendigen Informationen hierfür fehlen („weiß nicht"). Bei der Berechnung des Gesamtwertes der B-ADL werden diese Items herausgerechnet, indem die Punktzahl durch die Anzahl der eingeschätzten Items geteilt wird.

Die Fremdeinschätzung von Alltagsaktivitäten bei demenziell erkrankten Menschen kann schwierig sein, da diese aufgrund ihrer Behinderungen in vielen Fällen von ihrer sozialen Umwelt keine Möglichkeiten mehr erhalten, sich selbstständig zu versorgen (Überversorgung). Eine Beurteilung der tatsächlich vorhandenen Fertigkeiten in Alltagsleistungen ist somit nicht möglich. Außerdem kommt es bei Angehörigen häufig zu einer Fehleinschätzung, da Defizite entweder zu stark bewertet oder geleugnet werden.

Als Alternative und Ergänzung der Fremdeinschätzung von Alltagsaktivitäten wurden deshalb Skalen entwickelt, bei denen die Einschätzung auf einer Verhaltensbeobachtung in standardisierten Alltagshandlungen beruht. Die Kenntnis tatsächlich vorhandener Kompetenzen ergibt ein realistisches Bild der Einschränkungen und ist auch für die Beratung von Angehörigen bedeutsam, da Über- oder Unterforderungen im Alltag besser vermieden werden können. Dies gilt auch für Patienten, die nicht demenziell erkrankt sind. Solche „Performance-Untersuchungen" haben hohen prädiktiven Wert (z. B. im Hinblick auf künftigen Hilfsbedarf), sind sensitiv für Veränderungen und ermöglichen die genauere Identifikation jener Komponenten des Verhaltens, die zu Einschränkungen beitragen (Nikolaus, 2000). Aber auch hier ist einschränkend festzuhalten, dass im klinischen Kontext gezeigtes Verhalten nicht unbedingt auch im häuslichen Umfeld gezeigt wird.

Direct Assessment of Functional Status DAFS (Loewenstein et al., 1989)
Das „Direct Assessment of Functional Status" DAFS von Loewenstein et al. (1989) beruht auf der Vorgabe von standardisierten Alltagssituationen. Das Verfahren wurde von Hochrein et al. (1996) ins Deutsche übertragen und für die Diagnostik demenzkranker Menschen überprüft. Es ermöglicht die Einschätzung von basalen und instrumentellen Alltagsaktivitäten.

Beispiel:
Standardisierte Alltagssituationen zur Fremdeinschätzung von Alltagsaktivitäten bei Demenzpatienten (Direct Assessment of Functional Status DAFS; Hochrein et al., 1996):
zeitliche Orientierung: Ablesen einer Uhr; Benennen von Datum, Wochentag, Monat und Jahr;
Kommunikation: Benutzung eines Telefons und eines Nummernverzeichnisses mit fünf Namen; Fertigstellen eines Briefes (mit Briefpapier, Umschlag, Briefmarke);
Verkehr: Beschreibung des korrekten Verhaltens bei bestimmten Verkehrsschildern (nur für Autofahrer);
Finanzielle Angelegenheiten: Umgang mit realen Geldscheinen und -münzen; Lösen von Rechenaufgaben; Ausfüllen eines Überweisungsscheines;
Einkaufen: freies Reproduzieren und Wiedererkennen einer Einkaufsliste mit sechs Gegenständen, die zehn Minuten zuvor gezeigt wurden;
Kleidung und Körperpflege: konkrete Handlungen wie Schuhe anziehen, Schleifen binden, Gesicht waschen, Zähneputzen;
Essen: Handhabung von Essbesteck.

In der Gesamtwertung der Selbstständigkeit werden die einzelnen Bereiche unterschiedlich stark gewichtet. Am stärksten ge-

hen die Subtests „finanzielle Angelegenheiten" und „zeitliche Orientierung" sowie „einkaufen" ein, am geringsten basale Fähigkeiten.
Ein besonderer Aspekt dieses Verfahrens ist die Berücksichtigung von Kompetenzen in Bezug auf Autofahren. Dieser Aspekt stellt insbesondere bei Menschen mit leichter oder beginnender Demenz ein besonderes Problem dar. So fehlt häufig die Einsicht, dass in dieser Hinsicht bereits Leistungseinbußen vorhanden sind. Der betreffende Mensch ist dann nur schwer davon zu überzeugen, auf das Autofahren zu verzichten, zumal der Besitz eines Führerscheins in hohem Maße symbolhaft auch für Unabhängigkeit und selbstbestimmte Mobilität steht.

4.3 Zusammenfassung

Die eigenständige Ausführung von Alltagsaktivitäten ist ein zentrales, unmittelbar beobachtbares Kriterium für die Einschätzung der Selbstständigkeit eines Menschen. Darüber hinaus können Einbußen frühzeitig auf einen demenziellen Krankheitsprozess aufmerksam machen. In der Evaluation therapeutischer Bemühungen geben sie unmittelbaren Aufschluss über deren Wirkung. Die Einschätzung des Alltagsverhaltens wird auch als Grundlage für die Entscheidung über geriatrische Rehabilitationsmaßnahmen herangezogen. Sie hat deshalb hohe Bedeutung in der psychometrischen Diagnostik im Alter und kann für den geriatrischen Patienten wichtige Konsequenzen nach sich ziehen. Ein methodisches Problem bei der Erfassung von Alltagsaktivitäten besteht darin, dass in die Einschätzung nicht differenziert eingeht, welche Bedingungen zu den jeweiligen Einschränkungen führen (z. B. körperliche Behinderungen, kognitive Beeinträchtigungen, psychische Beschwerden) und ob ein Mensch in seinem Alltag überhaupt die Möglichkeit hat, eine bestimmte Aktivität auszuführen. Problematisch bei der Einschätzung des Alltagsverhaltens ist auch die grundsätzliche Frage, in welcher Form die Nutzung technischer Hilfsmittel in die Bewertung einfließt oder ob allein die isoliert betrachteten personbezogenen Funktionsfähigkeiten und -einschränkungen erfasst werden. Im Zusammenhang mit demenziellen Erkrankungen ist zu berücksichtigen, dass die Selbsteinschätzung von Menschen mit kognitiven Einbußen nicht mehr zuverlässig ist. Auch Angehörige unter- oder überschätzen häufig die tatsächlichen Fähigkeiten. Eine konkrete Einschätzung ist hier mit Verfahren möglich, die die zu untersuchende Person mit standardisierten Alltagsaufgaben konfrontiert.

> Fünf Kontrollfragen zu Kapitel 4:
> 1. Welchen Zielen dient die unmittelbare Erfassung von Alltagsaktivitäten in der pychometrischen Diagnostik im Alter?
> 2. Was ist der Unterschied zwischen basalen und instrumentellen Alltagsaktivitäten?
> 3. Nennen Sie wichtige basale und instrumentelle Alltagsaktivitäten, wie sie in entsprechenden Skalen erfasst werden.
> 4. Welche Probleme treten insbesondere bei der Einschätzung von Alltagsaktivitäten bei Demenzpatienten auf?
> 5. Weshalb sollte sich die Einschätzung von Selbstständigkeit in Alltagsaktivitäten nicht lediglich auf die Bewertung eines Punktwertes in einer ADL-Skala stützen?

Als weiterführende Literatur empfohlen:

1. Lübke, N., Grassl, A., Kundy, M., Meier-Baumgartner, H.P. & Wilk, J (2001). Hamburger Einstufungsmanual zum Barthel-Index. Geriatrie Journal, 1-2, 41–46.
2. Lübke, N, Meinck, M. & von Renteln-Kruse, W. (2004). Der Barthel-Index in der Geriatrie. Eine Kontextanalyse zum Hamburger Einstufungsmanual. Zeitschrift für Gerontologie und Geriatrie, 37, 316–326.

5 Demenzdiagnostik

> Der 76-jährige Herr F. macht sich Sorgen wegen seiner geistigen „Frische". Es fällt ihm schwer, sich auf seine Briefmarkensammlung zu konzentrieren, und er hat sich deshalb schon länger nicht mehr damit beschäftigt. In den vergangenen vier Wochen hatte er beim Autofahren schon zweimal aus Unachtsamkeit beinahe einen Unfall verursacht. Einmal übersah er sogar das Rotlicht der Ampel, obwohl er mehr als 50 Jahre unfallfrei gefahren ist. Seiner Frau fällt auf, dass er im Gespräch immer häufiger nach den richtigen Worten sucht und Sätze einfach abbricht. In der letzten Zeit ist er außerdem reizbar, wirkt manchmal auch depressiv und zieht sich immer häufiger zurück. Sein Hausarzt überweist ihn an eine Gedächtnissprechstunde. Herr F. ist beunruhigt. Hat er etwa „Alzheimer"?

Demenzielle Erkrankungen stellen die häufigste psychiatrische Erkrankung im Alter dar (Bickel, 2003). Nach verschiedenen Studien liegt die Prävalenz (d. h. die Anzahl von Krankheitsfällen) bei den 65- bis 69-jährigen Menschen bei weniger als zwei Prozent, steigt dann aber im Alter zwischen 80 und 84 Jahren auf 10 bis 17 Prozent an und erreicht bei den über 90-jährigen Menschen Werte von über 30 Prozent (Bickel, 2003). In Deutschland ist mit rund einer Million demenziell erkrankter Menschen zu rechnen.

Demenzen sind nicht nur mit einem erhöhten Sterberisiko verbunden, sondern stellen auch eine der häufigsten Ursachen für Pflegebedürftigkeit im Alter dar. Für die medizinische und pflegerische Versorgung, aber auch für die psychische und soziale Betreuung der Patienten sowie die Unterstützung ihrer Angehörigen stellen demenzielle Erkrankungen eine der größten Herausforderungen dar.

Die frühzeitige Erkennung einer Demenz, eine genaue Differenzialdiagnostik sowie eine dem individuellen Profil und Schweregrad der Symptomatik entsprechende medikamentöse und psychosoziale Behandlung sind deshalb unverzichtbar. Daraus ergibt sich die hohe Bedeutung der Demenzdiagnostik im Rahmen der gerontologischen Diagnostik.

5.1 Diagnostische Kriterien

Erkrankungen, die mit einem Abbau der Gedächtnisfunktionen und weiterer kognitiver Leistungen sowie mit Veränderungen im Affekt, mit Antriebsstörungen und Persönlichkeitsveränderungen einhergehen, werden als Demenzsyndrom zusammengefasst. Das wesentliche Leitsymptom einer Demenz ist die Abnahme von Gedächtnisleistungen (zu Beginn insbesondere für neue Informationen) und des Denkvermögens. Die kognitiven Störungen müssen so stark ausgeprägt sein, dass sie die Leistungsfähigkeit in Alltagsaktivitäten (und/oder im beruflichen Leben) sowie die sozialen Fertigkeiten erkennbar beeinträchtigen. Nach dem diagnostischen Klassifikationssystem ICD-10 ist das Demenzsyndrom durch folgende Merkmale gekennzeichnet:

Diagnostische Kriterien einer Demenz (ICD-10)
Demenz (F00-F03) ist ein Syndrom als Folge einer

- meist chronischen oder fortschreitenden Krankheit des Gehirns mit Störung vieler höherer kortikaler Funktionen, einschließlich
    Gedächtnis,
    Denken,
    Orientierung,
    Auffassung,
    Rechnen,
    Lernfähigkeit,
    Sprache und
    Urteilsvermögen.
- Das Bewusstsein ist nicht getrübt.
- Die kognitiven Beeinträchtigungen werden gewöhnlich von Veränderungen
    der emotionalen Kontrolle,
    des Sozialverhaltens oder
    der Motivation begleitet,
    gelegentlich treten diese auch eher auf.

> Dieses Syndrom kommt bei Alzheimer-Krankheit, bei zerebrovaskulären Störungen und bei anderen Zustandsbildern vor, die primär oder sekundär das Gehirn betreffen.

Die Störungen dürfen nicht nur vorübergehend auftreten, sodass im ICD-10 eine Mindestdauer von einem halben Jahr gefordert ist. Sie müssen eine Verschlechterung gegenüber einem früheren Leistungsniveau darstellen. Wie aus den diagnostischen Kriterien hervorgeht, wird eine Demenz als „meist" chronische oder fortschreitende Krankheit beschrieben (d. h. es kann sich auch um reversible Zustände handeln).

Aus den Kriterien wird weiterhin ersichtlich, dass das demenzielle Syndrom bei verschiedenen Erkrankungen vorkommen kann, die primär das Gehirn betreffen, sich aber auch erst in zweiter Linie („sekundär") auf die Gehirnfunktionen auswirken können. Mit den diagnostischen Kriterien ist also keine ätiologische, also die Ursachen betreffende, oder eine prognostische Aussage verbunden. Für die einzelnen Erkrankungsformen, die zu einem demenziellen Syndrom führen können, werden vielmehr weitere, jeweils spezifische Kriterien genannt.

Die häufigste Form einer Demenz ist die Demenz vom Alzheimer Typ (Alzheimer Krankheit). Im ICD-10 werden hierfür die folgenden spezifischen diagnostischen Kriterien genannt:

- Gedächtnisstörungen und darüber hinaus eine weitere Störung höherer kortikaler Funktionen wie Agnosie, Aphasie oder Apraxie;
- Beeinträchtigung der exekutiven Funktionen (d. h. kognitiver Funktionen, die Prozesse der zentralen Informationsverarbeitung kontrollieren, Aufmerksamkeitsprozesse koordinieren und somit zur Handlungskontrolle beitragen);
- eine deutliche Verschlechterung gegenüber einem früheren Leistungsniveau;
- eine Beeinträchtigung der sozialen und beruflichen Leistungsfähigkeit,
- ein schleichender Beginn mit einem fortgesetzten kognitiven Abbau;

- die Symptome dürfen nicht durch eine andere Erkrankung des Zentralen Nervensystems, systemische Erkrankungen oder substanzinduzierte Erkrankungen erklärbar sein;
- die Symptome dürfen nicht ausschließlich im Verlauf eines Delirs auftreten.

Nach der Alzheimer Krankheit gelten vaskuläre Demenzen als die zweithäufigste Demenzform. Sie treten als Folge von Durchblutungsstörungen des Gehirns auf und lassen sich in verschiedene Unterformen aufteilen. Daneben stellen die Frontotemporalen Demenzen (FTD) weitere wichtige Demenzformen dar (heterogene Klasse von demenziellen Erkrankungen mit einer Atrophie, d. h. Abbau von Gehirnsubstanz im vorderen und unteren „Schläfenlappen" des Gehirns, der in der mittleren Schädelgrube liegt; Förstl, 2001; Jahn, 2004).

In Tabelle 2 werden häufige Formen einer Demenz aufgelistet (detaillierte Informationen bei Förstl, Burns & Zerfass, 2003).

Tabelle 2: Häufige Formen einer Demenz (Auswahl) (nach Förstl, Burns & Zerfass, 2003)

- Degenerative Demenzen (z. B. Alzheimer Krankheit, Lewy-Körperchen-Demenz, Morbus Parkinson);
- Vaskuläre Demenzen (z. B. gemischte Demenz mit AD, Multi-Infarkt-Demenz);
- nutritiv-toxisch verursachte Demenzen (Alkoholdemenz, Drogen, Medikamente);
- metabolisch-endokrinologisch verursachte Demenzen (z. B. Elektrolyt- und Hydratationsstörungen, Hypo- / Hyperthyreose);
- infektions-entzündlich verursachte Demenzen (z. B. Creutzfeldt-Jakob-Erkrankung, HIV-Enzephalopathie);
- neoplastisch verursachte Demenzen (z. B. Hirntumore);
- andere Demenzformen (z. B. Hydrozephalus).

Wenn bei einem Menschen Symptome auftreten, die auf ein Demenzsyndrom hinweisen, so muss abgeklärt werden, ob eine behandelbare körperliche Störung oder Erkrankung die Ursache ist. Wie aus Tabelle 2 hervorgeht, können beispielsweise Fehlfunktionen der Schilddrüse, internistische Erkrankungen, ein Gehirntumor, Infektionen, Neben- oder Wechselwirkungen von Medikamenten oder ein Flüssigkeitsmangel und viele andere Ursachen solche Symptome ebenfalls verursachen.

Sehr schwierig ist vor allem die differenzialdiagnostische Abklärung von Demenz und Depression, da insbesondere im höheren Lebensalter die Überschneidung in der Symptomatik beider Erkrankungen sehr hoch ist.

Eine umfassende diagnostische Abklärung erfordert eine neuropsychologische, neurologische, internistische und psychiatrische Untersuchung. Nur so bleiben behandelbare Ursachen für die Symptomatik nicht unentdeckt und kann eine gezielte Therapie eingeleitet werden.

Es ist sehr wichtig, dass ältere Menschen mit kognitiven Leistungseinbußen, die sie in ihrem Alltag beeinträchtigen, eine detaillierte Untersuchung (z. B. in einer Gedächtnissprechstunde) aufsuchen bzw. Angehörige oder etwa auch der Allgemeinarzt diese veranlassen. „Warnhinweise" für die Entwicklung eines demenziellen Krankheitsprozesses sollten aufmerksam beachtet werden. Bei unsicheren Befunden oder leichten kognitiven Beeinträchtigungen sollten in regelmäßigen Abstand Nachuntersuchungen durchgeführt werden, um den Verlauf der Symptomatik kontrollieren zu können.

5.2 Die „leichte kognitive Störung"

Wenn ein älterer Mensch Anzeichen einer Verschlechterung seiner kognitiven Leistungen zeigt, ohne davon in seinem Alltag nachhaltig beeinträchtigt zu sein, so stellt sich die Frage, ob dies (noch) im Rahmen der altersgemäßen Entwicklung liegt oder bereits auf den Beginn einer Demenz hinweist. Die große Variationsbreite kognitiver Entwicklungen im Alter lässt zwischen normaler Alterung und sehr frühen Demenzstadien keine eindeutige Abgrenzung aufgrund psychometrischer Daten zu. In den letzten Jahren wurde eine Vielzahl unterschiedlicher Konzepte für diese „Grauzone" der „leichten kognitiven Störung" entwickelt (Zaudig, 1995, 2001a; Reischies, 2003). Die Konzepte, die entweder gesundes Altern und die leichte kognitive Beeinträchtigung bzw. die leichte kognitive Beeinträchtigung und Demenz unterscheiden, haben jeweils eine unterschiedliche Akzentuierung in den Unterscheidungskriterien. So werden beispielsweise unterschiedliche Leistungsbereiche berücksichtigt (z. B. Gedächtnis, Sprache), die Betonung auf objektivierbare Defizite oder subjektive Klagen gelegt oder die Unterscheidung durch Stabilität bzw. Progredienz der Symptomatik definiert. Die verschiedenen Konzepte unterscheiden sich auch darin, dass zwischen der leichten kognitiven Beeinträchtigung und einer Demenz z. T. klar abgrenzbare qualitative oder quantitative Unterschiede, z. T. ein Kontinuum nachlassender Leistungsfähigkeit angenommen wird. Eine ausführliche Diskussion der unterschiedlichen Konzepte findet sich bei Reischies (2003). Einige dieser Konzepte sind in der folgenden Übersicht mit den wesentlichen Kriterien aufgelistet (nach: Reischies, 2003).

Übersicht:
Konzepte der leichten kognitiven Störung (nach: Reischies, 2003):

- Altersassoziierte Gedächtnisbeeinträchtigung („age associated memory impairment" AAMI; Crook et al. 1986): Grenze zwischen gesundem Altern und leichter kognitiver Beeinträchtigung ohne rapide Abnahme der kognitiven Leistungen; qualitativ und quantitativ von Demenz unterscheidbar;
- Ageing-associated cognitive decline AACD (Levy, 1994);
- Gutartige Altersvergesslichkeit („benign senescent forgetfulness" BSF; Kral, 1962): Grenzbereich zwischen leichter kognitiver Beeinträchtigung und Anzeichen einer beginnenden Demenz; relativ stabiles Syndrom ohne rapiden Verfall der kognitiven Leistungen;
- Sehr milde kognitive Verschlechterung: Kategorie in der Global Deterioration Scale GDS zur Schweregradbeschreibung demenzieller Syndrome (Ihl & Frölich, 1991); auf einem Kontinuum von unauffälligem Altern bis zur Demenz liegend;

- Leichte kognitive Störung: diagnostische Kategorie im ICD-10
- Leichte Kognitive Beeinträchtigung (Zaudig, 2001a; s. u.);
- Mild Cognitive Impairment (Petersen et al., 1997; s. u.).

„Gemeinsam ist allen Definition im Wesentlichen nur die leichte kognitive Störung, wobei Vergesslichkeit im Alltag mit allenfalls geringfügigen Fehlern in der Orientierung eingeschlossen ist. Dazu können geringe Schwierigkeiten beim Problemlösen oder mit dem Sprachverständnis kommen" (Reischies, 2003, S. 313). Ein wesentliches Unterscheidungskriterium zur Demenz ist, dass die Beeinträchtigungen nicht zu Störungen der alltagsbezogenen Kompetenz führen.

Leichte Kognitive Beeinträchtigung LKB
Zaudig (2001a) schlägt die folgenden deskriptiven Kriterien für die Diagnose einer Leichten Kognitiven Beeinträchtigung vor.

Diagnostische Kriterien der „Leichten Kognitiven Beeinträchtigung" (LKB) (aus: Zaudig, 2001a, S. 31):

A. Für die LKB wird gefordert, dass die Gedächtnisbeeinträchtigung und/oder das Nachlassen der intellektuellen Fähigkeiten objektivierbar sind.
B. Das Ausmaß der kognitiven Beeinträchtigung beeinflusst die Fähigkeit, den psychosozialen Alltag zu bewältigen, nur in sehr leichter Weise, ist gut kompensierbar und erfüllt nicht die Kriterien einer ADL-Skala („activities of daily living", ADL), die für Demenzen entwickelt wurden.
C. Eine Verschlechterung der emotionalen Kontrolle, des Sozialverhaltens oder des Antriebs besteht nicht oder nur in sehr leichter Ausprägung.
D. Der SIDAM-Score (SISCO) sollte im Bereich von 34 – 51 liegen oder der SIDAM-MMSE zwischen 23 und 28 und/oder ein GDS-Wert von 3 oder CDR-Wert von 0,5 bestehen (Anm. der Verfasser: die Verfahren werden in den folgenden Kapiteln näher vorgestellt).

> E. Eine Demenz nach ICD-10 oder DSM-IV muss ausgeschlossen werden.
> F. Andere psychische Störungen wie z. B. depressive Störungen, Delir oder eine Bewusstseinsstörung müssen ausgeschlossen sein, und es gibt keine objektiven Hinweise auf eine spezifische organische Ursache für die LKB.
> G. Niedrige Intelligenz und mangelnde Bildung sind ausgeschlossen bzw. berücksichtigt.
> H. Die Störungen (Kriterien A, B, C) bestehen mindestens für einen Zeitraum von zwei Wochen.

Als Symptome einer Leichten Kognitiven Beeinträchtigung nennt Zaudig (2001a, S. 32):

- Gegenstände werden verlegt, (meist unwichtige) Daten, Telefonnummern oder politische Ereignisse werden vergessen;
- die Geschwindigkeit der Informationsverarbeitung wird langsamer;
- von Dritten (z. B. Angehörige, Freunde) werden Verschlechterungen der Aufmerksamkeit wahrgenommen;
- im abstrakten Denken oder in der Urteilsfähigkeit tritt eine leichte Verschlechterung ein;
- im Verhalten erscheinen die Betroffenen als „ungeduldiger, aufbrausender, unkontrollierter, stimmungslabiler" und depressiver als früher;
- die Auffälligkeiten treten besonders bei anspruchsvollen Aufgaben oder im gesellschaftlichen Rahmen zutage.

Entsprechend der o. g. Kriterien ist bei der Bewertung solcher Auffälligkeiten das prämorbide Intelligenzniveau zu berücksichtigen, um auszuschließen, dass die Auffälligkeiten nicht eine bereits lebenslang bestehende geringere Intelligenz reflektieren. Eine leichte kognitive Beeinträchtigung stellt dagegen eine erworbene Störung dar und ist durch eine Verschlechterung gegenüber der früheren Leistungsfähigkeit gekennzeichnet.

Mild Cognitive Impairment
Ein wichtiges Konzept im Rahmen dieser Diskussion ist das „Mild Cognitive Impairment" (MCI; Petersen et al., 1997). Als Kriterien hierfür sind Gedächtnisstörungen wesentlich, die 1,5

Standardabweichungen unter der Norm der entsprechenden Altersgruppe liegen. Zudem müssen die Betroffenen auch subjektiv unter Gedächtnisbeeinträchtigungen leiden. Weitere kognitive Einbußen dürfen nicht vorliegen; die Alltagsfunktionen dürfen nicht beeinträchtigt sein. Eine Demenz kann entsprechend der diagnostischen Kriterien nicht diagnostiziert werden (Reischies, 2003; Bruscoli & Lovestone, 2004).

Diagnostische Probleme
Leichte kognitive Störungen werden häufig nicht diagnostiziert, da sie als altersgemäß betrachtet werden. Ältere Menschen mit einer leichten kognitiven Störung haben aber ein erhöhtes Risiko für die Entwicklung einer Demenz. Insbesondere das Auftreten von Sprachstörungen, handlungspraktischen Störungen (Apraxie) oder der Orientierung weisen darauf hin (Zaudig, 2001a). Bruscoli & Lovestone (2004) führten eine Meta-Analyse von Untersuchungen über die Konversionsrate von der leichten kognitiven Störung zur Demenz durch. Längsschnittstudien kommen demnach zu Raten zwischen zwei Prozent und 31 %. In einer Bevölkerungsstudie in Deutschland ergab sich im Zeitraum von 2,6 Jahren eine Konversionsrate zwischen 23 % und 47 % bei über 75-Jährigen (Busse et al., 2003). Comijs et al. (2004) berichten Raten von bis zu 41 %, Daly et al. (2000) von bis zu 80 % nach sechs Jahren. Lautenschlager (2002) nennt eine durchschnittliche Konversionsrate von 15 %. Diese breite Spanne ist u. a. eine Folge unterschiedlicher diagnostischer Methoden oder diagnostischer Kriterien, die in den verschiedenen Untersuchungen angewandt werden.

Neben psychometrischen Untersuchungen zur Objektivierung von kognitiven Leistungseinbußen sollten bildgebende Verfahren durchgeführt und labormedizinische Untersuchungen sowie eine neurologische und psychiatrische Diagnostik erfolgen, um beispielsweise organische Störungen oder eine Depression auszuschließen, die Ursache für die Symptomatik sein können. „Wenn die Diagnose einer leichten kognitiven Störung gesichert ist, muss danach gesucht werden, welche der vielen Krankheiten, die potenziell oder obligatorisch zur Demenz führen, diese Störung verursacht hat. Dazu ist ein neurologischer Befund und eine bildgebende Hirnuntersuchung unerlässlich" (Reischies, 2003, S. 322). In diesem Zusammenhang stellt auch die Medikamentenanamnese einen wichtigen Aspekt der diagnostischen Abklärung dar, um Neben- oder Wechselwirkungen von Medikamenten als mögliche Ursache für die kognitiven Leistungseinbußen auszuschließen (Heuser & Anghelescu, 2003). Eine wichtige differenzialdiagnostische Anforderung ist außerdem die Abgrenzung zu einer Depression (s. Kap. 6.5).

Bislang liegen noch keine sicher validierten (alters- und bildungsspezifischen) Grenzwerte über den gesamten Altersverlauf für kognitive Leistungstests vor, die eine eindeutige Abgrenzung zwischen normalem Altern, leichter kognitiver Störung und dem frühen Beginn einer Demenz erlauben würden (anders als zwischen gesunden und mittelgradig oder schwer demenziell erkrankten Menschen).

Wesentlich für eine frühzeitige Demenzdiagnose anhand kognitiver Leistungsdaten ist deshalb die Beobachtung des Verlaufs der kognitiven Leistungsfähigkeit durch wiederholte Untersuchungen über einen längeren Zeitraum im halbjährlichen oder jährlichen Abstand (Zaudig, 2001a). Zwar gibt es auch hier kritische Einwände (z. B. die Frage nach einem Kriterium, ab wann der Verlauf als pathologisch zu betrachten ist oder nach dem Effekt der Übung durch wiederholte Testung). Ein Leistungsabfall gegenüber dem früheren Leistungsniveau und eine zunehmende Verschlechterung im Laufe eines halben bis eines Jahres sind aber diagnostisch relevante Hinweise für einen demenziellen Prozess. So zeigen Untersuchungen, dass bei der Mini Mental State Examination (MMSE; Folstein, Folstein & McHugh, 1975; s. Kap. 5.4.2) ein jährlicher Rückgang um durchschnittlich 3,5 Punkte bis 6 Punkte eine verlässliche Schlussfolgerung für die Entwicklung einer Demenz erlaubt. Dies sind aber bislang nur erste Orientierungswerte, die noch weiter validiert werden müssen (Reischies, 2003). Darüber scheinen auch ein höheres Lebensalter (über 75 Jahre) und im zeitlichen Verlauf subjektiv erlebte Gedächtnisprobleme und das Vorliegen kardiovaskulärer Risikofaktoren auf ein erhöhtes Risiko für die Entwicklung einer weiteren kognitiven Verschlechterung hinzuweisen. Darauf weisen Comijs et al. (2004) aufgrund der Ergebnisse der Amsterdamer Längsschnittstudie hin.

Neben Gedächtnisdefiziten sollte bei der Beobachtung des zeitlichen Verlaufs außerdem berücksichtigt werden, ob noch andere, auf eine Demenz hinweisende Beeinträchtigungen vorliegen oder hinzukommen. Hierzu gehören etwa Sprachstörungen, verlangsamtes und umständliches Denken, Probleme im schlussfolgernden Denken oder in visuokonstruktiven Fähigkeiten (z. B. Probleme beim Abzeichnen geometrischer Figuren). Auch erste Fehlleistungen in Alltagsaktivitäten sowie Veränderungen in der Persönlichkeit und Stimmung sind dabei zu beachten.

Sind Auffälligkeiten bzw. Defizite in kognitiven Leistungen und in anderen höheren kortikalen Funktionen erkennbar, so ist eine weiterführende Diagnostik unerlässlich. Subjektive Gedächtnisstörungen alleine können entsprechend den Ergebnissen einer Literaturrecherche von Riedel-Heller et al. (2000) nur bei einem Teil von betroffenen Personen als Hinweis auf eine objektivierbare kognitive Störung gelten. Für die Mehrzahl seien aber subjektive Gedächtnisstörungen nicht als klinisch sicheres Zeichen für die Früherkennung kognitiver Störungen zu betrachten. Die Entscheidung über eine weiterführende Diagnostik sollte deshalb auf der Basis der Ergebnisse kognitiver Tests fallen.

5.3 Ebenen der Demenzdiagnostik

Die psychometrische Demenzdiagnostik stellt einen Teilaspekt eines umfassenderen diagnostischen Vorgehens dar, dessen wesentliche Bereiche im Folgenden aufgelistet sind. Für die Diagnose einer Demenz sind die Informationen der verschiedenen Untersuchungsebenen in einer Gesamtschau zu berücksichtigen.

Ebenen der Demenzdiagnostik (nach Förstl, Burns & Zerfass, 2003; Jahn, 2004):

- die *Anamnese* (z. B. zur Abklärung von Art, Intensität und Verlauf der Symptomatik, Feststellung von Auffälligkeiten in der Auffassung und der Urteilsfähigkeit, der Aufmerksamkeit, der Spontansprache und bei Alltagsaktivitäten, Prüfung von Hör- und Seheinbußen; prämorbides Leistungsniveau);
- die *Fremdanamnese*, beispielsweise mit Angehörigen (z. B. zur Bestätigung der vom betroffenen Menschen ge-

> schilderten Probleme oder zur Entwicklung der Symptomatik, zur Abklärung von Alltagsfertigkeiten, der prämorbiden Leistungsfähigkeit und Persönlichkeit des Erkrankten, von Vorerkrankungen und Risikofaktoren oder von psychischen Erkrankungen);
> - *das psychopathologische Interview* zur Differenzialdiagnose von psychiatrischen Störungen (z. B. Depression; Persönlichkeitsstörungen; psychotische Symptomatik);
> - *körperliche Untersuchungen* (z. B. Labordiagnostik);
> - *neurologische Diagnostik*;
> - *apparative / neuroradiologische Diagnostik*, z. B. Computertomographie (CT) und Magnetresonanztomographie (MRT) zur nicht-invasiven Darstellung der Hirnmorphologie; Single Photon Emission Computed Tomography (SPECT) und Positronenemissionstomographie (PET) zur Abbildung der funktionellen Beanspruchung von Gehirnarealen; Elektroenzephalographie (EEG) zur Abbildung von „Hirnstromwellen"; diese Verfahren dienen z. B. zum Nachweis oder Ausschluss von Tumorerkrankungen des Gehirns oder Blutungen, vaskulären Veränderungen, Anfallsleiden;
> - *psychometrische Diagnostik*

5.4 Psychometrische Demenzdiagnostik

Die psychometrische Demenzdiagnostik erfolgt auf der

- Ebene der kognitiven Symptomatik und der höheren neuropsychologischen Funktionen; bedeutsame Aspekte sind hierbei die zentrale Informationsverarbeitung, exekutive Funktionen, Aufmerksamkeit, Gedächtnisleistungen, Orientierungsfähigkeit, Sprache, Sprachverständnis und Wortflüssigkeit, visuo-konstruktive Leistungen, Rechenfähigkeit und Zahlenverarbeitung sowie Lernen und die Auffassung und Denkfähigkeit (z. B. schlussfolgerndes Denken, Urteilsvermögen).
- Auf der Ebene der nicht-kognitiven Symptomatik sind Verhaltensauffälligkeiten, Alltagsaktivitäten, psychosoziale Be-

einträchtigungen, die Affektivität, Persönlichkeit und psychiatrische Symptome wie Wahn zu erfassen.

Für die Diagnostik der relevanten kognitiven Funktionen müssen verschiedene spezifische Leistungsverfahren kombiniert angewandt werden, um das gesamte kognitive Leistungsspektrum abzudecken. Hierzu lassen sich fallweise zusammengestellte Testbatterien mit kognitiven Einzeltests (*„flexible battery approach"*) von *standardisierten Testbatterien* unterscheiden (Jahn, 2004; Jahn et al., 2004). Diese enthalten neben dem kognitiven Testteil auch strukturierte Interviews oder Skalen zur Einschätzung nicht-kognitiver Symptome.

Für die Diagnostik kognitiver Funktionen wurden in Kapitel 2 bereits beispielhaft Verfahren vorgestellt, die im Rahmen eines „flexible battery approach" eingesetzt werden können. Eine tabellarische Auflistung geeigneter Einzelverfahren findet sich auch bei Fleischmann (2000) oder Jahn (2004). Ein Beispiel für einen „flexible battery approach" ist im folgenden Kasten dargestellt.

Beispiel:
„flexible battery approach" zur Demenzdiagnostik (Jahn et al., 2004)
Jahn et al. (2004) stellten für eine Studie für die Differenzialdiagnose zwischen Alzheimer-Demenz und Depression die folgende Testbatterie zusammen:

Funktionsbereich	Testverfahren
Prämorbide Intelligenz	Mehrfachwahl-Wortschatz-Test* (Lehrl, 1999)
Verbale Lern- und Gedächtnisleistung	California Verbal Learning Test* (Niemann et al., 1999)
Zentrale Informationsverarbeitungsgeschwindigkeit	Zahlen-Verbindungs-Test* (Oswald & Fleischmann, 1999)
Sprache	Subtest „Benennen" aus dem Aachener Aphasie-Test (Huber et al., 1983)

Semantische Wortflüssigkeit	Subtest „Supermarktaufgabe" aus dem Demenz-Test (Kessler, Denzler & Markowitsch, 1999)
lexikalische Wortflüssigkeit	FAS-Test* (Kessler et al., 1998)
visuo-konstruktive Leistungsfähigkeit	Complex Figure Test CFT (Fastenau et al., 1999)

*Beschreibung der Testverfahren s. Text

Die Erstellung eines kognitiven Leistungsprofils mit Hilfe unterschiedlicher Testverfahren unterstützt die Früherkennung, ermöglicht die Erfassung eines breiten Leistungsspektrums mit eingeschränkten und noch erhaltenen Fähigkeiten und trägt zur Differenzialdiagnose bei (z. B. im Hinblick auf die Differenzierung von Demenz und Depression oder die Differenzierung unterschiedlicher Demenzformen; z. B. Calabrese, 2000; Theml & Jahn, 2001; Jahn, 2004). Beispielsweise nennt Jahn (2004) für die Differenzialdiagnose der Alzheimer Demenz, vaskulärer Demenzen und fronto-temporaler Demenzen als häufige Demenzformen einige psychometrisch relevante Unterscheidungskriterien.

Beispiel:
Neuropsychologische Besonderheiten zur Differenzialdiagnostik häufiger Demenzformen (nach Jahn, 2004).

- *Alzheimer Krankheit:*
erhebliche Störungen beim Neulernen; Wortfindungsstörungen; bei semantischer Wortflüssigkeit mehr Wiederholungen; Beeinträchtigungen der geteilten Aufmerksamkeit; beeinträchtigte exekutive Funktionen; räumliche Orientierungsstörungen; langsame, progressive Verschlechterung;

- *Vaskuläre Demenzen*:
  je nach Unterform bzw. Lokalisation der Gehirnschädigung unterschiedlich starke Gedächtnisbeeinträchtigungen, Aufmerksamkeitsstörungen, sprachliche Defizite, Störungen exekutiver Funktionen, Orientierungsstörungen und affektive Symptome; rascher Beginn und fluktuierender Verlauf; nach neuester Forschung scheinen vaskuläre Demenzen meist in Kombination mit der Demenz vom Alzheimer Typ vorzukommen (Förstl, 2003).
- *Frontotemporale Demenz:*
  Bei beginnendem Krankheitsstadium weniger kognitive Defizite; im Vordergrund stehen Persönlichkeitsstörungen und Veränderungen sozialen Verhaltens, z. B. Enthemmung, aggressives oder stereotypes Verhalten, Apathie, sozialer Rückzug, unangebrachte emotionale Reaktionen.

Zusammenfassend stellt Jahn (2004, S. 327) im Hinblick auf die psychometrische Differenzialdiagnostik unterschiedlicher Demenzformen aber fest, dass „ein differenzialdiagnostischer Beitrag der Neuropsychologie nur für gering- bis mittelgradige Demenzstadien erwartet werden kann". Mit dem weiteren Fortschreiten der Erkrankung werden immer größere Teile des Gehirns erfasst, sodass „ein immer uniformeres klinisches Zustandsbild bis hin zu schwersten Beeinträchtigungen praktisch aller geistigen Funktionen" (Jahn, 2004, S. 327) entsteht und somit eine Differenzierung unterschiedlicher Demenzformen nicht mehr möglich ist. Hierbei ist weiter zu berücksichtigen, dass untypische Demenzformen sowie Mischformen (z. B. Alzheimer Krankheit und vaskuläre Demenz) bestehen können und auch interindividuell eine hohe Variabilität der Symptomatik möglich ist. Dies erschwert die Differenzialdiagnose weiter. Unterscheidungskriterien, wie sie oben beispielhaft genannt wurden, haben deshalb eher „heuristischen" Charakter.

Neben psychometrischen Leistungstestverfahren umfasst die psychometrische Demenzdiagnostik Selbst- und Fremdeinschätzungsverfahren, wobei die Fremdeinschätzung meist auf Informationen durch nahe stehende Menschen (z. B. Angehörige) oder auf (z. T. strukturierten) klinischen Interviews beruht. Auch die Verhaltensbeobachtung während der Untersuchung gibt wichtige differenzialdiagnostische Hinweise, die in die Interpretation von Testergebnissen einfließen. So können beispielsweise Aspekte des Verhaltens und des emotionalen Erlebens für die Differenzierung von Demenz und Depression hilfreich sein (z. B. Spontansprache, Umgang mit Leistungsanforderungen und Fehlleistungen, soziales Verhalten, Stimmungsverlauf). Um die Praxis der Demenzdiagnostik zu erläutern, werden in den weiteren Abschnitten beispielhaft Verfahren entsprechend der folgenden diagnostischen Zielsetzungen dargestellt (nach Theml & Jahn, 2001; Ivemeyer & Zerfaß, 2002).

Überblick über Zielsetzungen der Demenzdiagnostik:

- Früherkennung (Kap. 5.4.1)
- Demenz-Screening (Kap. 5.4.2)
- Standardisierte Leistungsdiagnostik und klinische Einschätzung (Kap. 5.4.3)
- Erfassung nicht-kognitiver Symptome (Kap. 5.4.4)
- Schweregradeinschätzung demenzieller Symptome (Kap. 5.4.5).

5.4.1 Früherkennung

Bei 40 bis 60 Prozent der Patienten, die eine Demenz entwickeln, wird die Erkrankung von den Hausärzten übersehen (Weyerer & Schäufele, 2004). Die möglichst zuverlässige Früherkennung einer demenziellen Entwicklung stellt deshalb eine der wichtigsten und gleichzeitig eine der schwierigsten Aufgaben der Demenzdiagnostik dar. Durch die frühzeitige Erkennung eines demenziellen Krankheitsprozesses ist es möglich, wirksame therapeutische Maßnahmen bereits zu Beginn der Erkrankung einzusetzen:

- die Behandlung mit Medikamenten (Anti-Dementiva), die in frühen Krankheitsstadien eine sehr gute Wirksamkeit im Hin-

blick auf die Stabilisierung der kognitiven Leistungsfähigkeit und der Alltagsaktivitäten haben;
- kognitives Training, mit dem in frühen Krankheitsstadien ebenfalls eine Stabilisierung der kognitiven Leistungen und damit u. U. auch des Selbstwerts erreicht werden kann, sowie
- psychotherapeutische Unterstützung bei der Verarbeitung der Diagnose und die
- Beratung der Angehörigen.

Wichtige Aspekte im Rahmen der Früherkennung einer Demenz werden im Folgenden erläutert.

Beachtung von frühen Auffälligkeiten
Die Früherkennung eines demenziellen Prozesses ist insofern ein sehr schwieriges diagnostisches Problem, weil – wie etwa bei der Alzheimer Krankheit – zwischen dem Beginn des Krankheitsprozesses und dem Auftreten von psychometrisch erfassbaren Symptomen („Diagnoseschwelle") mehrere Jahrzehnte liegen können. Noch bevor psychometrisch messbare Veränderungen auftreten, werden in der Regel aber typische Auffälligkeiten oder Beschwerden im Verhalten und Erleben von den Betroffenen wahrgenommen und / oder von nahe stehenden Personen bemerkt. Auch wenn diese nicht spezifisch für eine demenzielle Entwicklung sind, können sie doch diagnostisch relevante Hinweise für die mögliche Entwicklung einer Demenz geben, die aufmerksam machen und eine ausführliche standardisierte psychometrische Untersuchung nach sich ziehen sollten. Wichtige Auffälligkeiten im Verhalten, Denken und Erleben sind in Tabelle 3 aufgelistet.

Tabelle 3: Auffälligkeiten bei beginnender Demenz

- sozialer Rückzug,
- Aufgabe oder Vereinfachung früherer Interessen und Hobbies,
- Unflexibilität im Denken,
- Wortfindungsstörungen oder Wortverwendung im falschen Zusammenhang,
- Vermeiden schwieriger, komplexer Anforderungen,

- Ängstlichkeit oder hohe Nervosität bei schwierigen Anforderungen,
- Depressivität und Reizbarkeit,
- häufige Stimmungsschwankungen,
- Entscheidungsunsicherheit,
- Verfahren oder Verlaufen in ungewohnter Umgebung,
- Verlegen von Dingen;

(Förstl, Burns & Zerfass, 2003; Ivemeyer & Zerfaß, 2002).

Diese Symptome können allerdings teilweise auch im Rahmen einer depressiven Erkrankung auftreten. Erst die neuropsychologische Abklärung und die Beobachtung des Verlaufs der Symptomatik und neu hinzutretender Symptome können die Diagnose absichern (zur Differenzialdiagnostik von Demenz und Depression s. Kap. 6.5). Solche Auffälligkeiten sind somit stets im Gesamtkontext einer diagnostischen Abklärung zu bewerten, besitzen hierbei aber eine wichtige Bedeutung.

Selbstbeurteilung der Aufmerksamkeit

In einer explorativen Studie konnten Theml und Romero (2001) zeigen, dass für eine Früherkennung einer Demenz vom Alzheimer Typ auch die psychometrisch erfasste Selbstbeurteilung von Aufmerksamkeitsdefiziten diagnostisch relevant ist. So konnte durch die Selbstbeurteilung eine Trefferquote von 82% bei der Unterscheidung von Alzheimer-Patienten und Kontrollpersonen erreicht werden (v. a. im Hinblick auf Ablenkbarkeit und Verlangsamung, die bei den Demenzpatienten stärker als beeinträchtigt erlebt werden). Da es sich bei dieser Untersuchung aber um eine ausgewählte Stichprobe handelte, können diese Ergebnisse zunächst nur als vorläufig gelten. Die standardisierte Erfassung des Selbsterlebens von Demenzpatienten auch im Hinblick auf die kognitive Leistungsfähigkeit könnte aber zumindest in früheren Krankheitsstadien ein wichtiger Aspekt der Früherkennung sein.

Psychometrisch relevante Aspekte der Früherkennung einer Demenz

Die wesentlichen neuropsychologischen Symptome einer Demenz im frühen Krankheitsstadium, die im Rahmen der Früherkennung abgeklärt werden müssen, betreffen

- eine Verlangsamung der Geschwindigkeit der Informationsverarbeitung;
- Störungen der räumlich-konstruktiven Praxie (z. B. beim Abzeichnen von geometrischen oder dreidimensionalen Figuren);
- Probleme der zeitlichen oder der örtlichen Orientierung (v. a. an unbekannten Orten);
- Beeinträchtigungen der selektiven Aufmerksamkeit und von Gedächtnisleistungen für kürzliche Ereignisse;
- Beeinträchtigungen der Lernfähigkeit;
- Sprachstörungen (Wortflüssigkeit, Kommunikation);
- Probleme der Zahlenverarbeitung.

Auffälligkeiten und Beeinträchtigungen in diesen Bereichen können auf einen beginnenden demenziellen Krankheitsprozess hinweisen, sind hierfür allerdings nicht spezifisch (so kommt es beispielsweise auch bei einer Depression im Alter zu einer kognitiven Verlangsamung). Kann die Entscheidung, ob ein demenzieller Prozess vorliegt, aufgrund der psychometrischen Ergebnisse noch nicht klar getroffen werden, so müssen zu späteren Zeitpunkten wiederholte Untersuchungen stattfinden, um eine eventuelle Verschlechterung der kognitiven Leistungsfähigkeit bzw. die Entwicklung oder Verstärkung weiterer Symptome zu erkennen, die den Verdacht weiter absichern können.

Einbußen der Sprachfunktionen und Störungen der Verarbeitung von Zahlen (Rechenfähigkeit, Zahlentranskodieren) werden in neuerer Zeit zunehmend als wichtige Merkmale für frühe Stadien einer Demenz betrachtet und sind deshalb diagnostisch relevant. Diese Bereiche werden im Folgenden näher erläutert.

Sprachauffälligkeiten bei früher Demenz
Störungen der sprachlichen Funktionen treten meist bereits sehr früh im demenziellen Erkrankungsprozess auf. Wichtige Auffälligkeiten von Sprachstörungen bei der Alzheimer Krankheit sind in Tabelle 4 zusammengefasst.

Tabelle 4: Auffälligkeiten der Sprache bei Alzheimer Demenz

- Störungen des kommunikativen Gebrauchs der Sprache („Sprachpragmatik"):
  - Wenig informative, unklare, nicht ausreichend strukturierte, inkohärente Äußerungen („Weitschweifigkeit", den „roten Faden" verlieren);
  - kürzere, wenig komplexe, häufig abgebrochene Sätze;
  - keine klare Unterscheidung zwischen wichtigen und unwichtigen Informationen;
- gestörtes Sprachverständnis;
- Probleme beim Benennen (z. B. Gegenstände, Zeichnungen von Objekten); eher semantisch assoziierte Antworten (z. B. „zum Kochen" anstelle von „Kochlöffel");
- Einschränkungen in der Wortflüssigkeit

(Romero et al., 1995; Romero, 1997; Kessler et al., 1998).

Die Wortflüssigkeit wird geprüft, indem die untersuchte Person in einer vorgegebenen Zeit so viele Wörter wie möglich entsprechend einer bestimmten Vorgabe nennen muss. So sind entweder Wörter einer vorgegebenen Kategorie zu nennen (semantische Wortflüssigkeit, z. B. Tiere oder Waren, die man im Supermarkt kaufen kann) oder Wörter, die mit einem vorgegebenen Buchstaben beginnen (lexikalische Wortflüssigkeit; z. B. FAS-Test, in dem in einer Minute möglichst viele mit „F", „A" oder „S" beginnende Wörter zu nennen sind; Kessler et al., 1998).

Bei solchen Testverfahren treten die folgenden Auffälligkeiten auf (Romero, 1997):

- weniger Wörter als bei kognitiv unbeeinträchtigten Menschen, v. a. wenn semantische Kategorien vorgegeben werden; dies weist auf einen erschwerten Zugang zum „semantischen Lexikon" im Gedächtnis hin; außerdem werden weniger Kategorien verwendet;
- bei phonemischen Kriterien kommt es zu Abweichungen vom Kriterium (z. B. auf „Mama" folgt „Kind", da dies mit dem ersten Wort inhaltlich assoziiert ist);

- häufig semantisch nahe, aber falsche Begriffe (z. B. „Apfel" zur Vorgabe, „Gemüse" zu nennen);
- bereits genannte Wörter werden häufiger wiederholt.

In einigen psychometrischen Testverfahren zur Demenzdiagnostik, die weiter unten beschrieben werden, sind wegen der Bedeutung solcher sprachlicher Probleme entsprechende Testaufgaben enthalten.

Störungen der Rechenfähigkeit und beim Zahlentranskodieren
Hinsichtlich der kognitiven Verarbeitung von Zahlen wird zwischen arithmetischen Operationen (Rechenaufgaben) und dem Zahlentranskodieren unterschieden. Dabei wird angenommen, dass beide Bereiche unterschiedliche Verarbeitungskomponenten darstellen. Beide Bereiche können somit auch unabhängig voneinander gestört sein (Kalbe & Kessler, 2002).

Beim Zahlentranskodieren müssen Ziffern in Zahlworte bzw. umgekehrt umgewandelt werden (Beispiel: die Zahl „24" muss als Zahlwort „vierundzwanzig" geschrieben werden). Bei Personen mit einer demenziellen Erkrankung kommt es hierbei zu Fehlern wie der schrittweisen Verarbeitung (z. B. wird die Zahl 349 transkodiert in „drei vier neun" anstelle von „dreihundertneunundvierzig"), zu orthographischen Fehlern (z. B. Auslassen von Buchstaben) oder zur fehlerhaften Einbindung von Ziffern in das Zahlwort.

Kalbe & Kessler (2002) beschreiben eine Reihe von Untersuchungen mit Demenzpatienten, in denen sowohl Störungen der Rechenfähigkeit als auch der Zahlenverarbeitung nachgewiesen werden konnten.

Beispiel:
Fehler beim Zahlentranskodieren, (78-jährige Frau mit mittelgradigen kognitiven Einschränkungen; Subtest Zahlen-Umwandeln aus dem DemTect; Calabrese & Kessler, 2000).

4054 = *Viertausendnull~~fünfvier~~ vierundfünfzig*

Exploration bei Demenzverdacht
Ein wichtiges Element der Demenzdiagnostik ist die Abklärung der vom Patienten erlebten Probleme sowie die Abgleichung seiner Angaben mit fremdanamnestischen Informationen (Calabrese, 2002). Als strukturierten Leitfaden für die Exploration im Rahmen der Frühdiagnose in der hausärztlichen Praxis hat Calabrese (2002) ein „*Explorationsmodul Demenz (EMD)*" entwickelt. Hierbei sollen jeweils die betroffenen Personen selbst als auch Angehörige befragt werden.

Beispiel:
Explorationsmodul Demenz EMD (Calabrese, 2002, S. 21) mit Fragen an Patienten (P) bzw. Angehörige (A)
Bereich A: neuropsychologische Leistungen

- *Gedächtnis*
  Probleme mit Merkfähigkeit, z. B. neue Personen oder Ereignisse (P) bzw. aktuelle Ereignisse (A)
- *Sprache*
  Schwierigkeiten, sich sprachlich auszudrücken (P) bzw. häufiges Suchen nach Worten/Formulierungen
- *Praxie/Gnosie, Visuoperzeption, Raumorientierung*
  Schwierigkeiten beim Erkennen/Benutzen von Gegenständen (z. B. Pläne, Werkzeug) und bei der Orientierung an neuen Orten (P) bzw. Probleme beim Umgang mit Gegenständen, häufiges Verlaufen/Verfahren (A)
- *Flexibilität / Planung*
  Mühe bei der Ausführung von alltäglichen Verrichtungen und Unruhe bei ungewohnten Ereignissen (P) bzw. Probleme beim Meistern neuer Situationen (A)

Bereich B: basale und instrumentelle Alltagsaktivitäten, Kommunikation, Sozialverhalten, Stimmung und Antrieb

- *Selbstständigkeit*
  Schwierigkeiten bei der Selbstversorgung (P) bzw. Notwendigkeit zur Hilfe beim Waschen/Anziehen (A)
- *Kommunikation*
  Häufiges Verlieren des „roten Fadens" (P) bzw. häufiges Wiederholen von Fragen oder Feststellungen (A)
- *Sozialverhalten*

> Weniger gesellig als früher (P) bzw. Meiden von Kontakten (A)
> - *Stimmung*
> Weniger Lebensfreude (P) bzw. gedrückte, niedergeschlagene Stimmung (A)
> - *Antrieb*
> Weniger Vorhaben (P) bzw. nachlassender Antrieb (A)
>
> Bereich C:
>
> - *Krankheitseinsicht*
> Arztbesuch auf eigenen Wunsch des Patienten (P, A); Krankheitsgefühl oder subjektiv erlebte Beeinträchtigung (P) bzw. erkennbare Einsicht oder Besorgnis über die Situation (A)
>
> Calabrese (2002) gibt die folgenden Hinweise für die Bewertung der Antworten:
> Bei fünf oder mehr bejahten Fragen besteht ein Demenzverdacht. Wenn die Mehrzahl der bejahten Fragen aus dem Bereich B stammt, ist die Abklärung einer Depression notwendig. Wenn eine der beiden Fragen aus C vom Patienten verneint werden, sind primär die Antworten der Angehörigen heranzuziehen.

5.4.2 Screening-Verfahren

Mit so genannten „Screening-Verfahren" werden bei einem Verdacht auf eine demenzielle Symptomatik verschiedene kognitive Domänen wie Orientierung, Gedächtnis, Sprache, Rechenfähigkeit oder visuo-konstruktive Fähigkeiten in einer stichprobenartigen „Breitbanduntersuchung" relativ oberflächlich daraufhin untersucht, ob die untersuchte Person Auffälligkeiten aufweist. Das bekannteste und am häufigsten verwendete Screening-Verfahren in der Demenzdiagnostik ist die Mini Mental Status Examination (MMSE; Folstein, Folstein & McHugh, 1975).

Mini Mental Status Examination MMSE (Folstein, Folstein & McHugh, 1975; dt. Version: Kessler, Markowitsch & Denzler, 1990).
Die MMSE umfasst Aufgaben zur

- *zeitlichen Orientierung* (Fragen nach Datum, Wochentag, Monat, Jahr, Jahreszeit),

- *örtlichen Orientierung* (Fragen nach Bundesland, Land, Stadt, Klinik/Praxis/Altenheim, Stockwerk, in dem die Untersuchung durchgeführt wird),
- *Merkfähigkeit* (Vorgabe einer Wortliste mit drei Wörtern),
- *Aufmerksamkeit und Rechenfähigkeit* (von 100 ausgehend muss in Siebenerschritten bis 65 zurückgezählt werden; rückwärts buchstabieren),
- *Sprache* (Benennen von Gegenständen, Nachsprechen eines Satzes, Befolgen einer schriftlichen sowie mündlichen Anweisung, Schreiben eines Satzes),
- *konstruktiven Praxie* (Nachzeichnen einer geometrischen Figur; s. Beispiel).

Beispiel:
Aufgabe zur konstruktiven Praxie aus der Mini Mental State Examination (Kessler, Markowitsch & Denzler, 1990)
Die folgende Vorlage zweier miteinander verbundener geometrischer Figuren soll nachgezeichnet werden.

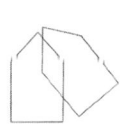 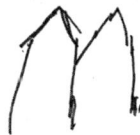 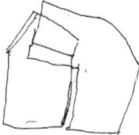

links: Vorlage/**mitte:** 94-jährige Frau (MMSE-Wert = 11 Punkte)/**rechts:** 90-jähriger Mann (MMSE-Wert = 14 Punkte)

Für die korrekte Bearbeitung der Aufgaben werden Punkte vergeben, wobei ein höherer Punktwert eine stärkere Leistungsfähigkeit ausdrückt. Werden bei wiederholten Untersuchungen stetig weniger Punkte erreicht, so bestätigt sich der Demenzverdacht zunehmend. In der Praxis orientiert sich die Feststellung kognitiver Einbußen an diesen Punktwerten. Demnach soll ein Punktwert von weniger als 23 der maximal möglichen 30 Punkte auf eine mögliche Demenz hinweisen. Dabei handelt es sich allerdings nicht um gesicherte, alters- und bildungsspezifische Normwerte. Busse, Sonntag, Bischkopf et al. (2002) ermittelten gesonderte alters- und bildungsspezifische Normen für eine spezifische MMSE-Version für sehbeeinträchtigte oder blinde ältere Menschen (über 75 Jahre).

Eine wichtige Einschränkung des MMSE liegt darin, dass keine spezifische Aufgabe zur Wortflüssigkeit enthalten ist. Sinnvoll ist deshalb die Kombination mit anderen Verfahren, um Sensitivität und Spezifität zu verbessern (Förstl, Burns & Zerfass, 2003). Häufig wird zusätzlich etwa der Uhren-Test (s. u.) durchgeführt.

DemTect (Calabrese & Kessler, 2000; Kessler et al., 2000)
Der DemTect stellt ein neueres Screening-Verfahren dar, das auch hinsichtlich seiner Reliabilität und Validität geprüft wurde. Bei seiner Entwicklung wurden einige der Kritikpunkte am MMSE berücksichtigt. So liegen für die Auswertung des Verfahrens unterschiedliche Grenzwerte für Personen bis 60 Jahre bzw. für über 60-Jährige vor. Darüber hinaus enthält der DemTect – anders als die MMSE – auch eine Aufgabe zur Wortflüssigkeit („Supermarkt-Aufgabe"). Die Gedächtnisaufgabe enthält eine Wortliste mit 10 Wörtern, stellt also einen höheren Schwierigkeitsgrad dar als in der MMSE (mit drei Wörtern). Dadurch kann der DemTect auch bei weniger beeinträchtigten Personen besser differenzieren. Darüber hinaus muss die Wortliste, wie bei der MMSE, zu einem späteren Zeitpunkt nochmals frei reproduziert werden („verzögerte Wiedergabe"). Die Merkfähigkeit wird außerdem mit Zahlenreihen geprüft, die rückwärts wiederholt werden müssen. Durch die zunehmende Länge der Zahlenreihen kann auch hier der Schwierigkeitsgrad erhöht werden.

Eine Erweiterung gegenüber der MMSE erfährt der DemTect schließlich durch eine Aufgabe zum Zahlentranskodieren.

Uhren-Test (Shulman, Shedletsky & Silver, 1986)
Ein im Demenz-Screening ebenfalls weit verbreitetes Verfahren ist der Uhren-Test. Die Aufgabe besteht darin, in einen vorgegebenen Kreis die Ziffern eines Uhrenblatts sowie die Zeiger einzuzeichnen, die eine vorgegebene Uhrzeit („zehn nach elf") anzeigen sollen. Mit dieser Aufgabenstellung werden räumliche Fähigkeiten sowie visuo-konstruktive Leistungen geprüft. Außerdem spielen für die Testleistung Gedächtnisleistungen eine Rolle. Der Uhrentest sollte aufgrund seiner relativ geringen Sensitivität und Spezifität nicht als einziges Screeninginstrument zur

Erkennung früher Stadien einer möglichen demenziellen Erkrankung eingesetzt werden (Seigerschmidt et al., 2002). Häufig wird er in Kombination mit anderen Verfahren wie der MMSE (Folstein, Folstein & McHugh, 1975; Kessler et al., 1990) oder dem DemTect (Calabrese & Kessler, 2000) verwendet. Für die Auswertung gibt es unterschiedliche Kriterien. Dies ist im Hinblick auf die diagnostische Einschätzung kritisch, da je nach Kriterien die Bewertung kognitiver Beeinträchtigungen variiert (Seigerschmidt et al., 2002). Für eine diagnostische Entscheidung sollte deshalb auch der Prozess berücksichtigt werden, in dem ein im Gedächtnis verankerter Zeitbegriff umgesetzt wird (Gürtler, Szecsey & Stöhr, 1998).

Beispiel:
Uhrentest (Shulman, Shedletsky & Silver, 1986) bei Personen mit unterschiedlichen stark ausgeprägten kognitiven Beeinträchtigungen

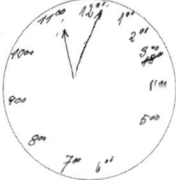
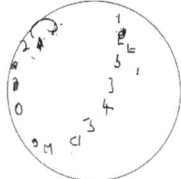

Nürnberger Selbsteinschätzungsliste NSL (Oswald & Fleischmann, 1999) – Selbsteinschätzung altersabhängiger Veränderungen
Bei der NSL, die Teil des Nürnberger-Alters-Inventars (Oswald & Fleischmann, 1999) ist, handelt es sich um eine Selbsteinschätzungsskala, die eine Quantifizierung von subjektiven Beschwerden im Hinblick auf Vitalität, kognitive Leistungen und Sozialkontakte erlaubt. Mit der NSL wird somit das subjektive Erleben von Symptomen erfragt, die auch relevante Kriterien für die Diagnose einer beginnenden Demenz darstellen können. Die

Angaben in der NSL können damit im Rahmen eines Screenings neben objektiven Testdaten einen weiteren Hinweis auf eine pathologische Entwicklung geben.

Allerdings besitzt die NSL orientiert an einer psychopathologischen ärztlichen Fremdeinschätzung für Demenz und Depression mit Hilfe der Sandoz Clinical Assessment – Geriatrics (SCAG; Shader, Harmatz & Salzman, 1974) nur eine Sensitivität von 62 % und eine Spezifität von 67 %. Sie sollte deshalb lediglich ergänzend zu kognitiven Leistungstests eingesetzt werden, um bei einem Demenzverdacht auf systematische Weise auch das subjektive Erleben von Symptomen erfassen zu können. Insbesondere bei Personen mit einem hohen prämorbiden kognitiven Leistungsniveau geben subjektiv erlebte Einschränkungen noch vor dem objektivierbaren Nachweis kognitiver Beeinträchtigungen aber wichtige Hinweise auf eine beginnende demenzielle Entwicklung. Am ehesten ist die Differenzierung im Altersbereich bis 69 Jahre möglich.

Die NSL umfasst 20 Items, die auf einer vierstufigen Skala beantwortet werden können („trifft zu", „trifft teilweise zu", „trifft kaum zu", „trifft nicht zu"). Die Skala ist eindimensional, d. h. eine Differenzierung nach verschiedenen Merkmalen der Selbsteinschätzung (z. B. kognitive Leistung, Selbstständigkeit) ist nicht möglich.

Beispiel:
Items aus der Nürnberger Selbsteinschätzungs-Liste NSL

1. Mir geht in letzter Zeit die Arbeit langsamer von der Hand.
2. Ich habe den Kontakt zu Bekannten, Freunden und Verwandten in letzter Zeit eingeschränkt.
3. Ich verwechsle in letzter Zeit öfters Namen, Telefonnummern oder das Datum.
4. Ich brauche in letzter Zeit mehr Ruhepausen.
5. Es fällt mir in letzter Zeit schwerer, mich auf eine Aufgabe zu konzentrieren.
6. Ich vergesse in letzter Zeit öfters Namen und Zahlen.

> 7. Ich verliere in letzter Zeit an vielen Dingen mehr und mehr das Interesse.

Probleme des Demenz-Screenings
Das Demenz-Screening bietet den Vorteil, dass relativ schnell und mit geringer Belastung der untersuchten Person eine erste Orientierung über Einbußen möglich ist. Auch bei Personen mit subjektiven Gedächtnisproblemen kann ein Screening eine erste objektivierende Orientierung bieten. Allerdings geht der Aspekt der „Testökonomie" zu Lasten der „Tiefe" der diagnostischen Befunde und der diagnostischen Gütekriterien.

Für die MMSE (Folstein, Folstein & McHugh, 1975) als sehr weit verbreitetes Screening-Verfahren müssen zusammenfassend die folgenden Aspekte als kritisch bewertet werden:

- Das Verfahren ist *wenig sensitiv*, und insbesondere bei leichteren Einbußen ist das Risiko für „falsch-negative" Entscheidungen hoch (d. h. ein Demenzverdacht wird verneint, obwohl eine demenzielle Entwicklung vorliegt).
- Das Verfahren besitzt eine *geringe Spezifität*.
- Die Ergebnisse der MMSE sind in hohem Maße *altersabhängig*. Wenn aber, wie bei der MMSE, keine oder nur relativ undifferenzierte altersspezifische Normwerte vorliegen, ist die Bewertung eines Testwertes relativ zur jeweiligen Altersgruppe nicht möglich.
- Die Ergebnisse der MMSE sind *bildungsabhängig*. Personen, die lebenslang hohe kognitive Anforderungen erfüllt haben, besitzen höhere kognitive Reservekapazitäten und werden in Screening-Verfahren kognitive Einbußen besser kompensieren können (und dann keine auffälligen Testwerte zeigen). So werden mit einer hohen kognitiven Reservekapazität klinisch relevante Symptome erst bei einer schwerer ausgeprägten Hirnschädigung erkennbar (Gauggel & Böcker, 2004).
- Bei Menschen mit geringem Bildungsniveau bzw. lebenslang geringer geistiger Aktivität besteht dagegen ein höheres Risiko für „falsch-positive" Diagnosen, da sie mit kognitiven Leistungsanforderungen weniger vertraut sind und ein lebenslang bestehendes geringes intellektuelles Niveau die

Testleistung vermindern kann, auch wenn kein demenzieller Krankheitsprozess besteht.

Beim Demenz-Screening sollten deshalb auch Verhaltensweisen oder Äußerungen des untersuchten Menschen bei der Konfrontation mit den Testanforderungen sowie Auffälligkeiten in der Spontansprache in die diagnostische Beurteilung eingehen (z. B. Wortfindungsstörungen, Tendenz, Probleme „herunterzuspielen", außerhalb der eigenen Person liegende Gründe für Leistungsdefizite zu nennen oder ausweichend zu antworten). Solche Auffälligkeiten können zusätzlich ein Hinweis auf eine demenzielle Störung sein. Darüber hinaus sollten möglichst die Angehörigen einbezogen werden, um das frühere Leistungsniveau, die zeitliche Entwicklung von Auffälligkeiten, Probleme im Alltag, nicht-kognitive Auffälligkeiten oder Persönlichkeitsveränderungen zu erfahren. Hierfür kann das oben dargestellte Explorationsmodul Demenz hilfreich sein.

Screening-Verfahren wie die MMSE sind aus den genannten Gründen für eine differenzierte diagnostische Entscheidung nicht geeignet. Ein Demenz-Screening ergibt kein differenziertes Leistungsprofil und ersetzt keine umfassende neuropsychologische Diagnostik. Jahn et al. (2004) fanden im Rahmen einer ausführlichen neuropsychologischen Untersuchung einer Stichprobe von 70 Patienten mit einer Alzheimer Demenz (sowie 43 Patienten mit depressiven Störungen) mit einer spezifisch zusammengestellten neuropsychologischen Testbatterie sowie mit einer standardisierten Testbatterie (CERAD; Morris et al., 1989) ein hohes Ausmaß kognitiver Defizite, obwohl die betroffenen Personen anhand des MMSE-Wertes unauffällig waren. Sie schließen aus diesem Ergebnis, dass bei einem Demenzverdacht ein kurzes Screening-Instrument wie die MMSE alleine nicht für eine Diagnosestellung ausreicht.

Bei einem Verdacht auf eine Demenz sollte deshalb stets eine ausführliche psychometrische Untersuchung erfolgen, die über das einfache Screening wie mit der MMSE hinausgeht. In der Regel genügen psychometrische Testverfahren in höherem Maße den Testgütekriterien als einfache Screening-Verfahren, und auch ihre Sensitivität und Spezifität ist höher. Für sie liegen meist auch differenziertere (z. B. altersspezifische) Normwerte vor als für Screening-Verfahren. Mit ihrer Hilfe lassen sich kognitive Funktionsbereiche in einer größeren Bandbreite erfassen, sodass differenziertere diagnostische und differenzialdiagnostische Entscheidungen möglich sind. Außerdem enthalten Testbatterien z. T. auch Fremdeinschätzungsskalen für bestimmte Symptombereiche oder eine Fremdanamnese. Im folgenden Abschnitt werden entsprechende psychometrische Testverfahren vorgestellt, die die Erfassung kognitiver Leistungsprofile ermöglichen.

5.4.3 Standardisierte Testbatterien

Syndrom-Kurz-Test SKT (Erzigkeit, 2001)
Der Syndrom-Kurz-Test SKT wurde für die Erfassung von Gedächtnis- und Aufmerksamkeitsstörungen im Rahmen einer „Funktionspsychose" entwickelt. Damit sind Störungen der Gehirnleistungen gemeint, die durch unterschiedlichste Ursachen (beispielsweise Traumata oder Intoxikationen) hervorgerufen werden können. Auch demenzielle Störungen gelten als Anwendungsbereich des SKT. Er zeichnet sich v. a. dadurch aus, dass eine Testung in relativ kurzer Zeit möglich ist.

Der SKT besteht aus Untertests zum Benennen, zur unmittelbaren und verzögerten freien Reproduktion und zum Wiedererkennen, zur Aufmerksamkeit und Informationsverarbeitung und zur „Interferenz" (die Buchstaben A und B, die in zufälliger Reihenfolge auf einer Tafel abgedruckt sind, müssen vorgelesen werden, wobei anstelle von „A" jeweils „B" und anstelle von „B" jeweils „A" gelesen werden soll).

Jede dieser Aufgaben ist innerhalb einer vorgegebenen Zeit von einer Minute zu bearbeiten. Für die – je nach Subtest – jeweils benötigte Zeit oder die Anzahl von Fehlern wird ein Punktwert vergeben. Je höher dieser Wert, umso höher gilt der Grad der zerebralen Beeinträchtigung hinsichtlich Gedächtnis- und Aufmerksamkeitsleistungen (von „keine Leistungsinsuffizienz" bis zu „schwere kognitive Leistungsstörungen" bzw. „fortgeschrittene Demenz"). Der Test differenziert aber besser im Bereich leichter bis mittlerer Beeinträchtigungen.

Der SKT wurde verschiedentlich wegen methodischer und testtheoretischer Probleme kritisiert. Insbesondere der geschwindigkeitsorientierte Aspekt (Zeitbeschränkung bei der Bearbeitung) wird im Hinblick auf die Prüfung der Gedächtnisleistungen als methodisches Problem kritisiert. Dennoch hat der Test weite Verbreitung gefunden. Er gilt als Verfahren, das wegen seiner spielerisch gehaltenen Aufgaben bei Patienten als gut akzeptiert gilt.

CERAD – Consortium to Establish a Registry for Alzheimer's Disease Assessment Battery (Morris et al., 1989).
Ein umfangreiches neuropsychologisches Verfahren stellt die CERAD-Neuropsychologische Testbatterie der US-amerikanischen Forschungsgruppe Consortium to Establish a Registry for Alzheimer's Disease Assessment Battery dar (CERAD-NP). Sie wird als international anerkannter Standard betrachtet (Satzger et al., 2001, Jahn, 2004). Die CERAD-NP gilt als Verfahren, „das einerseits die methodischen Mängel globaler Screening-Instrumente vermeidet (...), andererseits aber hinreichend einfach und ökonomisch anzuwenden ist, um auch in transnationalen Studien unter dem Gesichtspunkt einer besseren Vergleichbarkeit der Falldefinitionen eingesetzt zu werden" (Jahn, 2004, S. 311f).

Die Testbatterie enthält die MMSE (Folstein, Folstein & McHugh, 1975) und Subtests zur semantischen Wortflüssigkeit, zum Benennen (Strichzeichnungen), zur Lernfähigkeit anhand des Erlernens einer Wortliste, zum freien Abruf mit drei Lerndurchgängen, zur konstruktiven Praxis (Abzeichnen von vier zunehmend komplexer werdenden geometrischen Figuren), zur verzögerten Wiedergabe und zum Wiedererkennen der Wörter aus der Wortliste sowie zur zeitlich verzögerten Reproduktion (erneutes Zeichnen) der geometrischen Figuren.

Mit Hilfe der CERAD-Testbatterie können frühe Krankheitsstadien erkannt und zwischen Gesunden und leicht demenziell Erkrankten, leicht demenziell Erkrankten und depressiv Erkrankten sowie verschiedenen Schweregraden (leicht, mittelschwer, schwer) einer Demenz differenziert werden. Die einzelnen Subtests weisen dabei eine jeweils unterschiedlich gute Differenzierungsfähigkeit auf (Satzger et al., 2001). So lassen sich beispielsweise gesunde und leicht demenziell erkrankte Menschen am besten anhand der Wortflüssigkeit, der Benennensleistung, der verbalen Lernfähigkeit und der freien Wiedergabe differenzieren. Die Differenzierung zwischen leicht demenziell erkrankten Menschen und depressiven Menschen ist am besten mittels des MMSE-Wertes, der Lernfähigkeit, der Wiedergabe und der Wortflüssigkeit möglich. Benennensleistungen und Wortflüssigkeit haben neben MMSE-Wert, Lernen und Wiedergabe auch für die Unterscheidung von mittelschwerer und schwerer Demenz Bedeutung. Eine Verlaufsbeschreibung der Symptomatik ist mittels der CERAD-Testbatterie ebenfalls möglich (Jahn et al., 2004).

An der Geriatrischen Universitätsklinik Basel wurde eine autorisierte deutschsprachige Version der CERAD-Neuropsychologische Testbatterie entwickelt, für die Normen im Altersbereich ab 50 Jahren vorliegen (Monsch, 1997). Unter der Internetadresse http://www.memoryclinic.ch/tests oder www.healthandage.com/physi/f2.htm können sich Fachleute registrieren und erhalten kostenlosen Zugang zu dieser CERAD-NP-Version sowie zu differenzierten Normwerten.

Nürnberger-Alters-Inventar NAI (Oswald & Fleischmann, 1999)
Das NAI wurde bereits in Kapitel 2 vorgestellt. Mittels der dort beschriebenen kognitiven Leistungstests, die unterschiedliche kognitive Leistungsbereiche berücksichtigen, ist auch eine Objektivierung pathologischer Entwicklungen kognitiver Leistungen möglich. Der Abgrenzung von normalem und pathologischem Altern im Nürnberger-Alters-Inventar liegt ein Konzept zugrunde, wonach hirnpathologisches Altern von unauffälligen Alternsprozessen leistungspsychologisch-quantitativ unterschieden werden kann. Das heißt, dass unauffällige und pathologische Leistungsausprägungen mittels der gleichen psychometrischen Einzeltests erfasst werden. Pathologisches Altern ist dabei durch besonders niedrige kognitive Leistungstestwerte gekennzeichnet, unterscheidet sich also im Hinblick auf diese Leistungen (wie Geschwindigkeit der Informationsverarbeitung, Gedächtnisleistungen) in quantitativer Hinsicht von den Testleistungen gesunder älterer Menschen. Dieser Ansatz unterscheidet sich von spezifischen Demenzscreenings oder -tests insofern, als in diesen Verfahren die Demenzdiagnostik auf *syndromaler Ebene* erfolgt. Dies bedeutet, dass entsprechend der diagnostischen Kriterien die für eine Demenz spezifischen Syndrome (also Gruppierungen von Symptomen) erfasst werden, die sich auch qualitativ von der normalen kognitiven Alterung unterscheiden.

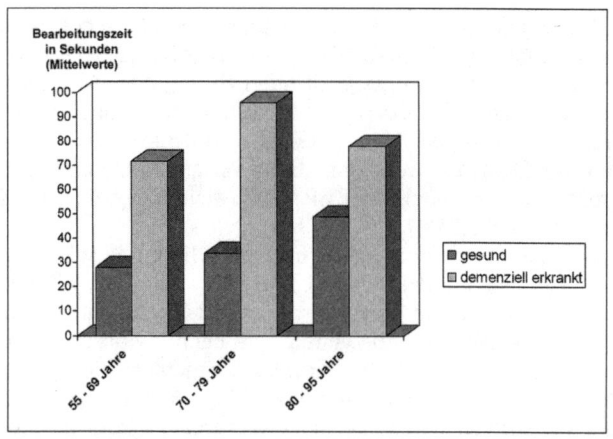

Abbildung 7: Testwerte im ZVT-G bei gesunden und demenziell erkrankten Personen in drei Altersgruppen (Oswald & Fleischmann, 1999)

Um normale von pathologischen Alterungsprozessen zu unterscheiden, werden im NAI-Handbuch separate Normwerte für Personen mit selbstständiger Haushaltsführung und für Patienten mit Hirnleistungsstörungen für jeweils unterschiedliche Altersgruppen aufgeführt. Besondere Bedeutung erhalten dabei jene Leistungstests, in denen der Tempofaktor der kognitiven Leistungen, also die Geschwindigkeit der zentralen Informationsverarbeitung besonders wichtig ist. Hierzu gehört etwa der bereits beschriebene Zahlen-Verbindungs-Test ZVT-G. Eine Verlangsamung in diesem Testverfahren (also ein höherer Testwert als Entsprechung für die Zeit, die für die Aufgabe benötigt wird) im Vergleich mit der entsprechenden Altersgruppe weist auf einen demenziellen Prozess hin (s. Abbildung 7; Mittelwerte für ZVT-G für kognitiv unauffällige und demenziell erkrankte Personen, separat für drei Altersgruppen; Oswald & Fleischmann, 1999).

Darüber hinaus werden für den ZVT-G Grenzwerte („Cut-Off"-Werte) für die Abgrenzung unauffälliger Leistungen, Leistungen im Grenzbereich und pathologischer Leistungen angegeben. Mittels solcher Grenzwerte für den ZVT-G ist eine Einschätzung des Schweregrades der kognitiven Beeinträchtigungen möglich (s. Tabelle 5). Ebenso wie für den ZVT-G liegen solche Vergleichswerte für kognitiv unauffällige Ältere und Ältere mit demenziellen Störungen auch für die anderen kognitiven Leistungstests im NAI vor.

Tabelle 5: Schweregradeinschätzung kognitiver Leistungseinbußen anhand von Cut-off-Werten des ZVT-G (Oswald & Fleischmann, 1999)

Ausprägung der kognitiven Einbußen	ZVT-G Sekunden	Prozentrang
Leicht	–39	76–100
Mittel	40–61	51–75
Deutlich	62–119	26–50
Schwer	120>	0–25

Strukturiertes Interview für die Diagnose einer Demenz vom Alzheimer Typ, der Multiinfarkt- (oder vaskulären) Demenz und Demenzen anderer Ätiologie nach DSM-III-R, DSM-IV und ICD-10 (SIDAM; Zaudig & Hiller, 1996)
Die Besonderheit des SIDAM liegt darin, dass mit der Vorgabe von Entscheidungsregeln in einer strukturierten Weise unmittelbar eine Diagnose und Differenzialdiagnose demenzieller Syndrome nach ICD-10 und DSM-IV möglich ist. Darüber hinaus kann – ebenfalls anhand definierter Kriterien – eine „leichte kognitive Beeinträchtigung" diagnostiziert werden (Zaudig & Hiller, 1996). Das SIDAM ist in einen „Leistungsteil" (Testaufgaben und -fragen) und eine „klinische Beurteilung" unterteilt. Folgende Bereiche (Sektionen) werden unterschieden:

0. Orientierung, Rechnen, Abzeichnen
A. Gedächtnis
B. Intellektuelle / kognitive Fähigkeiten und Persönlichkeit
C. Ausmaß der psychosozialen Beeinträchtigung
D. Bewusstsein
E. Ätiologie
F. Verlauf
G. Schweregrad

Im Protokollbogen des SIDAM finden sich nach jedem Abschnitt „Kriterien- oder Diagnosekästen", in denen vermerkt werden kann, wenn die jeweiligen Kriterien nach DSM-IV oder ICD-10 vorliegen.

Beispiel:
Diagnostische Entscheidungsregeln im SIDAM (Zaudig & Hiller, 1996)
Damit das Diagnosekriterium „Gedächtnisbeeinträchtigung" nach ICD-10 erfüllt ist, muss im SIDAM von 18 darauf bezogenen Fragen mindestens eine falsch beantwortet worden sein.
Das Diagnosekriterium „Beeinträchtigung der intellektuellen Fähigkeiten" ist erfüllt, wenn in vier entsprechenden SIDAM-Items mindestens ein Fehler auftritt.
Die Abgrenzung einer „leichten kognitiven Beeinträchtigung" und Demenz beruht darauf, ob neben kognitiven Beeinträchtigungen und Persönlichkeitsveränderungen eine psychosoziale Beeinträchtigung vorliegt (Demenz) oder nicht (leichte kognitive Beeinträchtigung). Weiterhin muss für die Diagnose einer „leichten kognitiven Beeinträchtigung" ein Delir ausgeschlossen sein, es darf keine spezifische Ätiologie für eine Demenz und keine psychiatrische Störung erkennbar sein.

Anhand der Diagnosekriterien werden außerdem „Sprungregeln" formuliert, die es ermöglichen, in der Untersuchung die Prüfung jener Diagnosekriterien zu überspringen, die für den Einzelfall nicht von Bedeutung sind. Auf diese Weise gelangt man schrittweise zu einer diagnostischen Entscheidung. Für die klinische Beurteilung werden im Testbogen Kriterien für den Interviewer formuliert (s. Beispiel). Die klinische Beurteilung beruht auf Informationen, die sich aus einem Interview mit dem Patienten und seinen Angehörigen ergeben. Zudem sind z. T. Informationen aus Zusatzuntersuchungen (wie Labor, CT, EEG) erforderlich.

> *Beispiel:*
> Klinisches Urteil von Persönlichkeitsveränderungen im SIDAM (Zaudig & Hiller, 1996)
> 41. Der Patient scheint wesensverändert
> (z. B. er reagiert leicht zornig, entrüstet und aggressiv, und/oder weint oder lacht bei geringfügigem Anlass im Sinne von Affektinkontinenz, er ist nicht mehr „er selbst", völlig anders geworden, frühere Persönlichkeitszüge können überspitzt/karikiert sein)
> 43. Der Patient scheint im Antrieb vermindert, wirkt interesselos, apathisch, motivationsarm und wenig spontan.

Anhand der Subtests zur Erfassung kognitiver Leistungen können neben der Diagnose nach ICD-10 und DSM-IV verschiedene spezifische Scores errechnet werden: der SIDAM-Score (SISCO) als Maß für die allgemeine Beurteilung der kognitiven Leistungsfähigkeit und ein Testwert, der aus den im SIDAM enthaltenen Aufgaben der Mini Mental State Examination (Folstein, Folstein & McHugh, 1975) gebildet wird. Für beide Maße werden Cut-Off-Werte für die Einschätzung „keine kognitive Beeinträchtigung", „leichte kognitive Beeinträchtigung" und „Demenz" genannt. Anhand des SISCO-Wertes und des MMSE-Wertes ist außerdem eine Schweregradeinschätzung demenzieller Beeinträchtigungen mit den Stufen „leicht", „mittel" und „schwer" möglich. Darüber hinaus können der sogenannte Hachinski-Score und der Modifizierte Hachinski-Score gebildet werden, mit denen abgeschätzt werden kann, ob die kognitiven Einbußen auf einer vaskulären Demenz beruhen. Außerdem ist eine syndromale Teilauswertung möglich. Dies bedeutet, dass bestimmte Syndrome separat quantifiziert werden können (Orientierung; Gedächtnis mit den Sub-Scores unmittelbare Wiedergabe, Kurzzeitgedächtnis und Langzeitgedächtnis; intellektuelle Leistungsfähigkeit und höhere kortikale Funktionen mit den Sub-Scores verbale/rechnerische Fähigkeiten, Konstruktionsfähigkeit und Aphasie/Apraxie).

Von Busse, Aurich, Riedel-Heller et al. (2002) wurde das SIDAM für die Anwendung bei sehbehinderten oder blinden Menschen adaptiert. Diese Version (SIDAM-Blind) enthält keine Items mehr, die Sehvermögen voraussetzen, erlaubt aber die Prüfung zentraler Merkmale wie Orientierungsfähigkeit, Gedächtnisleistungen, intellektuelle und verbal-rechnerische Fähigkeiten. Anhand einer Stichprobe von 106 älteren Menschen im Durchschnittsalter von 85,7 Jahren mit erheblichen Sehbeeinträchtigungen wurden für diese Version von Busse, Aurich, Riedel-Heller et al. (2002) gesonderte altersspezifische Mittelwerte, Prozentränge und Angaben zur Spezifität und Sensitivität für unterschiedliche Cut-Off-Werte ermittelt. Allerdings weisen die Autoren darauf hin, dass durch eine Verkürzung des SIDAM beispielsweise frühe Krankheitsformen mit spezifischen neuropsychologischen Störungen nicht erfasst werden. Weitere Einschränkungen bestehen darin, dass die Einschätzung der Sehbeeinträchtigung lediglich durch subjektive Angaben der untersuchten Personen bzw. von Angehörigen vorgenommen wurde (also nicht objektiviert wurde) und aufgrund der kleinen Stichprobe keine bildungsspezifischen Normen ermittelt werden konnten. Dennoch zeigt diese Untersuchung, dass durch entsprechende Adaptationen psychometrischer Untersuchungsverfahren eine valide Diagnose einer Demenz auch bei sehbeeinträchtigten Menschen möglich ist.

Darüber hinaus wurden für den kognitiven Testteil des SIDAM von Busse, Aurich, Zaudig et al. (2002) differenzierte alters- und bildungsspezifische Normwerte ermittelt, die nach drei Altersgruppen (75-79 Jahre, 80-84 Jahre, 85+ Jahre) und drei Bildungsgraden (niedrig, mittel, hoch) differenziert sind. Aus dieser Normierungsstudie liegen somit alters- und bildungsspezifische Cut-Off-Werte für die Trennung dementer und nicht dementer Personen und die Identifikation einer leichten kognitiven Beeinträchtigung vor. Darüber hinaus werden Cut-Off-Werte für die Einschätzung einer leichten, mittelschweren und schweren Demenz genannt.

Cambridge Examination for Mental Disorders of the Elderly CAMDEX (Roth et al., 1994)
Die CAMDEX ist ein sehr ausführliches Verfahren zur Diagnose einer Demenz. Es geht insofern diagnostisch über die anderen der hier genannten Verfahren hinaus, als neben der kognitiven Testung, einem Patienteninterview und der Erfassung der Familienanamnese auch Leitfragen für eine medizinische Anamnese

und die Dokumentation einer körperlichen Untersuchung, von Laboruntersuchungen und der Dauermedikation enthalten sind.

Im kognitiven Testteil (CAMCOG) ist die MMSE (Folstein, Folstein & McHugh, 1975) integriert. Darüber hinaus werden Orientierung, sprachliche Leistungen (z. B. Wortflüssigkeit, Benennen, Wortverständnis), Gedächtnisleistungen (verzögerte Reproduktion, Wiedererkennen) sowie die Aufmerksamkeit, Rechenfähigkeit, konstruktive und ideomotorische Praxie, das Abstraktionsvermögen, die Wahrnehmung und das Zeiterleben erfasst.

Mit Hilfe eines halbstrukturierten Interviews mit einem „Informanten" (z. B. Angehörige, Pflegekraft) wird die Vorgeschichte der Erkrankung erhoben. Hierzu werden Aspekte der Persönlichkeit und des Erlebens erfragt (z. B. Gereiztheit, Stimmungsschwankungen, Verhaltensauffälligkeiten), Gedächtnis- und Orientierungsstörungen, weitere kognitive und neuropsychologische Störungen (z. B. Wortfindungsstörungen, Entscheidungsprobleme, Denkstörungen), Einbußen von basalen und instrumentellen Fertigkeiten bei Alltagsverrichtungen, Bewusstseinstrübung und Delir, depressive Stimmung, Schlafstörungen, paranoide Symptome (z. B. Verfolgungsideen, Halluzinationen), Folgen von Hirndurchblutungsstörungen (z. B. Schlaganfall), Mobilitätseinschränkungen und weitere Verhaltens- sowie psychische Auffälligkeiten.

Die CAMDEX stellt somit eine umfassende Erhebung kognitiver Symptome dar, erfasst das gesamte Spektrum von Auffälligkeiten und Störungen im Bereich des Verhaltens und psychischen Erlebens und ergänzt dies um organmedizinische Aspekte. Somit ist mittels der CAMDEX auch eine Klassifikation der demenziellen Störung nach den Kriterien des ICD-10 oder DSM-III-R möglich.

5.4.4 Diagnostik nicht-kognitiver Symptome

Wie aus den diagnostischen Kriterien für eine Demenz erkennbar wird, umfasst eine demenzielle Erkrankung mehr als kognitive Defizite. Wesentlich sind vielmehr auch nicht-kognitive Symptome wie Verhaltensauffälligkeiten, Einschränkungen der Alltagsfertigkeiten oder affektive und Persönlichkeitsveränderungen. Die Einschätzung solcher Auffälligkeiten ist nicht nur im Hinblick auf die diagnostischen Fragestellungen bedeutsam. Nicht-kognitive Symptome spielen häufig für die Belastungen der Angehörigen eine größere Rolle als kognitive Einschränkungen und sind in vielen Fällen der ausschlaggebende Grund für eine Heimeinweisung des demenzkranken Menschen. Die Diagnostik nicht-kognitiver Symptome gibt demnach auch wichtige Hinweise auf notwendige Entlastungsangebote für die Angehörigen und für psychosoziale Betreuungsmöglichkeiten. Darüber hinaus ist ihre Einschätzung wichtig für die Differenzialdiagnostik, beispielsweise zur Abgrenzung von Demenz und Depression (s. Kap. 6.5).

Das im Folgenden beschriebene Verfahren soll die Diagnostik nicht-kognitiver Symptome erläutern. Die Erfassung von Alltagsaktivitäten bei Demenz wurde bereits in Kapitel 4.2 vorgestellt.

BEHAVE-AD (Reisberg et al., 1987; dt. Version: Auer & Boetsch, 2003; Collegium Internationale Psychiatriae Scalarum, 2004)

Die BEHAVE-AD (The Behavioral Pathology in Alzheimer's Disease Rating Scale) ist eine Fremdbeurteilungsskala, mit der anhand von 25 Items bei Demenzpatienten häufig auftretende Verhaltensauffälligkeiten und psychopathologische Symptome auf einer vierstufigen Skala in ihrem Schweregrad eingeschätzt werden. Die Einschätzung beruht auf einem Interview mit Bezugspersonen. Die Schweregradeinschätzung wird in der BEHAVE-AD durch Symptombeschreibungen erläutert (s. Beispiel). Dabei werden die folgenden Bereiche berücksichtigt.

Beispiel:
Items der BEHAVE-AD (dt. Version, aus: Collegium Internationale Psychiatriae Scalarum, 2004)

(A) Paranoide Ideen und Wahnvorstellungen
z. B.: Der Patient glaubt, dass ihm Sachen gestohlen werden
0 = nicht vorhanden
1 = Patient glaubt, dass jemand Gegenstände versteckt

> 2 = Patient glaubt, dass jemand in seine Wohnung kommt und Gegenstände versteckt oder stiehlt
> 3 = Patient spricht mit diesen imaginären Menschen oder hört ihnen zu
> (B) Halluzinationen
>   z. B. visuelle Halluzinationen
> (C) Aktivitätsstörungen
>   z. B. Herumwandern: weg von zu Hause oder von Pflegeperson
> (D) Aggressivität
>   z. B. physische Drohungen oder Gewalt
> (E) Störungen des Tag-Nacht-Rhythmus
> (F) Affektive Störungen
>   z. B. depressive Stimmung
> (G) Angst und Phobien
>   z. B. Furcht vor dem Alleinsein

Neben der Schweregradeinschätzung wird auch die Häufigkeit des Auftretens eines Symptoms eingeschätzt („einmal", „alle paar Tage", „täglich", „mehr als einmal täglich") Die Symptombewertung ergibt sich, indem die Schweregradeinschätzung (0 bis 3) mit der Häufigkeitseinschätzung (1 bis 4) multipliziert wird. Zusätzlich wird mit einer weiteren Frage der Gefährdung des Patienten sowie der Belastung für die Pflegepersonen durch die Symptomatik Rechnung getragen. Damit erhält das Verfahren auch im Hinblick auf die psychosoziale Versorgung bei Demenz und die Beratung von Angehörigen Bedeutung. Mit einer weiteren Version der BEHAVE-AD besteht die Möglichkeit, die Einschätzung aufgrund eines Interviews mit dem erkrankten Menschen durchzuführen. Störungen des Tag-Nacht-Rhythmus werden dabei nicht berücksichtigt, da dies mittels des Interviews nicht beurteilbar ist. Die deutschsprachige Version der BEHAVE-AD findet sich bei Auer und Boetsch (2003). Differenzierte Normwerte für die BEHAVE-AD liegen nicht vor. Kofler et al. (1990) nennen aber Mittelwerte für die deutsche Version der BEHAVE-AD in Relation zu unterschiedlichen Schweregraden kognitiver Funktionseinbußen.

5.4.5 Schweregradeinschätzung

Demenzielle Erkrankungen führen zu einer graduellen Entwicklung der Symptomatik, die von leichten Auffälligkeiten bis hin zu schweren kognitiven und Verhaltensstörungen, Hilfs- und Pflegebedürftigkeit sowie psychischen Auffälligkeiten reicht. Im ICD-10 werden drei Schweregradstufen einer Demenz unterschieden (leicht, mittelschwer, schwer). Zur Therapieplanung und zur Überprüfung des therapeutischen Erfolges ist es notwendig, dass neben der aktuellen Symptomatik auch der Krankheitsverlauf und das Ausmaß der Symptomatik objektiviert werden. Hierzu wurden Skalen zur Schweregradeinschätzung entwickelt, die jeweils unterschiedliche kognitive Funktionen, Verhaltensauffälligkeiten und psychische Störungen berücksichtigen.

Solche Verfahren besitzen v. a. dann eine hohe Bedeutung, wenn aufgrund fortgeschrittener kognitiver Defizite eine leistungspsychologische Untersuchung mittels psychometrischer Verfahren nicht mehr möglich ist.

Die Reisberg-Skalen: Global Deterioration Scale (GDS), Brief Cognitive Rating Scale (BCRS), Functional Assessment Staging (FAST) (Ihl & Frölich, 1991)
Die drei Skalen, die als Reisberg-Skalen zusammengefasst werden, ermöglichen in unterschiedlicher Differenziertheit und mit unterschiedlicher Schwerpunktsetzung eine Schweregradeinschätzung demenzieller Störungen. Die Schweregradstadien werden durch das jeweilige klinische Bild operationalisiert (s. Beispiele). Die Einschätzung erfordert ein Interview mit dem erkrankten Menschen und / oder mit Angehörigen.

Global Deterioration Scale GDS (Ihl & Frölich, 1991)
Bei der GDS handelt es sich um eine Fremdbeurteilungsskala, mit der kognitive Leistungseinbußen erfasst werden. Die Grundlage hierfür bildet ein klinisches Interview von 10 bis 15 Minuten Dauer. Die Schweregradeinstufung wird anhand einer siebenstufigen Skala vorgenommen.

   Stufe 1: „keine kognitiven Leistungseinbußen"
   Stufe 2: „zweifelhafte kognitive Leistungseinbußen"
   Stufe 3: „geringe kognitive Leistungseinbußen"
   Stufe 4: „mäßige kognitive Leistungseinbußen"
   Stufe 5: „mittelschwere kognitive Leistungseinbußen"

Stufe 6: „schwere kognitive Leistungseinbußen"
Stufe 7: „sehr schwere kognitive Leistungseinbußen"

Jeder Schweregrad ist durch die hierfür notwendigen Merkmale operationalisiert. Die beiden folgenden Beispiele erläutern dies.

> *Beispiel:*
> Schweregradeinschätzung demenzieller Symptome durch die GDS (Ihl & Frölich, 1991) (ausgewählte Schweregrade)
> Stufe 2:
> Subjektive Klagen über Defizite, am häufigsten in nachfolgenden Bereichen: a) vergisst, wo vertraute Gegenstände abgelegt wurden; b) vergisst früher gut bekannte Namen; keine objektiven Zeichen eines Gedächtnisdefizits im klinischen Interview. Keine objektivierbaren Defizite im Beruf oder im sozialen Umfeld. Angemessenes Verhalten unter Berücksichtigung der Symptomatik.
> Stufe 5:
> Die/der Patient(in) kann ohne fremde Hilfe nicht mehr zurechtkommen. Sie/Er kann sich während des Interviews kaum an relevante Aspekte seines Lebens erinnern: z. B. an die Adresse, die langjährige Telefonnummer, die Namen naher Familienangehöriger (wie die der Enkel), den Namen der Schule, die sie/er zuletzt besucht hat.
> Häufig ist Desorientierung zur Zeit (Datum, Wochentag, Jahreszeit etc.) oder zum Ort. Eine gebildete Person kann Schwierigkeiten haben, beginnend bei 40 in Viererschritten oder beginnend bei 20 in Zweierschritten rückwärts zu zählen. Patienten dieses Stadiums erinnern allerdings noch einige Fakten, die sie selbst oder andere betreffen. Sie erinnern ihren Namen ebenso gut wie den des/r Ehepartnerin(s) oder der Kinder. Sie brauchen keine Hilfe beim Toilettengang oder Essen, können aber Schwierigkeiten bei der Auswahl situationsgerechter Kleidung haben (z. B. Hausschuhe für den Waldspaziergang wählen).

Brief Cognitive Rating Scale BCRS (Ihl & Frölich, 1991)
Die BCRS umfasst die Einschätzung kognitiver sowie weiterer Funktionen, die bei einer Demenz beeinträchtigt sein können. Dabei wird zwischen Haupt- und Nebenachsen unterschieden. Die einzelnen Achsenbezeichnungen gehen aus den folgenden Beispielen für die Schweregradeinstufung hervor. Die Schwere-

gradeinschätzung erfolgt jeweils auf einer siebenstufigen Skala von 1 („keine Beeinträchtigung") bis 7 („sehr schwere Beeinträchtigung"). In die Beurteilung fließen sowohl Angaben des Patienten als auch die der Angehörigen ein. Darüber hinaus sind teilweise Aufgaben durchzuführen.

Beispiel:
Schweregradeinschätzung demenzieller Symptome auf den Achsen der BCRS (Ihl & Frölich, 1991)
Die folgenden Beispiele zeigen die verschiedenen Achsen der BCRS, wobei beispielhaft jeweils unterschiedliche Schweregrade genannt sind. Stufe 1 bedeutet jeweils, dass keine subjektiven oder objektiven Hinweise auf Defizite vorliegen.

Hauptachsen
Konzentration (Stufe 3):
Geringe objektive Zeichen verminderter Konzentrationsfähigkeit, z. B. wenn beginnend bei 100 in Siebenerschritten rückwärts gezählt werden soll.
Kurzzeitgedächtnis (Stufe 2):
Nur subjektiv beeinträchtigt (z. B. werden Namen schlechter als früher behalten).
Langzeitgedächtnis (Stufe 6):
Bruchstückhaftes Langzeitgedächtnis (erinnert sich z. B. an das Geburtsland oder seinen früheren Beruf)
Orientierung (Stufe 4):
Fehler bei der Datumsangabe mit mehr als zehn Tagen zum aktuellen Datum oder bei der Monatsangabe mit mehr als einem Monat Differenz zum aktuellen Monat
Alltagskompetenz und selbstständige Versorgung der Person (Stufe 5):
Benötigt Hilfe bei der Auswahl situationsgerechter Kleidung

Nebenachsen
Sprache (Stufe 7):
Die Fähigkeit, Worte zu bilden, ist fast völlig verloren gegangen. Der Wortschatz kann auf ein oder zwei Worte beschränkt sein oder völlig fehlen. Die/der Patient(in) wiederholt unaufhörlich Worte oder Laute oder bildet neue (Neologismen). Das Vokabular kann auf Urlaute und Schreie reduziert sein.

> Psychomotorik (Stufe 4):
> Das Gehen wird langsamer. Das Defizit kann von Familienmitgliedern erkannt werden, ist aber für Ärzte, die die/den Betroffene(n) nicht kennen, nicht ohne weiteres festzustellen.
> Stimmung (Stufe 2):
> Vermehrt ängstlich oder besorgt über die eigenen kognitiven Fähigkeiten
> Konstruktive Zeichenfähigkeit (Stufe 3):
> Hat Schwierigkeiten, einen Würfel perspektivisch richtig zu zeichnen
> Rechenfähigkeit (Stufe 5):
> Kann von 9 4 abziehen.

Functional Assessment Staging FAST (Ihl & Frölich, 1991)
Mit Hilfe der FAST kann die Selbstständigkeit eines demenziell erkrankten Menschen in Alltagsaktivitäten auf der Grundlage eines Interviews eingeschätzt werden. Auch dies geschieht auf einer siebenstufigen Skala, die unterschiedliche Krankheitsstadien repräsentiert. Die Stufen 6 und 7 (schwere und sehr schwere Demenz) können noch weiter unterteilt werden in fünf bzw. sechs Unterstadien (6a-6e bzw. 7a-7f).

Die folgenden Beispiele erläutern die Schweregradeinschätzung. Die FAST stellt somit eine wesentlich differenziertere Einschätzung von Alltagsaktivitäten dar als die BCRS, in der dieser Bereich ebenfalls eingeschätzt wird.

> *Beispiel:*
> Schweregradeinschätzung demenzieller Symptome durch FAST (Ihl & Frölich, 1991) (ausgewählte Schweregrade)
> Stufe 1: Weder subjektiv noch objektiv Schwierigkeiten
> Stufe 4: Verminderte Fähigkeit, komplexe Aufgaben durchzuführen (z. B. ein Abendessen mit Gästen vorzubereiten; mit Geld umzugehen; einzukaufen usw.)
> Stufe 6d: Harninkontinenz
> Stufe 7: Benötigt bei allen alltäglichen Dingen Hilfe
> Stufe 7f: Kann den Kopf nicht aufrecht halten.

Für die Einstufung werden im Handbuch nähere Erläuterungen gegeben. Bei der Einstufung muss berücksichtigt werden, ob eine andere Ursache als eine demenzielle Erkrankung verantwortlich dafür ist, dass ein Item zutrifft (z. B. wenn es aufgrund einer körperlichen Beeinträchtigung nicht möglich ist, sich anzuziehen). Bei jedem Item muss außerdem angegeben werden, wie lange (in Monaten) das Symptom bereits besteht.

Clinical Dementia Rating CDR (Morris, 1997)
Die CDR ist ein Fremdbeurteilungsverfahren, das ähnlich wie die GDS eine Schweregradeinschätzung einer Demenz anhand der folgenden Bereiche ermöglicht: Gedächtnis, Orientierung, Urteilsvermögen und Problemlösefähigkeit, Soziale Fertigkeiten („Leben in der Gemeinschaft"), Haushalt und Hobbies, Selbstständigkeit in der Körperpflege. Die Einstufung erfolgt auf der Grundlage von Informationen, die in halbstrukturierten Interviews mit Angehörigen und dem Patienten erhoben werden. Für jeden Bereich und für eine Gesamtbewertung wird eine Einschätzung des Ausmaßes von Einbußen vorgenommen (0 = keine Demenz, 0,5 = fragliche Demenz, 1 = leichte Demenz, 2 = mittelschwere Demenz, 3 = schwere Demenz). Aus diesen Einzelbewertungen wird ein Gesamtwert gebildet. Für die Einstufung liegen Kriterien vor, wobei nur Einbußen gewertet werden, die auf kognitive Veränderungen zurückzuführen sind (und nicht beispielsweise auf körperliche Beeinträchtigungen). Anhand der folgenden Beispiele soll dies verdeutlicht werden.

Beispiel:
Schweregradeinschätzung demenzieller Symptome nach CDR (Morris, 1997; beispielhaft ausgewählte Bereiche und Schweregrade; nach Ivemeyer & Zerfass, 2002)

1. Gedächtnis
   Fraglich: beständige leichte Vergesslichkeit, teilweise Erinnerung an Ereignisse; „gutartige" Vergesslichkeit;
3. Urteilsvermögen und Problemlösung
   mittelschwer: stark beeinträchtigt bei der Bewältigung von Problemen und im Beurteilen von Ähnlichkeiten und Unterschieden; soziale Urteilsfähigkeit normalerweise beeinträchtigt;
6. Körperpflege
   schwer: benötigt viel Hilfe bei der Körperpflege; häufig inkontinent

Alzheimer's Disease Assessment Scale ADAS (Ihl & Weyer, 1993)

Die ADAS kombiniert kognitive Tests, Informationen aus einem Interview mit dem erkrankten Menschen und Bezugspersonen sowie eine Verhaltensbeobachtung während der Testsituation, um kognitive und nicht-kognitive Symptome einer Demenz einschätzen zu können. Sie wurde im Zusammenhang mit der Evaluation therapeutischer Maßnahmen bei der Alzheimer Krankheit entwickelt, kann aber auch zur Beurteilung des Schweregrades der kognitiven und nicht-kognitiven Symptome anderer Demenzformen verwendet werden. Die ADAS wird insbesondere in klinischen Arzneimittelstudien eingesetzt.

Der aktive Testteil enthält Aufgaben zur Merkfähigkeit (unmittelbare freie Reproduktion und verzögertes Wiedererkennen), zur Orientierung, zum Vorstellungsvermögen (Vorbereitung eines Briefs zum Versand, wobei die untersuchte Person Papier, Briefumschlag und Briefmarke erhält), zum Abzeichnen geometrischer Figuren, zum Verständnis (Befolgen von Anweisungen) und zum Benennen. Außerdem wird im Rahmen der Testsituation von der untersuchenden Person beurteilt, ob beim Patienten ein Tremor vorliegt. Auf der Grundlage eines Interviews werden nicht-kognitive Auffälligkeiten eingeschätzt (exzessives Hin- und Herlaufen und ziellose motorische Aktivität, Weinen und depressive Verstimmung, Wahnvorstellungen und Halluzinationen, Appetitstörungen). Die Verhaltensbeobachtung während der Untersuchungssituation soll darüber hinaus die Beurteilung von Auffälligkeiten und Beeinträchtigungen in der Konzentration und Aufmerksamkeit, der Kooperation während der Untersuchung, der sprachlichen Ausdrucksfähigkeit und im Verständnis gesprochener Sprache sowie von Wortfindungsstörungen in der Spontansprache ermöglichen.

Auf der Grundlage der Leistungstests bzw. des Interviews und der Verhaltensbeobachtung wird ein kognitiver Testwert und ein nicht-kognitiver Testwert berechnet. Vergleichswerte für den kognitiven und nicht-kognitiven Bereich werden für gesunde Personen und für Patienten mit Demenz unterschiedlicher Genese im Handbuch der ADAS (Ihl & Weyer, 1993) aufgeführt. Anhand der Testwerte lassen sich „Symptomprofile" erstellen.

5.5 Zusammenfassung

Eine Demenz ist ein Syndrom mit kognitiven und nichtkognitiven Auffälligkeiten und Defiziten als Folge einer meist chronischen oder fortschreitenden Krankheit des Gehirns oder anderer Erkrankungen, die sekundär das Gehirn betreffen. Leitsymptom sind Aufmerksamkeits- und Gedächtnisstörungen, nach den diagnostischen Kriterien müssen aber auch noch andere kortikale Funktionen gestört sein. Darüber hinaus kann es zu Persönlichkeitsveränderungen, zu affektiven Störungen, zu psychotischen Symptomen (z. B. Halluzinationen, Wahnvorstellungen) und zu Verhaltensstörungen kommen.

Als Folge sind die Fähigkeiten zur Alltagsbewältigung sowie berufliche und soziale Fähigkeiten zunehmend gestört.

Die Demenzdiagnostik umfasst zur Abklärung dieses komplexen Krankheitsbildes, dem eine Vielzahl verschiedenster Erkrankungen zugrunde liegen kann, internistische, neurologische und neuroradiologische, psychiatrische und neuropsychologische Untersuchungen. Die psychometrische Diagnostik leistet hierbei einen Beitrag im Rahmen der Früherkennung von Demenzen, im Demenz-Screening, in der differenzierten Diagnostik kognitiver Störungen, von Beeinträchtigungen der Alltagsaktivitäten und nicht-kognitiver Störungen, in der Differenzialdiagnostik und in der Schweregradeinschätzung demenzieller Störungen.

Für diese diagnostischen Aufgaben stehen kognitive Leistungstests, Fremd- und Selbstbeurteilungsskalen sowie standardisierte Testbatterien und klinische Interviews zur Verfügung.

> Fünf Kontrollfragen zu Kapitel 5:
> 1. Was sind die diagnostischen Kriterien einer Demenz?
> 2. Welche Auffälligkeiten im Verhalten, Denken und Erleben können frühzeitig auf eine demenzielle Entwicklung hinweisen?
> 3. Was ist ein Demenz-Screening? Welche diagnostischen Probleme sind damit verbunden?
> 4. Welche Funktionen sollten im Rahmen der psychometrischen Demenzdiagnostik geprüft werden?
> 5. Wozu sind diagnostisch Schweregradeinschätzungen für demenzielle Syndrome wichtig?

Als weiterführende Literatur empfohlen:

1. Förstl, H. (Hrsg.) (2001). Demenzen in Theorie und Praxis. Berlin: Springer.
2. Gutzmann, H. & Zank, S. (2005). Demenzielle Erkrankungen. Medizinische und psychosoziale Interventionen. Stuttgart: Kohlhammer Verlag.
3. Ivemeyer, D. & Zerfaß, R. (2002). Demenztests in der Praxis. Ein Wegweiser. München, Jena: Urban & Fischer.

6 Diagnostik depressiver Störungen

Beispiel:
Die 68-jährige Frau Sch. hat zunehmend Mühe, ihre Alltagsanforderungen zu erfüllen. Sie fühlt sich den ganzen Tag müde und erschöpft und kann sich zu nichts aufraffen. Zudem machen ihr körperliche Beschwerden wie Schlafstörungen und vor allem Verdauungsprobleme zunehmend zu schaffen. Obwohl sie schon bei verschiedenen Ärzten war, können diese keine organische Ursache dafür finden. Sie klagt ständig über diese Beschwerden, aber aus ihrer Sicht nimmt sie keiner wirklich ernst. Frau Sch. ist viel allein und hat auch den Kontakt zu ihren wenigen Bekannten zunehmend aufgegeben, die ihr nach dem frühen Tod ihres Mannes geblieben sind. Kinder hat sie nicht. Sie bleibt morgens lange im Bett liegen, grübelt viel über ihr Leben nach und hat Angst, wenn sie an die Zukunft denkt. Sie meint, ihre Rente würde nicht reichen und sie müsste das „Häuschen" verkaufen, das sie und ihr Mann sich in vielen Jahren zusammengespart haben. Ihrer Nichte, die gelegentlich zu Besuch kommt, fällt auf, dass Frau Sch. immer unkonzentrierter wird, nur noch wenig spricht, häufiger etwas vergisst und ihren Alltag nicht mehr richtig organisieren kann. Frau Sch. klagt selbst ebenfalls über diese Probleme und meint, sie könne sich „überhaupt nichts mehr" merken. Sie kocht sich nur noch selten etwas, kümmert sich kaum noch um den Garten und vernachlässigt ihr Äußeres. Der Verdacht auf eine Demenz lässt sich nicht bestätigen.

6.1 Klinische Bedeutung von Depression im Alter

Depressionen sind keine seltene Störung, begleiten das Altern jedoch nicht „typischerweise". Bis zu 12 Prozent der Männer und bis zu 26 Prozent der Frauen erleiden im Laufe ihres Lebens eine Depression (Hautzinger, 2000). Im Vergleich mit Jüngeren sind Depressionen entsprechend der diagnostischen Kriterien von ICD-10 bzw. DSM-IV aber bei älteren Menschen – anders als häufig angenommen – seltener zu finden. Die Major Depression (s. u.) wird im höheren Lebensalter auf eine Häufigkeit zwischen 1 und 7 Prozent geschätzt (Niklewski & Baldwin, 2003). Bei älteren Krankenhauspatienten finden sich bei bis zu 33 Prozent depressive Symptome, bei im Heim lebenden Älteren bei 15 bis 25 Prozent (Hautzinger, 2000). Depressive Beschwerden gehören somit neben Angststörungen zu den häufigsten psychischen Problemen bei älteren Menschen. Die Häufigkeitsangaben für Depressionen im Alter können unterschätzt sein, da beispielsweise Pflegeheimbewohner oftmals in Untersuchungen nicht aufgenommen werden oder ältere Menschen depressive Symptome seltener äußern und stattdessen vermehrt über körperliche Beschwerden klagen (Niklewski & Baldwin, 2003).

Depressionen gehen mit einem erhöhten Risiko für die Entstehung körperlicher Erkrankungen einher (Morbiditätsrisiko). Auch das das Mortalitätsrisiko ist erhöht. Darüber hinaus liegt mit 15 bis 20 Prozent bei einer depressiven Störung das Suizidrisiko erheblich höher als in der Normalbevölkerung. Eine detaillierte klinische Diagnostik ist bei einem Verdacht auf eine depressive Störung also außerordentlich wichtig, um eine gezielte Behandlung einzuleiten. Schätzungen zufolge werden aber 30 bis 40 Prozent älterer Patienten in Allgemeinarztpraxen, die an einer depressiven Störung leiden, nicht korrekt erkannt (Heuft, Kruse & Radebold, 2000). Mögliche therapeutische Maßnahmen bleiben somit aus, obwohl Erfolg versprechende psychotherapeutische und pharmakotherapeutische Behandlungen verfügbar sind (Hautzinger, 2000; Hautzinger & Welz, 2004). Aus den wenigen publizierten Evaluationsstudien geht hervor, dass Psychotherapie auch bei Depressionen im Alter eine große Wirksamkeit hat (Hautzinger & Welz, 2004). Dies konnten beispielsweise Hautzinger und Welz (2004) in einer aktuellen kontrollierten Studie für die kognitive Verhaltenstherapie bei 60- bis 87-jährigen Patienten nachweisen.

Die Diagnose einer Depression im Alter ist aus verschiedenen Gründen schwierig. So gibt es eine Reihe körperlicher Erkrankungen, die zu einer depressiven Störung führen oder damit einhergehen können (z. B. Erkrankungen der Schilddrüse, Infektionen, Leber-, Nieren- und Herz-Kreislauf-Erkrankungen). Auch die Wirkung oder Nebenwirkung von Alkohol oder Medikamenten, die von älteren Menschen häufig eingenommen werden (z. B. Antihypertensiva, Antiparkinsonmittel, Beta-Blocker, Hormonpräparate) können eine depressive Störung mit bedingen. Deshalb ist eine intensive differenzialdiagnostische Abklärung notwendig, um die Ursachen einer depressiven Störung richtig behandeln zu können.

Depressive Beschwerden drücken sich bei älteren Menschen zudem häufig in körperlichen Beschwerden aus, die oft mit hoher Klagsamkeit und hypochondrischen Befürchtungen geäußert werden (z. B. Schlafstörungen, Magen-, Verdauungs- oder Herz-Kreislaufbeschwerden, Rückenschmerzen, körperliche Schwächegefühle, körperliches Schweregefühl ohne nachweisbare organische Ursache). Dagegen werden depressive Gefühle eher bagatellisiert (Niklewski & Baldwin, 2003). Gleichzeitig können insbesondere im höheren Lebensalter aber tatsächlich somatische Erkrankungen mit entsprechenden körperlichen Beschwerden bestehen (Komorbidität). Somit entsteht eine Konfundierung von depressiven Symptomen und aufgrund von körperlichen Störungen bestehenden Körperbeschwerden. Die psychischen Beschwerden werden gegenüber den körperlich bedingten Beschwerden dann in vielen Fällen übersehen.

Besonders bedeutsam ist im Zusammenhang mit der Differenzialdiagnostik die Unterscheidung zwischen einer Demenz und einer Depression, da hier ein großer Überschneidungsbereich in der Symptomatik besteht oder beide Störungen gleichzeitig nebeneinander bestehen können. Dieser Aspekt wird deshalb in einem gesonderten Abschnitt behandelt (s. Kapitel 6.5). Im Rahmen der psychometrischen Untersuchung sollte neben der Fremd- und Selbsteinschätzung depressiver Symptome deshalb auch eine Abklärung kognitiver Defizite erfolgen.

Für eine umfassende Depressionsdiagnostik sind außerdem neben der Anamnese (z. B. Familienanamnese, Medikamente, Alkohol) auch körperliche Untersuchungen (internistisch, neurologisch), labormedizinische Untersuchungen, neurophysiologische und -vaskuläre Diagnostik und bildgebende Verfahren notwendig (Niklewski & Baldwin, 2003).

6.2 Untergruppen und diagnostische Kriterien depressiver Störungen

Eine depressive Störung manifestiert sich auf verschiedenen Ebenen, die auch in der Diagnostik entsprechend berücksichtigt werden müssen. Die wichtigsten Merkmale einer Depression sind in Tabelle 6 zusammen gefasst.

Tabelle 6: Ebenen einer Depression

- *motorisch-behaviorale und interaktionelle Ebene:*
  z. B. kraftlose Körperhaltung, Verlangsamung, Agitiertheit, Unruhe, weinerlicher, besorgter Gesichtsausdruck, leise, monotone Sprache, Aktivitätsverminderung
- *emotionale Ebene:*
  z. B. Niedergeschlagenheit, Trauer, Hilfs- und Hoffnungslosigkeit, Verlassenheit, innere Leere, Unzufriedenheit, Schuld, Angst, Gefühl der Distanz zur Umwelt
- *physiologisch-vegetative Ebene:*
  innere Unruhe, Erregung, Reizbarkeit, Schwäche, Schlafstörungen, Appetit- und Gewichtsverlust, vegetative Beschwerden
- *imaginativ-kognitive Ebene*
  negative Einstellung gegenüber sich selbst und der Zukunft, Selbstunsicherheit, Hypochondrie, Konzentrationsprobleme, Erwartung von Strafen oder Katastrophen, Wahnvorstellungen, Suizidideen
- *motivationale Ebene*
  Misserfolgsorientierung, Rückzugs- bzw. Vermeidungsverhalten, Erleben von Hilflosigkeit, Interessensverlust, Antriebslosigkeit, Gefühl des Überfordertseins, Zunahme der Abhängigkeit von anderen

(nach: Hautzinger, 2000, S. 6)

Viele dieser Symptome können auch eine normale Reaktion auf belastende Ereignisse sein, die aber dann vorübergehend und in geringerer Intensität auftritt und keinen Krankheitswert wie eine Depression besitzt (Hautzinger, 2000). Die Abgrenzung zu einer klinisch relevanten Depression kann deshalb aber schwierig sein, sodass eine genaue Beachtung der diagnostischen Kriterien wichtig ist. Im ICD-10 bzw. im DSM-IV werden die folgenden Untergruppen affektiver Störungen unterschieden.

- *bipolare affektive Störungen* (bipolare Störungen nach DSM-IV) mit abwechselnd depressiven und manischen Episoden, die in unterschiedlichem Schweregrad ausgeprägt sein können (leicht, mittelgradig, schwer) und mit oder ohne psychotische Symptome auftreten können;
- *depressive Episode* als einzelnes Ereignis im Laufe der Lebensgeschichte oder als rezidivierende (wiederkehrende) *depressive Störung (Major Depression* nach DSM-IV als „einzelne Episode" bzw. „rezidivierende Episode"), wobei weiter nach dem Schweregrad (leicht, mittelgradig, schwer) sowie nach dem Auftreten mit oder ohne somatische Symptome und mit oder ohne psychotische Symptome unterschieden wird;
- *anhaltende (chronische, mehr als zwei Jahre andauernde) affektive Störung* mit der Unterscheidung zwischen Zyklothymia (Perioden mit abwechselnd leichter Depression und leicht gehobener Stimmung, die die Kriterien einer bipolaren Störung nicht erfüllen) und Dysthymie als chronische, manchmal lebenslange depressive Verstimmung, die nach Schweregrad und Dauer die Kriterien einer depressiven Episode nicht erfüllt (dysthyme Störung nach DSM-IV).

Neben diesen Hauptuntergruppen können weitere Unterformen kodiert werden. Hierzu gehören beispielsweise „Organische affektive Störung" (ICD-10) bzw. „Depressive Störungen aufgrund körperlicher Erkrankung" (DSM-IV).

Die häufigsten Formen einer depressiven Erkrankung sind die depressive Episode und die Dysthymia nach ICD-10 (Hautzinger, 2000). Für die Diagnose einer depressiven Episode müssen die folgenden diagnostischen Kriterien erfüllt sein.

Diagnostische Kriterien für eine depressive Episode
Leitsymptome:

- Gedrückte Stimmung
- Verminderte Fähigkeit zur Freude und des Interesses
- Antriebsminderung

weitere Symptome:

- Verminderung der Konzentration
- Müdigkeit auch nach kleinsten Anstrengungen
- Gestörter Schlaf
- Verminderter Appetit
- Beeinträchtigtes Selbstwertgefühl und Selbstvertrauen
- Schuldgefühle und Gedanken über eigene Wertlosigkeit
- „somatische" Symptome wie Früherwachen, Morgentief, psychomotorische Hemmung, Agitiertheit, Appetitverlust, Gewichtsverlust, Libidoverlust

Diese Symptome müssen mindestens zwei Wochen andauern.

Schweregradeinteilung

- Leicht: mindestens zwei oder drei der genannten Symptome; der betroffene Mensch ist aber oft noch in der Lage, die meisten Aktivitäten fortzusetzen;
- Mittelgradig: vier oder mehr der genannten Symptome; große Schwierigkeiten, alltägliche Aktivitäten fortzusetzen;
- Schwer: mehrere der genannten Symptome, Verlust des Selbstwertgefühls, Gefühle von Wertlosigkeit und Schuld, Suizidgedanken und -handlungen, meist einige somatische Symptome.

Als „Dysthymie" werden lang andauernde depressive Verstimmungen bezeichnet, die nicht den Schweregrad einer depressiven Episode erreichen. Bei Beginn im höheren Lebensalter tritt die Dysthymie „häufiger nach einer abgrenzbaren depressiven Episode, nach einem Trauerfall oder einer anderen offensichtlichen Belastung" auf (ICD-10). Während einer Dysthymie kann es vorübergehend (remittierend) auch zu depressiven Krisen kommen, die die Kriterien einer depressiven Episode erfüllen. Die Dysthymie ist diagnostisch durch folgende Merkmale gekennzeichnet:

Diagnostische Kriterien für die Dysthymie nach ICD-10:

- Langandauernde, depressive Verstimmung
- Müdigkeit

> - Verlust der Genussfähigkeit
> - Grübeln
> - Schlafstörungen
> - Gefühle von Unzulänglichkeit

Die betroffenen Menschen können Perioden von Tagen oder Wochen erleben, in denen sie sich gut fühlen. Meistens bestehen aber die Gefühle von Depressivität und Müdigkeit. Die Dysthymie dauert mindestens zwei Jahre, manchmal lebenslang.

Als gesonderte diagnostische Kategorie sollen auch die *Anpassungsstörungen* erwähnt werden. Sie können kodiert werden, wenn subjektives Leiden und emotionale Beschwerden (z. B. depressive Stimmung, Besorgnis, Angst) nach einer wesentlichen Lebensveränderung, einem belastenden Lebensereignis oder einer schweren körperlichen Krankheit auftreten und nicht länger als sechs Monate andauern. Nach dem Verlust eines geliebten Menschen kann auch eine „einfache Trauer" diagnostiziert werden, wenn die Trauer ein erwartbares Maß nicht überschreitet und nicht länger als üblich andauert.

6.3 Subdiagnostische depressive Störungen

Untersuchungen in der älteren Allgemeinbevölkerung zeigen, dass in rund 25 Prozent depressive Beschwerden bestehen, die jedoch nicht so schwer sind, dass sie die Kriterien für eine depressive Erkrankung nach ICD-10 oder DSM-IV erfüllen würden. Je nach Alter variieren die Häufigkeitsangaben, wobei mit höherem Alter eine Zunahme solcher Beschwerden festzustellen ist (Helmchen et al, 1996; Schwarz et al. 2001). Solche Beschwerden, in denen zwar ein depressives Hauptsymptom besteht, ansonsten die diagnostischen Kriterien aber nicht vorliegen, gelten als „subdiagnostische Depression". Häufig treten Körperbeschwerden auf, die organisch nicht erklärt werden können. Solche subdepressiven Verstimmungen können einen Risikofaktor für die Entstehung einer späteren depressiven Erkrankung darstellen (Heuft, Kruse & Radebold, 2000).

6.4 Psychometrische Diagnostik von Depression im Alter

Eine wichtige Grundlage für die Diagnose von Depressionen sind die Selbstbeurteilungen der betroffenen Menschen. Hierfür liegt eine Reihe von bewährten standardisierten Fragebögen vor (s. u.). Die Erfassung von Depressionen mit Hilfe von Selbstbeurteilungen kann bei der Befragung älterer Menschen aber aus den folgenden Gründen eingeschränkt sein:

- Wenn kognitive Beeinträchtigungen bestehen, ist fraglich, inwieweit die Fähigkeit zur Selbstreflexion erhalten ist.
- Die Gültigkeit von Fragen zu körperlichen Symptomen einer Depression, die häufig in Depressionsfragebögen enthalten sind, ist bei älteren Menschen problematisch, wenn – unabhängig von einer Depression – gleichzeitig Körperbeschwerden und Multimorbidität bestehen. Dann ist schwierig einzuschätzen, wie die körperliche Symptomatik zu interpretieren ist. So kann

  - eine körperliche Erkrankung und eine depressive Störung gleichzeitig vorliegen,
  - eine depressive Störung vorliegen, die zu einer körperlichen Erkrankung führt,
  - eine körperliche Erkrankung vorliegen, die zu einer depressiven Störung führt,
  - eine Wechselwirkung zwischen körperlicher Erkrankung und depressiver Störung bestehen.

(Zaudig, 2001b).

Depressionsfragebögen, die nicht spezifisch für das höhere Lebensalter entwickelt wurden, sind deshalb in ihrer Verwertbarkeit zur Beurteilung des depressiven Zustandes älterer Menschen eingeschränkt. Zwar wurden auch gesonderte Selbsteinschätzungsfragebögen für ältere Menschen entwickelt, die aber bei kognitiven Einschränkungen ebenfalls nur begrenzte Aussagekraft besitzen. Selbsteinschätzungsbögen stellen deshalb nur einen Aspekt der Depressionsdiagnostik dar. Sie müssen durch Fremdeinschätzungen sowie durch weitere Untersuchungen ergänzt werden. Das praktische Vorgehen der psychometrischen

Depressionsdiagnostik wird in den folgenden Abschnitten anhand häufig verwendeter Verfahren vorgestellt.

6.4.1 Screening

Typische Merkmale einer depressiven Verstimmung können im höheren Lebensalter als normale Reaktion auf häufige „Verlusterlebnisse" auftreten, so etwa im Rahmen von Trauersituationen nach dem Verlust des Ehepartners oder als Folge des Gewahrwerdens von anderen, das höhere Lebensalter begleitenden unwiederbringlichen Verlusten (z. B. Eintritt chronischer Krankheit, Abnahme der körperlichen oder geistigen Leistungsfähigkeit, Ausscheiden aus dem Erwerbsleben). Schwierig ist die Frage, wann die Grenze zwischen einer normalen Trauerreaktion und einer klinisch bedeutsamen Depression überschritten wird (Hautzinger, 2000). Hautzinger (2000, S. 4) nennt einige Leitfragen, die als Orientierung oder auch zur ersten „Selbstdiagnose" darauf hindeuten, dass eine Depression vorliegen könnte.

„Screening-Fragen" für eine Depression

1. Haben Sie Freude an Dingen verloren, die Ihnen sonst Spaß machen?
2. Fühlen Sie sich meist niedergeschlagen, traurig oder hoffnungslos?
3. Fehlt Ihnen der Antrieb für alltägliche Aufgaben?
4. Grübeln Sie viel?

Wenn Sie von diesen vier Fragen eine oder mehrere bejaht haben und die Beschwerden schon länger als zwei Wochen andauern, dann beantworten Sie noch die folgenden drei Fragen:

5. Wachen Sie mitten in der Nacht oder auch früh morgens auf, fühlen sich schlecht und können nicht mehr einschlafen?
6. Haben Sie Konzentrationsprobleme, oder fällt es Ihnen neuerdings schwer, Entscheidungen zu treffen?
7. Haben Sie schon daran gedacht, dass es besser wäre, endlich tot zu sein?

> Wenn Sie auch eine oder mehrere der letzten Fragen bejahen, dann gibt es gute Indizien, dass eine Depression vorliegen könnte."
> (aus: Hautzinger, 2000, S. 4)

Zu beachten ist dabei aber, dass diese Fragen keine klinische Diagnose ersetzen können. Sie können einen wichtigen Hinweis auf eine depressive Störung geben, der aber bei Auffälligkeiten in jedem Fall zu einer weiterführenden und ausführlichen Diagnostik führen sollte.

6.4.2 Selbsteinschätzung von Depression

Geriatrische Depressionsskala GDS (Yesavage et al., 1983)
Einer der am häufigsten in der gerontologischen Praxis verwendeten Fragebögen zur Selbsteinschätzung einer Depression ist die „Geriatrische Depressionsskala" (GDS), die speziell für ältere Menschen entwickelt wurde. Sie erfasst anhand von 30 Fragen, die mit „ja" oder „nein" beantwortet werden, Symptome einer depressiven Störung. Für jede „ja-Antwort" wird ein Punkt vergeben, sodass eine depressive Störung umso wahrscheinlicher ist, je höher der Gesamtwert ausfällt. Ein höherer Punktwert lässt außerdem einen Schluss auf die Schwere einer Depression zu. Eine Kurzform der GDS umfasst 15 Fragen. Als auffällig gilt in der Kurzform ein Summenwert von mehr als sechs Punkten.

> *Beispiel:*
> Items aus der Geriatrischen Depressionsskala (Yesavage et al., 1983)
>
> 1. Sind Sie im Wesentlichen mit Ihrem Leben zufrieden?
> 3. Haben Sie das Gefühl, dass Ihr Leben leer ist?
> 12. Fühlen Sie sich ziemlich wertlos, so wie Sie zur Zeit sind?
> 13. Fühlen Sie sich voll Energie?
> 14. Haben Sie den Eindruck, dass es den meisten Menschen besser geht als Ihnen?

Die GDS soll gut zwischen nicht-depressiven und depressiven älteren Menschen trennen. Sie weist gute psychometrische Eigenschaften auf (Gauggel & Birkner, 1998) und zeigt eine hohe Übereinstimmung mit der Fremdeinschätzung von Depressionen. In der praktischen Anwendung stößt die GDS aufgrund ihrer Formulierungen oft an Grenzen, da sie u. a. psychische oder körperliche Symptome erfragt, die auch bei nicht-depressiven älteren Menschen – insbesondere im klinischen Bereich bei chronisch kranken Menschen - auftreten können (z. B. „Fühlen Sie sich voll Energie?" „Fühlen Sie sich oft hilflos?"). Viele ältere Menschen empfinden es auch als schwierig, sich eindeutig in der vorgegebenen ausschließlichen Form für die Antwort „ja" oder „nein" zu entscheiden.

Allgemeine Depressionsskala ADS (Hautzinger & Bailer, 1993)
Der Allgemeinen Depressionsskala (ADS) liegt die „Center for Epidemiological Studies Depression Scale" (CES-D; Radloff, 1977) zugrunde, eines der international verbreitetsten Verfahren zur Feststellung einer Depression in der nicht-klinischen Allgemeinbevölkerung. Normen liegen für die Erwachsenenbevölkerung vor. Die ADS, die in einer Langform mit 20 Items und einer Kurzform mit 15 Items existiert, umfasst Symptome einer depressiven Störung wie Unruhe, Konzentrationsstörungen, Angst, Einsamkeitsgefühle, Schlafstörungen, Antriebsstörungen oder Traurigkeit. Die Fragen sind kürzer formuliert als die der GDS, sodass die Verständlichkeit des Fragebogens besser ist. Die Beantwortung der Items ist auf einer vierstufigen Skala von „selten" über „manchmal" und „öfters" bis „meistens" möglich.

Beispiel:
Items aus der ADS-Kurzform (Hautzinger & Bailer, 1993)
Während der letzten Woche ...

1. konnte ich meine trübsinnige Laune nicht loswerden
4. war ich deprimiert/niedergeschlagen
7. hatte ich Angst
8. habe ich schlecht geschlafen
11. fühlte ich mich einsam

Beck Depressions-Inventar BDI (Hautzinger et al., 1995)
Ein weiteres weit verbreitetes Selbsteinschätzungsverfahren ist das Beck Depressions-Inventar, das ebenfalls in der gerontologischen Praxis Verwendung findet. Es dient zur Unterscheidung depressiver und nicht-depressiver Menschen und zur Erfassung des Schweregrads einer Depression. Normen liegen für depressive Patienten vor. Anhand des BDI wird zwischen folgenden Symptombereichen differenziert:

Beispiel:
Symptombereiche im BDI (Hautzinger et al., 1995)

A Traurige Stimmung	L sozialer Rückzug/Isolierung
B Pessimismus	M Entschlussunfähigkeit
C Versagen	N negatives Körperbild
D Unzufriedenheit	O Arbeitsunfähigkeit
E Schuldgefühle	P Schlafstörungen
F Strafbedürfnis	Q Ermüdbarkeit
G Selbsthass	R Appetitverlust
H Selbstanklagen	S Gewichtsverlust
I Selbstmordimpulse	T Hypochondrie
J Weinen	U Libidoverlust
K Reizbarkeit	

Itembeispiel
Für die Beantwortung der Items wird im BDI der Schweregrad der Symptomatik durch unterschiedliche Itemformulierungen repräsentiert, wie das folgende Beispiel zeigt:

„A ‚Traurige Stimmung'

0 Ich bin nicht traurig
1 Ich bin traurig
2 Ich bin die ganze Zeit traurig und komme nicht davon los
3 Ich bin so traurig oder unglücklich, dass ich es kaum noch ertrage"

Selbstbeurteilungs-Depressions-Skala SDS (Zung Self-Rating Depression Scale; Zung, 1965; Collegium Internationale Psychiatriae Scalarum CIPS, 1996)

Die SDS ist ein eindimensionales Selbstbeurteilungsverfahren, das auch bei älteren Menschen angewendet wird. Anhand von 20 Items wird erfasst, wie häufig depressive Symptome im Verlauf der vergangenen Woche aufgetreten sind. Dabei werden krankheitsorientierte („symptomatisch positive") Aussagen sowie gesundheitsorientierte („symptomatisch negative") Erlebens- und Verhaltensweisen erfasst, die bei depressiven Menschen gestört sind. Die Items werden auf einer vierstufigen Skala durch die betreffende Person beantwortet (1 = „nie oder selten", 2 = „manchmal", 3 = „oft", 4 = „meistens oder immer"). Je nach Testwert erfolgt die Einschätzung „keine Depression" bzw. „mäßig bis schwere Depression" und „schwere Depression". Bei der Befragung älterer Menschen mit der SDS sind die somatisch orientierten Items wie „Verstopfung" oder „Gewichtsabnahme" wegen der möglichen Konfundierung mit körperlichen Störungen diagnostisch schwer zu beurteilen. Die SDS enthält darüber hinaus ein Item zur Sexualität (s. Beispiel), dessen Beantwortung älteren Menschen bisweilen Probleme bereitet.

Beispiel:
Items aus der SDS (Zung, 1965)
Symptomatisch positive Items:

2. Ich fühle mich bedrückt, schwermütig und traurig.
3. Ich weine plötzlich oder mir ist nach Weinen zumute.
7. Ich merke, dass ich Gewicht abnehme.

Symptomatisch negative Items:

2. Morgens fühle ich mich am besten.
6. Sex macht mir immer noch Freude.
14. Ich sehe voller Hoffnung in die Zukunft.

6.4.3 Fremdbeurteilungsskalen

Als problematisch sind Selbstbeurteilungsskalen vor allem dann einzuschätzen, wenn sie kognitiv beeinträchtigten Menschen vorgelegt (bzw. vorgelesen) werden. Beispielsweise können gleichzeitig eine Demenz und eine Depression bestehen. Hier bleibt mit wachsender kognitiver Störung zunehmend unklar, ob der betreffende Mensch ausreichend differenziert anhand eines Fragebogens über sein psychisches Befinden Auskunft geben kann bzw. die Fragen versteht. Fremdbeurteilungsskalen, in die Verhaltensbeobachtungen oder Informationen von Ärzten, Pflegepersonen oder Angehörigen eingehen, stellen deshalb eine wichtige Alternative oder Ergänzung zur Selbsteinschätzung dar.

Hamilton Depressions-Skala (HAMD; Hamilton, 1960)
Die Hamilton Depressions-Skala (HAMD) ist für die Diagnostik im höheren Lebensalter weit verbreitet. Sie umfasst 21 Items, die neben der depressiven Stimmung auch andere psychische Auffälligkeiten sowie körperliche Symptome berücksichtigen (s. Beispiele). Für jedes Item werden zur Einschätzung entsprechende Beschwerden und Auffälligkeiten genannt. Da ein Großteil der abgefragten Symptome aber somatischer Natur ist, stellt sich hier besonders die oben erläuterte Problematik der Konfundierung von körperlicher Erkrankung und depressiver Störung im Alter. Die Fremdbeurteilung sollte durch trainierte, klinisch erfahrene Personen erfolgen. Neben den Informationen aus dem Interview mit dem Patienten und der Beobachtung seines Verhaltens können auch Informationen von Angehörigen oder anderen Personen, die Kontakt zu dem Patienten haben, einbezogen werden.

Beispiel:
Items der HAMD (Hamilton, 1960)

- depressive Stimmung,
- Schuldgefühle,
- Suizidalität,
- Einschlafstörung,
- Durchschlafstörung,

- Schlafstörungen am Morgen,
- Beeinträchtigungen der Arbeit und sonstiger Tätigkeiten,
- Depressive Hemmung (Verlangsamung von Denken und Sprache, Konzentrationsschwäche, reduzierte Motorik),
- Erregung,
- Angst,
- Körperliche Begleiterscheinungen der Angst (z. B. Mundtrockenheit, Verdauungsstörungen, Herzklopfen, Kopfschmerzen, Hyperventilation, Schwitzen),
- Gastrointestinale Symptome (z. B. Appetitmangel),
- Allgemeine körperliche Symptome (z. B. Schweregefühl in den Gliedern, Rücken-, Kopf- oder Muskelschmerzen),
- Genitalsymptome, Libidoverlust,
- Hypochondrie,
- Gewichtsverlust,
- Krankheitseinsicht,
- Tagesschwankungen,
- Depersonalisation, Derealisation (Unwirklichkeitsgefühle),
- Paranoide Symptome (z. B. Misstrauen, Beziehungs- oder Verfolgungswahn),
- Zwangssymptome.

Der Schweregrad jedes dieser Symptombereiche wird auf einer drei- bzw. fünffachen Abstufung (Punktwert 0-2 bzw. 0-4) eingeschätzt. Ein Summenwert von sieben und mehr Punkten weist auf eine milde Depression hin. Eine mittelgradige Depression ist ab einem Punktwert von 18 und mehr Punkten anzunehmen.

Inventar Depressiver Symptome IDS (Hautzinger, 2000)
Die Items des IDS orientieren sich an den diagnostischen Kriterien von ICD-10 und DSM-IV. Im Einzelnen umfasst es 28 Items zu diesen Kriterien, die im Hinblick auf die zurückliegende Woche beurteilt werden. Bei Hautzinger (2000) ist die deutschsprachige Version des IDS gesamt abgedruckt.

Beispiel:
Items aus dem IDS (Hautzinger, 2000)
Stimmung (Traurigkeit, Niedergeschlagenheit)

0 Patient war nicht traurig, niedergeschlagen
1 Patient fühlte sich weniger als die Hälfte der Woche traurig, niedergeschlagen
2 Patient fühlte sich mehr als die Hälfte der Woche traurig, niedergeschlagen
3 Patient fühlte sich praktisch die gesamte Woche über sehr traurig, niedergeschlagen

Energielosigkeit

0 Patient war voll unveränderter, gewohnter Energie
1 Patient ermüdete leichter als gewöhnlich
2 Patient musste sich sehr anstrengen, um alltägliche Dinge zu schaffen oder durchzuhalten
3 Patient war aufgrund von Energielosigkeit nicht in der Lage, alltägliche Dinge zu schaffen

6.5 Differenzialdiagnostik von Alzheimer-Krankheit und Depression

6.5.1 Kognitive Beeinträchtigungen bei Depression

Depressive Störungen und eine demenzielle Symptomatik im Rahmen einer Alzheimer Krankheit weisen in Teilbereichen eine hohe Überschneidung auf. Beeinträchtigungen wie etwa Konzentrationsstörungen werden im ICD-10 als diagnostisches Kriterium einer Depression genannt. Im DMS-IV werden auch kognitive Probleme wie eine verminderte Denkfähigkeit und eine verringerte Entscheidungsfähigkeit aufgeführt.

Untersuchungen zeigen, dass bei depressiven Patienten Beeinträchtigungen von Leistungen des Arbeitsgedächtnisses, eine Verlangsamung kognitiver Prozesse oder Defizite der geteilten Aufmerksamkeit und der Vigilanz auftreten. Darüber hinaus konnten Beeinträchtigungen exekutiver Funktionen nachgewiesen werden. Die kognitive Flexibilität ist verringert, es kommt zu nachlassenden Leistungen der Wortflüssigkeit sowie zu Beeinträchtigungen des Problemlösens und Planens. Leistungsanforderungen, bei denen der Zeitfaktor eine Rolle spielt, weisen stärkere Defizite auf als Anforderungen ohne Zeitbegrenzung (zusammenfassend s. Beblo, 2004).

Darüber hinaus scheinen zwischen den Subtypen einer Depression Unterschiede in der Ausprägung neuropsychologischer Defizite vorzuliegen, z. B. stärker bei bipolaren als bei unipolaren Störungen oder bei Patienten mit Major Depression als bei Patienten mit Dysthymie (Beblo, 2004).

Die Häufigkeit für dieses sog. „Demenzsyndrom der Depression" (Jahn, 2004) beziffert Beblo (2002) mit 20 bis 70 Prozent. Die Streuung der Leistung ist zwischen depressiven Patienten also sehr hoch (Beblo, 2004), wobei der Zusammenhang zwischen Depression und kognitiven Defiziten mit zunehmendem Alter steigt. Die kognitiven Beeinträchtigungen können auch nach dem Abklingen der depressiven Symptomatik fortbestehen. Dies kann darin begründet sein, dass eine subklinische Depression bestehen bleibt oder im Rahmen der Depression irreversible neuronale Veränderungen eingetreten sind (Jahn, 2004).

Die diagnostische Unterscheidung zwischen der Alzheimer Krankheit und einer Depression im Alter ist schwierig, da

- kognitive Beeinträchtigungen bei einer Depression im Alter auftreten können und somit eine Alzheimer-Demenz „vortäuschen" (Hautzinger, 2000); eine medikamentöse Depressionstherapie kann zudem die kognitiven Beeinträchtigungen verstärken;
- beide Störungen gleichzeitig nebeneinander auftreten können (Komorbidität);
- eine Depression eine Begleitsymptomatik oder frühes Anzeichen einer Alzheimer-Demenz darstellen kann.
- Depressive Beschwerden und kognitive Störungen können außerdem aufgrund einer dritten Ursache gemeinsam vorliegen (z. B. als Folge eines Schlaganfalls).

Weist ein älterer Mensch also depressive Symptome und kognitive Auffälligkeiten auf, so ist neben der Abklärung einer Depression auch immer die Abklärung des kognitiven Status notwendig. Für die diagnostische Beurteilung können klinische und psychometrische Merkmale herangezogen werden, die eine Unterscheidung zwischen Alzheimer Krankheit und Depression erleichtern können.

6.5.2 Unterscheidungskriterien zwischen Alzheimer-Krankheit und Depression

In der Literatur werden verschiedene Aspekte genannt, die zwischen der Alzheimer-Krankheit und einer Depression im Alter differieren (Tabelle 7). Diese Aspekte dürfen aber lediglich als (wenn auch plausible) Hinweise betrachtet werden und lassen keine eindeutige Differenzialdiagnose zu. Für die Differenzialdiagnose gibt es auch kein eindeutig definiertes neuropsychologisches Leistungsprofil. Die Ergebnisse psychometrischer Untersuchungen (Theml, Heldmann & Jahn, 2001) verweisen aber darauf, dass die Psychometrie kognitiver Leistungen im Rahmen einer umfassenderen Differenzialdiagnose einen wichtigen Beitrag zur Unterscheidung von Depression und (beginnender) Demenz leisten kann.

Tabelle 7: Klinische und psychometrische Hinweise für die Differenzialdiagnose von Alzheimer-Krankheit und Depression (nach: Heuft, Kruse, Radebold, 2000; Hautzinger, 2000; Theml, Heldmann & Jahn, 2001; Zaudig, 2001b; Beblo, 2002; Jahn, 2004)

	Depression	Demenz
Depressive Vorgeschichte	häufig	selten
Krankheitsbeginn	meist schneller, abgrenzbarer Beginn	unscharfer Beginn
Alltagskompetenz	erhalten	zunehmend beeinträchtigt
neurologische Symptomatik	meist unauffällig	häufig Wortfindungsstörungen, später oft zusätzliche neurologische Symptome
Orientierung	ungestört	meist gestört
formales Denken	Denkhemmung	umständlich, weitschweifig
Auffassung	meist keine Beeinträchtigungen	ausgeprägte Beeinträchtigungen
Aufmerksamkeitsspanne	meist ungestört	eingeschränkt

	Depression	Demenz
Merkfähigkeit	leichte Beeinträchtigungen	regelmäßig beeinträchtigt, Progredienz
	unentschlossenes Antwortverhalten	Neigung zum Raten
	unmittelbarer Abruf: recency Effekt < primacy-Effekt*	unmittelbarer Abruf: recency-Effekt > primacy-Effekt
	bei Wortlisten eher Auslassungen; besserer Erhalt der Wiedererkennensleistung	bei Wortlisten Intrusionen (d. h. es werden Wörter genannt, die in der Wortliste nicht enthalten waren); reduzierte Wiedererkennensleistungen; viele „falsch-positive" Antworten
	verzögerter Abruf nicht oder leicht beeinträchtigt	verzögerter Abruf deutlich beeinträchtigt
Sprache	Verlangsamung; leise	Störungen der Wortproduktion und des Sprachverständnisses
	Sprachsemantik allenfalls leicht beeinträchtigt	Sprachsemantik meist beeinträchtigt
räumlich-konstruktive Leistungen	eher ungenau	beeinträchtigt
Krankheitsgefühl	meist Betonung von Defiziten; klagsam	Tendenz zur Bagatellisierung; Defizite werden nur vage beschrieben oder zu verbergen versucht
Affekt	Hilf-, Hoffnungslosigkeit, Wertlosigkeit, depressive Symptomatik stabil	Stimmungsschwankungen
Befindlichkeitsverlauf	Stimmungstief am Morgen	Leistungstief am Abend
Antrieb und Psychomotorik	antriebsarm oder gehemmt	oft unruhig, aber auch antriebsarm
Leistungsniveau in Testsituation	variierend; verstärkte Leistungseinbußen nach Misserfolg	konsistent gering; Progredienz im zeitlichen Verlauf
Selbstbeurteilung	eher Überschätzung und Beklagen kognitiver Defizite	eher Unterschätzung kognitiver Defizite und Leugnen

(* recency-Effekt bedeutet, dass die zuletzt genannten Informationen am besten erinnert werden; primacy-Effekt bedeutet, dass die zuerst genannten Informationen am besten erinnert werden)

Neben der neuropsychologischen Diagnostik und der Beachtung klinischer Anhaltspunkte sind für die Diagnose einer Depression außerdem klinisch-anamnestische Untersuchungen sowie die Ergebnisse neuroradiologischer, neurologischer und labormedizinischer Untersuchungen zu berücksichtigen. Nur die Gesamtschau aller Befunde und die Beobachtung des Krankheitsverlaufs lassen eine weitgehend sichere Beurteilung zu.

6.6 Zusammenfassung

Depressionen stellen eine der häufigsten Formen psychischer Beschwerden im Alter dar. Sie gehen mit einem erhöhten Morbiditäts- und Mortalitätsrisiko einher. Obwohl sie unter medikamentöser und psychotherapeutischer Behandlung eine deutliche Besserung zeigen, bleibt bei älteren Menschen eine adäquate Behandlung häufig aus, da sie nicht korrekt diagnostiziert werden. Vor dem Hintergrund der erhöhten körperlichen Morbidität älterer Menschen werden körperliche Symptome als Ausdruck einer Depression oft nicht erkannt.

Ein besonders schwieriges Problem ist die Differenzialdiagnose von Depressionen und einer beginnenden Alzheimer Demenz. Neben klinischen Hinweisen (z. B. Anamnese, Krankheitsbeginn, Psychopathologie) können für die Differenzialdiagnose auch neuropsychologische Unterschiede hilfreich sein.

Für die psychometrische Diagnostik liegen sowohl Selbst- als auch Fremdbeurteilungsverfahren vor, die spezifisch für das höhere Lebensalter entwickelt und/oder normiert wurden. Da Selbst- und Fremdbeurteilung teilweise unterschiedliche Perspektiven auf die Symptomatik betonen, ergänzen sie sich gegenseitig. Zudem ist die Gültigkeit der Selbsteinschätzung in Fragebögen bei kognitiven Beeinträchtigungen eingeschränkt, so dass die Fremdeinschätzung besondere Bedeutung erlangt.

Fünf Kontrollfragen zu Kapitel 6:

1. Auf welchen Ebenen des Verhaltens, Erlebens, Denkens und mit welchen körperlichen Merkmalen können sich Depressionen äußern?
2. Welche Symptome sind entsprechend der diagnostischen Kriterien nach DSM-IV und ICD-10 für die Diagnose einer depressiven Episode (Major Depression) notwendig?
3. Worin liegen Probleme der Erkennung von Depressionen im Alter?
4. Worin liegen mögliche Probleme der Selbstbeurteilung depressiver Symptome?
5. Welche klinischen Hinweise können für die Differenzialdiagnose von Depressionen und Demenz hilfreich sein?

Als weiterführende Literatur empfohlen:

1. Beblo, T. (2004). Neuropsychologie affektiver Störungen. In: S. Lautenbacher & S. Gauggel (Hrsg.) Neuropsychologie psychischer Störungen (S. 177–197). Berlin: Springer.
2. Hautzinger, M. (2000). Depression im Alter. Weinheim: Psychologie Verlags Union.
3. Niklewski, G. & Baldwin, B. (2003). Depressive Erkrankungen. In: H. Förstl (Hrsg.) Lehrbuch der Gerontopsychiatrie und -psychotherapie. Grundlagen – Klinik – Therapie (S. 436–448). Stuttgart, New York: Georg Thieme Verlag.

7 Diagnostik von Angststörungen

7.1 Häufigkeit und Bedeutung von Angst im Alter

Angstsyndrome gehören in der Allgemeinbevölkerung zu den häufigsten psychischen Störungen. In einer repräsentativen Befragung in Deutschland ergab sich eine Punktprävalenz (d. h. eine Häufigkeit zu einem bestimmten Befragungszeitpunkt) von 8,8 %, wobei die mittlere Angstintensität bei den über 65-Jährigen signifikant höher war als in der Bevölkerungsgruppe der 21- bis 65-Jährigen (Margraf & Poldrack, 2000). Angststörungen sind also bei alten Menschen weiter verbreitet, als bislang angenommen (Maercker, 2000). Prävalenzschätzungen reichen von drei bis zu mehr als 10 % (Margraf & Poldrack, 2000; Wiedemann & Linden, 2003; Bickel, 2003). Die Unterschiede in den Prävalenzraten sind z. T. auf methodische Unterschiede der verschiedenen diagnostischen Verfahren zurückzuführen. Die Prävalenz ist vier- bis achtmal höher als die für schwere depressive Störungen (Wisocki, 2002). Frauen sind bis zu dreimal häufiger betroffen als Männer.

Allerdings variiert die Auftretenshäufigkeit zwischen verschiedenen Angstformen stark. So berichtet Maercker (2000) für Panikstörungen eine Prävalenz von 0,1 %, für Agoraphobie von 5,2 %, für Sozialphobie von 1,4 %, für generalisierte Angststörungen von 1,9 % und für spezifische Phobien von 4,8 %. Leichtere Formen von Angst (unterhalb diagnostischer Kriterien) kommen entsprechend der Ergebnisse der Berliner Altersstudie in der über 70-jährigen Allgemeinbevölkerung bei 8,5 % vor (Helmchen et al., 1996)

Angststörungen stellen nicht nur eine psychische Belastung dar, sondern haben auch erhebliche Auswirkungen auf das Alltagsverhalten eines Menschen. Wenn beispielsweise ein alter Mensch aufgrund von Ängsten seine Wohnung nicht mehr verlässt, kann dies weitreichende Konsequenzen für seine Alltagsvollzüge haben (z. B. Vereinsamung, Verlust von Alltagsfertigkeiten, kognitiver Abbau aufgrund fehlender Anregungen, Mangelernährung). Die klinische Bedeutung von Angststörungen in der Altenbevölkerung wird aber häufig unterschätzt, sodass auch die Entwicklung von altersspezifischen diagnostischen

Verfahren weniger weit entwickelt ist als etwa für Demenz oder Depression (Wisocki, 2002; Wiedemann & Linden, 2003).

7.2 Formen von Angststörungen

Die Angststörungen werden im ICD-10 unter den „neurotischen, Belastungs- und somatoformen Störungen" zusammengefasst. Dabei werden die folgenden Störungen unterschieden:

Angststörungen im ICD-10

Phobische Störungen
Angst vor eindeutig definierten, i. A. ungefährlichen Situationen oder Objekten, die gemieden werden:

- Agoraphobie mit oder ohne Panikstörung (Angst in umschriebenen Situationen wie etwa in Menschenmengen, auf öffentlichen Plätzen, bei Reisen);
- soziale Phobien (Furcht vor der Betrachtung durch andere Menschen in relativ kleinen Gruppen, sodass schließlich soziale Situationen vermieden werden);
- spezifische (isolierte) Phobien (z. B. Angst vor bestimmten Tieren, vor Höhen, Dunkelheit, geschlossenen Räumen);
- nicht näher bezeichnete phobische Störungen.

Sonstige Angststörungen

- Panikstörung (wiederkehrende, schwere Angstattacken, auf keine besondere Situation oder Umstände bezogen; verbunden mit Symptomen wie Herzklopfen, Brustschmerz, Erstickungsgefühlen, Schwindel);
- Generalisierte Angststörung (anhaltende Angst, die nicht auf bestimmte Situationen beschränkt ist, häufig verbunden mit Befürchtungen wie einer eigenen Erkrankung oder einer Erkrankung von Angehörigen; Sorgen und Vorahnungen);
- Angst und Depression gemischt;
- Sonstige gemischte Angststörungen.

7.3 Probleme der Diagnostik von Angststörungen im Alter

Aus verschiedenen Gründen werden Angststörungen im Alter häufig übersehen. Wisocki (2002) macht u. a. die folgenden Faktoren dafür verantwortlich:

- Ältere Menschen berichten nicht über ihre Symptome, da sie diese als „normalen" Bestandteil des Alternsprozesses betrachten oder eine Stigmatisierung befürchten.
- Angst kann im Zusammenhang mit einer organischen Störung oder Erkrankung (z. B. Schlaganfall, Unterfunktion der Schilddrüse, sensorische Beeinträchtigungen), oder als Nebenwirkung von Medikamenten auftreten, sodass sie aufgrund einer eher organmedizinischen Betrachtung der Beschwerden übersehen werden kann.
- Durch gleichzeitig bestehende andere psychische Probleme oder die Verknüpfung damit werden Angststörungen übersehen. Depression und Angst treten sehr häufig gemeinsam miteinander auf. Auch bei Demenz treten Angststörungen häufiger auf als bei nicht demenziell erkrankten Älteren. Somit ist die diagnostische Einordnung schwierig.
- Messinstrumente zur Diagnostik von Angststörungen, die für jüngere Menschen entwickelt wurden, sind für das höhere Lebensalter aufgrund des besonderen klinischen Bildes von Angst im Alter wenig geeignet. So zeigen Ältere ihre Angstsymptomatik stärker als Jüngere in Form physiologischer Übererregung (z. B. motorische Anspannung, Ruhelosigkeit, Schlaflosigkeit); Vermeidungsverhalten bei Agoraphobie ist weniger ausgeprägt; der Schweregrad generalisierter Angststörungen ist i.A. geringer; das gleichzeitige Bestehen von Angst und Depression ist häufiger (Maercker, 2002).
- Nicht nur bei körperlichen Problemen, sondern auch bei seelischen Problemen suchen ältere Menschen in der Regel zunächst ihren Hausarzt auf. Psychische Probleme werden in der organmedizinischen Versorgung aber häufig zu wenig berücksichtigt oder nicht erkannt. Ungefähr 50 % der Patienten mit einer Angststörung werden Untersuchungen zufolge nicht richtig diagnostiziert.

„Es muss daher davon ausgegangen werden, dass ältere Menschen mit Angst- und Zwangsstörungen häufig durch die Maschen unseres Versorgungssystems fallen, weil die Störungen nicht erkannt werden und die Patienten selbst zur Dissimulation neigen (...) Zusammenfassend scheinen Angstsymptome und -störungen diejenige psychiatrische Symptomatik darzustellen, an der ältere Menschen am häufigsten leiden, die jedoch hier am wenigsten erforscht ist" (Wiedemann & Linden, 2003, S. 469).

Da für die Behandlung von Angststörungen wirksame psychotherapeutische Methoden bestehen, ist eine genaue Diagnostik auch bei alten Menschen sehr wichtig. Dabei muss häufig auf Verfahren zurückgegriffen werden, die ursprünglich für jüngere Altersgruppen entwickelt wurden. Zwischenzeitlich wurden aber einige dieser Verfahren auch für das höhere Lebensalter überprüft; z. T. wurden altersspezifische Normen entwickelt.

Wie bei der psychometrischen Erfassung von depressiven Störungen, können auch bei der Diagnostik von Angststörungen Selbstbeurteilungsverfahren und Fremdbeurteilungsverfahren eingesetzt werden. Vorgestellt werden im folgenden Abschnitt Verfahren, für die auch Vergleichswerte für das höhere Lebensalter vorliegen.

7.4 Screening

Hospital Anxiety and Depression Scale – Deutsche Version (HADS-D; Herrmann, Buss & Snaith, 1995)
Ein diagnostisches Problem bei der psychometrischen Erfassung von Angst besteht darin, dass Angstzustände z. T. nicht die diagnostischen Kriterien erfüllen, auch wenn sie subjektiv für die betroffenen Menschen sehr belastend sind. Mit der HADS-D sollen im Sinne eines Screenings auch leichtere Ausprägungen von Angst (und Depressivität) im subklinischen Bereich erfasst werden. Entwickelt wurde das Instrument vor allem für den Einsatz in der somatischen Medizin, um psychische Probleme von Patienten im Zusammenhang mit körperlichen Erkrankungen und Beschwerden festzustellen, um mögliche psychische Probleme als Ursache körperlicher Beschwerden zu erkennen oder um psychische Anpassungsprobleme bei körperlichen Erkrankungen zu identifizieren. Die Skala besteht aus 14 Items (jeweils sieben

Items für Angst und Depressivität). Im Hinblick auf Angst geht es um die Abbildung des globalen Angstniveaus; situationsspezifische Ängste werden weniger berücksichtigt. Die Itemformulierungen beinhalten keine körperlichen Indikatoren für psychische Beeinträchtigungen, um eine Konfundierung mit somatischen Krankheiten zu vermeiden.

Die Items werden jeweils auf vierstufigen Skalen beantwortet, wobei sich die betreffende Person bei Beantwortung auf die letzte Woche beziehen soll. Je stärker die Angst ausgeprägt ist, ein umso höherer Punktwert ergibt sich.

Beispiel:
Items aus der Hospital Anxiety and Depression Scale HADS-D (Herrmann, Buss & Snaith, 1995)
2. Mich überkommt eine ängstliche Vorahnung, dass etwas Schreckliches passieren könnte.
(Antwortkategorien: „ja, sehr stark", „ja, aber nicht allzu stark", „etwas, aber es macht mir keine Sorgen", „überhaupt nicht").
7. Mich überkommt plötzlich ein panikartiger Zustand
(Antwortkategorien „ja, tatsächlich sehr oft", „ziemlich oft", „nicht sehr oft", „überhaupt nicht")

Die HADS-D wurde an einer repräsentativen deutschen Bevölkerungsstichprobe normiert (Hinz & Schwarz, 2001). In einer bevölkerungsrepräsentativen Erhebung wurde die HADS-D auch in der Altersgruppe der über 60-jährigen Bevölkerung (N = 622 befragte Personen) eingesetzt, sodass Vergleichswerte für vier Altersgruppen (61-65 Jahre, 66-70 Jahre, 71-75 Jahre, 76 Jahre und älter) vorliegen (Schwarz et al., 2001). Auffällige Angstwerte ergaben sich dabei bei rund acht Prozent der über 60-Jährigen, wobei der Anteil bei Frauen mit fast neun Prozent höher liegt als bei Männern mit rund sechs Prozent.

7.5 Selbst- und Fremdbeurteilungsverfahren

Beck-Angstinventar (Margraf & Ehlers, 2005)
Das Beck-Angst-Inventar (Margraf & Ehlers, 2005) stellt die deutsche Version des Beck Anxiety Inventory (Beck et al., 1988) dar. Es ist ein Selbstbeurteilungsverfahren mit 21 Items und erfasst sowohl somatische als auch kognitive Angstsymptome. Die 21 Items werden auf einer vierstufigen Skala hinsichtlich der Schwere ihres Auftretens in den letzten sieben Tagen eingeschätzt. Die deutschsprachige Version wurde nicht nur an Patientenstichproben, sondern auch an einer repräsentativen Stichprobe der Allgemeinbevölkerung validiert. Damit werden auch Normwerte für ältere Menschen zur Verfügung gestellt.

State-Trait-Angstinventar STAI (Laux et al., 1981)
Mit dem STAI, ein Selbstbeurteilungsverfahren, kann zwischen sogenannter „Zustandsangst" („state") und Angst als Eigenschaft („trait") unterschieden werden. „Zustandsangst" gilt als Angst, die nur zu bestimmten Zeiten und in bestimmten Situationen (sozusagen als vorübergehender „Zustand") auftritt und dementsprechend in der Intensität von Angstgefühlen variieren kann. Angst als Eigenschaft gilt dagegen als relativ stabiles, zeit- und situationsunabhängiges Persönlichkeitsmerkmal i. S. einer individuellen Neigung, Situationen als bedrohlich zu bewerten (Wahl, 2004).

Dementsprechend teilt sich das STAI in eine State-Angstskala und eine Trait-Angstskala auf, die beide jeweils 20 Items umfassen. Für die Trait-Angstskala wurden Normwerte an einer repräsentativen Erwachsenenstichprobe ermittelt. Es liegen aber keine altersspezifischen Normwerte für das höhere Lebensalter vor. Für die „Zustandsangst" werden die Items im Hinblick auf die momentane Intensität von Angst beantwortet (von „überhaupt nicht" bis „sehr"), für die Trait-Angst im Hinblick auf die Häufigkeit von Angst („fast nie" bis „fast immer"). Dabei ist in beiden Fällen die Beantwortung auf einer vierstufigen Skala möglich. Die folgenden Itembeispiele illustrieren dies:

> *Beispiel:*
> Items aus dem STAI (Laux et al., 1981)
>
> - State-Angst:
>   10. Ich fühle mich wohl. („angst-negatives" Item, Antwortkategorien werden für die Auswertung invertiert)
>   12. Ich bin nervös.
>
> - Trait-Angst :
>   31. Ich neige dazu, alles schwer zu nehmen.
>   37. Unwichtige Gedanken gehen mir durch den Kopf und bedrücken mich.

Hamilton Anxiety Scale (Hamilton, 1959)
(deutschsprachige Version: Hamilton-Angstskala HAMA; Collegium Internationale Psychiatriae Scalarum, 1996)
Die HAMA ist ein Fremdbeurteilungsverfahren, mit der der Schweregrad von Angst bei bereits diagnostizierten Patienten eingeschätzt werden kann. Die Einschätzung beruht auf einem klinischen Interview. Hierfür sind ein entsprechendes Training und klinische Erfahrung notwendig. Die HAMA umfasst 14 Items, die sich auf angstbezogene psychische und somatische Symptombereiche beziehen (z. B. ängstliche Stimmung; Spannung; Schlaflosigkeit; depressive Stimmung; kardio-vaskuläre Symptome wie Herzklopfen, Brustschmerzen; Hinweise für Angst während des Interviews aufgrund der Motorik, der Mimik oder der Gestik). Für die Schweregradeinschätzung werden für jeden Symptombereich entsprechende Beschwerden und Auffälligkeiten genannt. Das jeweilige Symptom wird auf einer fünfstufigen Skala eingeschätzt („nicht vorhanden" bis „sehr stark"), wobei auch die Symptomatik in der Woche vor dem Interview einbezogen wird. Erfahrungen mit der HAMA liegen für Patienten bis zu 65 Jahren vor; Normen für deutschsprachige Stichproben existieren derzeit nicht (nach: Hautzinger, 2003).

Exkurs: Psychopathologischer Befund
Die Diagnostik von Demenz, Depression und Angst sind wichtige Aspekte des psychopathologischen Befunds. Darüber hinausgehend sind in der Gerontopsychiatrie weitere psychiatrische Symptome im Rahmen des „psychopathologischen Befundes" zu erfassen.
„Der psychopathologische Befund beschreibt das Querschnittsbild der geistig-seelischen Verfassung des Patienten zum Zeitpunkt der Untersuchung. Seine Grundlage sind das vom Arzt beobachtbare Verhalten, sowie überprüfbare Leistungen und das berichtete Erleben des Patienten. Er soll die äußere Erscheinung und das Interaktionsverhalten des Patienten wiedergeben, danach Bewusstseinslage, Wahrnehmung, kognitive Funktionen, inhaltliches und formales Denken, Affektivität, Antrieb, Psychomotorik und eine Beurteilung von Krankheitseinsicht und Suizidalität beinhalten" (Gutzmann & Frölich, 2003, S. 89).
In der Gerontopsychiatrie sind hier die beiden folgenden Dokumentationssysteme von Bedeutung.
Dokumentationssystem der Arbeitsgemeinschaft für Gerontopsychiatrie (AGP-System; Gutzmann, Kühl & Göhringer, 2000)
Als standardisiertes Verfahren zur Dokumentation klinischer Befunde im Alter über 65 Jahre wurde von der Arbeitsgemeinschaft für Gerontopsychiatrie (AGP) das AGP-System erarbeitet, in das psychiatrische, somatische und anamnestische Befunde eingehen (Collegium Internationale Psychiatriae Scalarum, 1996; Gutzmann, Kühl & Göhringer, 2000; Gutzmann & Frölich, 2003). Grundlage für die Dokumentation ist eine freie psychiatrische Exploration, eine Eigen- und Fremdanamnese sowie allgemeinmedizinische und neurologische Untersuchungen. Die somatischen und psychischen Befunde können nach Schweregrad („leicht", „mittel", „schwer") eingeschätzt werden. Erfasst werden neben kognitiven und affektiven Störungen beispielsweise Zwänge und Phobien, Wahn, psychomotorische und Antriebsstörungen, Störungen des Sozialverhaltens, Hilfs- und Pflegebedürftigkeit sowie organische Stö-

> rungen, sensorische, neurologische oder motorische Störungen.
> *Neuropsychiatrisches Interview NPI (Cummings et al., 1994)*
> Ebenfalls zur Einschätzung von Verhaltensstörungen sowie von psychiatrischen Symptomen dient das Neuropsychiatrische Interview (NPI), das mit Angehörigen oder anderen nahe stehenden Personen geführt wird. Mit dem NPI können psychiatrische Symptome nach Häufigkeit, Schweregrad und Belastung für die Angehörigen eingeschätzt werden. Im Einzelnen werden psychiatrische Auffälligkeiten in zwölf Bereichen eingeschätzt (z. B. Wahnvorstellungen, Depression, Angst, Apathie, Reizbarkeit).

7.6 Zusammenfassung

Im Vergleich mit Demenz und Depression erhalten Angststörungen im Alter bislang weniger Aufmerksamkeit in der Wissenschaft und der klinischen Arbeit mit älteren Menschen. Je nach diagnostischer Methode und Angstform werden allerdings Prävalenzraten von bis zu zehn Prozent und mehr berichtet.

Angststörungen im Alter werden häufig aber nicht erkannt. Die somatischen Symptome von Angst (z. B. Schwindelgefühle, Herzprobleme) werden eher auf eine organische Ursache zurückgeführt bzw. Angst wird als Begleitsymptomatik einer organischen Erkrankung übersehen. Auch das gemeinsame Auftreten von Angst mit Demenz oder Depression erschwert die Diagnostik einer Angststörung. Darüber hinaus fehlen altersspezifische psychometrische Verfahren, und für jüngere Lebensalter entwickelte Verfahren werden dem besonderen klinischen Bild von Angststörungen im Alter nicht ausreichend gerecht. Deshalb müssten spezifische Verfahren für Angststörungen im Alter entwickelt werden. Dies ist deshalb umso wichtiger, als Angststörungen durch Psychotherapie auch im Alter gut behandelbar sind und deshalb in der klinischen Versorgung alter Menschen nicht übersehen werden dürfen.

Fünf Kontrollfragen zu Kapitel 7:

1. Welche Bedingungen erschweren die Diagnostik von Angststörungen im Alter?
2. Weshalb berichten ältere Menschen häufig nicht über ihre Ängste?
3. Welche wichtigen Angststörungen werden im ICD-10 unterschieden?
4. Worin unterscheiden sich State-Angst und Trait-Angst?
5. Nennen Sie ein psychometrisches Selbst- und ein Fremdbeurteilungsverfahren für die Erfassung von Angst.

Als weiterführende Literatur empfohlen:

1. Wiedemann G., Linden M. (2003) Angst-, Zwangskrankheiten. In: H. Förstl (Hrsg.) Lehrbuch der Gerontopsychiatrie und -psychotherapie. Grundlagen – Klinik – Therapie. Stuttgart, New York: Georg Thieme Verlag. S. 467–475.
2. Wisocki A. (2002). Angststörungen. In: A. Maercker (Hrsg.) Alterspsychotherapie und klinische Gerontopsychologie. Berlin: Springer Verlag, S.167–194.

8 Körpererleben, Körperbeschwerden und Somatisierungsstörungen

8.1 Die Bedeutung des Körpers im Alter

Sowohl im subjektiven Erleben als auch in der Wahrnehmung von außen wird Älterwerden mit körperlichen Veränderungen verbunden. Als „typische" Merkmale gelten beispielsweise eine faltige Haut, ausfallende oder weiß werdende Haare oder schlechteres Sehen und Hören. Im Selbst- und im gesellschaftlichen Fremdbild ist Altern in körperlicher Hinsicht meist mit der Vorstellung abnehmender Attraktivität verbunden. Auch der Boom von (therapeutisch fragwürdigen) „Anti-Aging"-Medikamenten zeugt davon, dass Älterwerden häufig noch als körperlicher „Makel" betrachtet wird. Körperliche Alterungsprozesse nehmen also sehr hohen Einfluss auf das Selbsterleben älterer Menschen.

Dies hat auch damit zu tun, dass es im Alterungsprozess tatsächlich zu regelmäßigen Veränderungen körperlicher Funktionen kommt. In körperlicher Hinsicht ist Altern ein physiologischer Abbauprozess. Die Leistungsfähigkeit körperlicher Funktionen lässt in vielfacher Hinsicht nach (z. B. Herz-Kreislauf-Funktionen, Atemvolumen, Muskelkraft, Regenerationsfähigkeit des Organismus).

Diese Veränderungen führen teilweise dazu, dass die „Reservekapazität" des Organismus gegenüber Störungen und Erkrankungen geringer wird. Das höhere Lebensalter ist somit mit einem höheren Erkrankungsrisiko als in früheren Lebensjahren verbunden. Dabei ist es ein wesentliches Kennzeichen des höheren Lebensalters, dass meist chronische Erkrankungen auftreten und mehrere Erkrankungen gleichzeitig nebeneinander bestehen (Multimorbidität).

Dies hat auch erheblich beeinträchtigende Auswirkungen auf die Alltagsbewältigung. Insbesondere aufgrund der Multimorbidität kommt es vor allem bei Menschen über 80 Jahren zur Kumulation solcher Beeinträchtigungen. Aus diesem Grund ist es leicht nachvollziehbar, dass das erhöhte körperliche Erkrankungsrisiko und die nachlassende körperliche Leistungsfähigkeit auch für das subjektive Erleben des Älterwerdens und des alternden Körpers eine herausragende Bedeutung haben.

Neben der erhöhten Multimorbidität und Chronizität von Erkrankungen älterer Menschen findet sich im subjektiven Erleben eine Steigerung von Körperbeschwerden mit zunehmendem Alter, eine subjektiv schlechtere Einschätzung des Gesundheitszustandes sowie subjektiv ein Zuwachs an Behinderungen und Beschwerden im Vergleich mit jüngeren Menschen. Chronische gesundheitliche Einschränkungen bei älteren Menschen können außerdem über die damit verbundenen Einbußen an bisheriger Autonomie negativ auf die psychische Befindlichkeit einwirken.

Aus pychosomatischer Perspektive wird der körperliche Alternsprozess als „Organisator" der Entwicklung im höheren Lebensalter betrachtet (Heuft, Kruse & Radebold, 2000). Ältere Menschen verknüpfen das Erleben von Zeit häufig mit körperlichen Veränderungen: „als ich noch besser sehen konnte", „im letzen Jahr konnte ich noch jeden Tag schwimmen gehen, heute nur noch einmal in der Woche". Körperliche Funktionen werden nicht mehr als selbstverständlich betrachtet. Unter diesem Aspekt sprechen Heuft, Kruse & Radebold (2000) von der „biologischen Zumutung" des körperlichen Alterns in doppelter Hinsicht: als biologisch unabwendbar erlebt und im Hinblick auf den Selbstwert zu verarbeiten.

Im höheren Lebensalter wird das Erleben des Körpers und von Körperbeschwerden deshalb zunehmend bedeutsam für psychisches Wohlbefinden. Der Körper ist nicht nur in seiner Funktionalität zu sehen (z. B. Herzleistung, Atmung, Körperbalance, Sinnesfunktionen, Kraft, Verdauungstätigkeit, Sexualfunktionen), sondern auch in seiner identitätsstiftenden Bedeutung. Das Erleben des Selbst ist mit dem Erleben des eigenen Körpers verbunden (z. B. als stark oder schwach, attraktiv oder unattraktiv, gesund oder krank, Männlichkeit und Weiblichkeit). Es ist zu unterscheiden zwischen dem objektivierbaren medizinischen Befund körperlicher Funktionen oder Störungen und dem subjektiven Befinden. Zwischen beiden Aspekten besteht keine unmittelbare Entsprechung. Trotz organischer Befunde kann das Befinden gut sein. Umgekehrt können Befindlichkeitsstörungen erlebt werden, obwohl der objektivierbare Befund auf relativ geringe Funktionsstörungen hinweist (Brähler & Schumacher, 2002). Die psychometrische Erfassung von Körperbeschwerden hat deshalb eine wichtige Bedeutung neben der organ-medizinisch orientierten Diagnostik körperlicher Beeinträchtigungen und Störungen.

8.2 Psychometrische Diagnostik von Körpererleben und Körperbeschwerden

Zur Erfassung des Körpererlebens und subjektiver körperlicher Beschwerden liegen keine spezifisch für das höhere Lebensalter entwickelten Verfahren vor. Die Bedeutung des Körpers wurde aber insbesondere für die klinische Gerontopsychologie und die Alterspsychotherapie und Gerontopsychosomatik in den letzten Jahren zunehmend erkannt. In diesem Kontext wurden in wachsendem Ausmaß psychometrische Verfahren zur Erfassung von Körpererleben und Körperbeschwerden für das höhere Lebensalter normiert, die zunächst nicht spezifisch für das höhere Lebensalter konzipiert waren.

Da Körperbeschwerden aufgrund der Zunahme chronischer Erkrankungen im Alter häufig sind und sich das Körpererleben – wie oben ausgeführt – im höheren Lebensalter gegenüber jüngeren Bevölkerungsgruppen verändert, sind altersspezifische Normwerte für unterschiedliche Bevölkerungsgruppen der Älteren notwendig (z. B. Allgemeinbevölkerung, klinische Gruppen mit diagnostizierten körperlichen Erkrankungen, ältere Menschen mit psychischen Beschwerden). Nur damit können individuelle Angaben älterer Menschen über ihr körperliches Erleben oder körperliche Beschwerden angemessen interpretiert werden.

Fragebogen zur Beurteilung des eigenen Körpers FBeK (Strauß & Richter-Appelt, 1996)
Mit dem FBeK kann das Körpererleben als „bewusste Erfahrung und Beurteilung des Körpers als Ganzes" (Strauß & Richter-Appelt, 1996, S. 6) und damit als wesentlicher Aspekt der Identität eines Menschen abgebildet werden. Der Fragebogen umfasst 52 Items, die den folgenden vier Skalen zugeordnet werden können:

- Attraktivität und Selbstvertrauen;
- Akzentuierung des körperlichen Erscheinungsbildes (besondere Betonung des Aussehens, Freude an der Beschäftigung mit dem eigenen Körper);
- Unsicherheit/Besorgnis gegenüber körperlichen Vorgängen, Gefühl der mangelnden Körperkontrolle;
- körperlich-sexuelles Missempfinden, Scham im Zusammenhang mit körperlichem Erleben.

Eine Untersuchung von über 60-jährigen Personen in Deutschland mit dem FBeK (Gunzelmann, Brähler, Hessel & Brähler, 1999) zeigte, dass Ältere im Vergleich mit unter 60-Jährigen ihren Körper als weniger leistungsfähig und mit größerer Besorgnis erleben. Dies ist bei Frauen stärker als bei Männern ausgeprägt. Außerdem wurden Zusammenhänge zwischen positivem Körpererleben und positiver psychischer Gestimmtheit bzw. negativem Körpererleben und depressiver Stimmung gefunden. Dies verweist auf die Bedeutung des Körpers für psychisches Wohlbefinden im Alter. Die Untersuchung stellt Vergleichswerte für den FBeK für über 60-Jährige für die Item- und Skalenwerte zur Verfügung.

Gießener Beschwerdebogen GBB-24 (Brähler & Scheer, 1995)
Der Gießener Beschwerdebogen GBB-24 ist ein Selbsteinschätzungsverfahren, mit dem subjektiv erlebte Körperbeschwerden erfasst werden. Für 24 verschiedene Symptome wird auf einer fünfstufigen Skala das Ausmaß der Beschwerden von „nicht" über „kaum", „erheblich" bis „stark" eingeschätzt. Jeweils sechs Symptome werden zu einer Skala zusammengefasst. Die vier Skalen des GBB-24 umschreiben die folgenden Beschwerdebereiche:

Beispiel:
Körperbeschwerden im Gießener Beschwerdebogen GBB-24 (Brähler & Scheer, 1995)

- Erschöpfung
  z. B.   1. Schwächegefühl
        16. Müdigkeit

- Magenbeschwerden
  z. B.   3. Druck- oder Völlegefühl im Bauch
         13. Sodbrennen oder saures Aufstoßen
- Herzbeschwerden
  z. B.   2. Herzklopfen, -jagen oder -stolpern
         24. anfallsweise Herzbeschwerden
- Gliederschmerzen
  z. B.   5. Gelenk- oder Gliederschmerzen
          8. Nacken- oder Schulterschmerzen

Neben der Einschätzung von Körperbeschwerden unterschiedlicher Lokalisation kann ein Gesamtwert aus den Items des GBB-24 als Maß für den generellen körperlichen „Beschwerdedruck" eines Menschen gebildet werden.

Der GBB-24 ist ein weit verbreitetes Verfahren, das vor allem in der Psychosomatik Verwendung findet. Im Rahmen bevölkerungsrepräsentativer Studien wurden für Personen über 60 Jahre gesonderte Normen für die Altersstufen 61 bis 65 Jahre, 66 bis 70 Jahre, 71 bis 75 Jahre sowie 76 Jahre und älter erhoben (Gunzelmann, Schumacher & Brähler, 2002). Im Vergleich mit jüngeren Altersgruppen zeigte sich in diesen Normierungsstudien ein erhöhtes Ausmaß an Körperbeschwerden insbesondere in den Bereichen Erschöpfung und Gliederschmerzen. Da die Reliabilität des GBB-24 auch im höheren Alter gute Werte aufweist, eignet sich das Verfahren auch bei Älteren zur Diagnostik psychosomatisch mitbedingter Körperbeschwerden.

8.3 Psychometrische Diagnostik von Somatisierungsstörungen

Unter Somatisierungsstörungen versteht man entsprechend der diagnostischen Kriterien nach ICD-10 multiple, wiederholt auftretende und häufig wechselnde körperliche Symptome mit einer Dauer von mindestens zwei Jahren, die nicht auf eine organische Ursache zurückgeführt werden können. „Das Charakteristikum ist die wiederholte Darbietung körperlicher Symptome in Verbindung mit hartnäckigen Forderungen nach medizinischen Untersuchungen trotz wiederholter negativer Ergebnisse und Versicherung der Ärzte, dass die Symptome nicht körperlich begründbar sind. Wenn somatische Störungen vorhanden sind, erklären sie nicht die Art und das Ausmaß der Symptome, das Leiden und die innerliche Beteiligung des Patienten" (ICD-10). Typisch für Patienten ist, dass sie bei Allgemeinärzten, aber auch in spezialisierten medizinischen Einrichtungen bereits eine Vielzahl von Untersuchungen oder auch Operationen hinter sich haben („Patientenkarriere"). Betroffen können alle Körperteile oder -systeme sein. Häufig kommt es als Folge zu Störungen des sozialen und familiären Verhaltens.

Die Patienten schildern die Symptome so, als wäre eine körperliche Krankheit eines Organs oder Organsystems die Ursache. Die Möglichkeit psychischer Ursachen wird dagegen von ihnen zurückgewiesen. Bei den Somatisierungsstörungen wird unterschieden zwischen

- somatoformen autonomen Funktionsstörungen: die Somatisierungsstörung betrifft hierbei etwa das kardio-vaskuläre System, den Gastrointestinaltrakt, das Atmungssystem oder das urogenitale System;
- der somatoformen Schmerzstörung, z. B. chronische Rückenschmerzen ohne zugrunde liegenden physiologischen Prozess oder körperliche Störung; diese Schmerzen treten in Verbindung mit emotionalen Konflikten oder psychosozialen Belastungen auf, die so schwerwiegend sein müssen, dass sie als Ursache in Frage kommen,
- der hypochondrischen Störung.

Zu den Beschwerden gehören zum einen objektivierbare Symptome wie beispielsweise Herzklopfen, Schwitzen, Erröten oder Zittern. Zum anderen werden unspezifische subjektive Beschwerden geschildert wie beispielsweise flüchtige Schmerzen, Brennen, Schwere- oder Engegefühle, die vom Patienten einem bestimmten Organ oder Organsystem zugeordnet werden (Heuft, Kruse & Radebold, 2000).

Screening für Somatoforme Störungen (SOMS; Rief, Hiller & Heuser, 1997)
Das SOMS ist ein Verfahren zur Identifikation, Klassifikation, Quantifizierung und Verlaufsbeschreibung somatoformer Störungen. Es orientiert sich sowohl an den Kriterien des DSM-IV als auch der ICD-10. Der Test besteht aus drei Teilen. Mit Hilfe einer Beschwerdenliste (SOMS-2) mit 68 Items werden alle Symptome einer Somatisierungsstörung i. S. eines Screenings durch eine Selbsteinschätzung erfragt. Der Beurteilungszeitraum hierfür sind die letzten beiden Jahre vor der Befragung. Die ersten 53 Items berücksichtigen alle Symptome einer Somatisierungsstörung nach DSM-IV und ICD-10 sowie der Somatoformen Autonomen Funktionsstörung (SAD) nach ICD-10. Die weiteren Items erfassen Ein- und Ausschlusskriterien für die Störungsbilder sowie andere somatoforme Störungen. Die folgenden Itembeispiele sollen dies konkret erläutern (Wahl, 2004).

Beispiel:
Items aus dem SOMS-2 (Rief, Hiller & Heuser, 1997)
a) Beschwerden
Ich habe in den vergangenen zwei Jahren unter folgenden Beschwerden gelitten:

1. Kopf- oder Gesichtsschmerzen
2. Schmerzen im Bauch oder in der Magengegend
3. Rückenschmerzen

b) Ein- und Ausschlusskriterien

54. Wie oft waren Sie wegen der genannten Beschwerden beim Arzt? (keinmal; 1 bis 2x; 3 bis 6x; 6 bis 12x; mehr als 12x)

> 55. Konnte der Arzt für die genannten Beschwerden eine genaue Ursache feststellen?
>
> c) andere somatoforme Störungen
>
> 64. Haben Sie Angst oder sind Sie fest überzeugt, eine schwere Krankheit zu haben, ohne dass bisher von Ärzten eine ausreichende Erklärung gefunden wurde?

Die Items werden mit „ja" oder „nein" beantwortet. Ausnahmen von diesen Antwortkategorien sind die Fragen zur Häufigkeit von Arztbesuchen sowie zur bisherigen Dauer der Beschwerden.

Aus der Summe der mit „ja" beantworteten Symptome im SOMS-2 werden drei Somatisierungsindices berechnet (Somatisierungsindex DSM-IV; Somatisierungsindex ICD-10; SAD-Index ICD-10 für somatoforme autonome Funktionsstörungen). Darüber hinaus wird ein diagnoseübergreifender „Beschwerdenindex Somatisierung" durch die Summe aller positiv beantworteten körperlichen Symptome gebildet. Außerdem können spezifische Diagnosen für verschiedene Organsysteme berücksichtigt werden.

Ein weiterer Teil der SOMS ist das SOMS-7, das eine Auswahl von 53 Items aus der SOMS-2 enthält. Diese sind daraufhin zu beurteilen, ob sich die Intensität von Beschwerden in den letzten sieben Tagen verändert hat. Die Veränderungsmessung im SOMS-7 erfolgt auf einer fünfstufigen Skala von 0 („gar nicht") über 1 („leicht"), 2 („mittelmäßig"), 3 („stark") bis 4 („sehr stark").

Für den klinischen Einsatz enthält das SOMS ein „Befindlichkeitstagebuch" und ein Kurvenblatt zur Abbildung des Verlaufs der im Tagebuch protokollierten Beschwerden. Das „Befindlichkeitstagebuch" umfasst Angaben zum körperlichen Wohlbefinden, zur Art der körperlichen Beschwerden, zur Stimmung, Ängstlichkeit und Gesundheit, zu Krankheitsängsten, zu Aktivitäten und Tätigkeiten, zu Auslösern, Folgen und Kontrollempfinden des körperlichen Wohlbefindens und zu positiven Aktivitäten. Die Stärke von Empfindungen und Beschwerden wird auf einer so genannten visuellen Analogskala eingetragen. Dies ist eine zehn Zentimeter lange Linie mit den Endpunkten 0 und 100, auf der die betreffende Person je nach subjektivem Empfinden eine Markierung vornimmt.

> *Die Bedeutung somatoformer Störungen in der älteren Bevölkerung*
> In einer bevölkerungsrepräsentativen Untersuchung wurde bei 71,8 % der befragten Personen über 60 Jahren mittels des „Screenings für somatoforme Störungen" (SOMS; Rief, Hiller & Heuser, 1997) mindestens ein Symptom gefunden, bei 50,5 % mindestens vier Symptome und bei 23,4 % mindestens acht Symptome (Hessel et al., 2002). Diese Symptome waren so stark ausgeprägt, dass sie zu Arztkonsultationen geführt haben, ohne dass der Arzt eine adäquate organische Ursache gefunden hätte. Eine „somatoforme autonome Funktionsstörung" nach ICD-10 konnte aber je nach Alter nur in maximal 0,3 % gefunden werden. Hessel et al. (2002) führen dies auf die restriktiven diagnostischen Kriterien zurück, wonach somatoforme Einzelbeschwerden trotz des subjektiven Beschwerdedrucks zu wenig Berücksichtigung finden. Wild et al. (2004) fanden in der repräsentativen „Interdisziplinären Studie des Erwachsenenalters" (ILSE) in zwei Alterskohorten (Geburtsjahrgang 1930/32 bzw. 1930/32) eine Häufigkeit von 2,9 % für somatoforme Störungen. Im Unterschied zur Untersuchung von Hessel et al. (2002), in der ein Fragebogen zur Selbsteinschätzung eingesetzt wurde, wurde hier eine ausführlichere Untersuchung durchgeführt.

Auch wenn Somatisierungsstörungen vorwiegend in jüngeren Lebensjahren auftreten, betonen Heuft, Kruse & Radebold (2000), dass die somatoformen autonomen Funktionsstörungen nicht generell selten im Alter vorkommen. Da es im höheren Lebensalter aber aufgrund des biologischen und physiologischen Alterungsprozesses zu einem erhöhten Risiko für körperliche Störungen und Erkrankungen kommt und auch die (besorgte) Aufmerksamkeit der älteren Menschen hierfür deshalb erhöht ist, ist die diagnostische Abgrenzung organisch bedingter Störungen von Somatisierungsstörungen schwierig. Dies führt dazu, dass Somatisierungsstörungen bzw. der somatoforme Anteil von Beschwerden häufig von der (überwiegend auf organische Krankheitsursachen konzentrierten) Medizin übersehen und organische Ursachen ganz in den Mittelpunkt der Behandlung gerückt werden (Heuft, Kruse & Radebold, 2000). Hilfreiche Interventionen wie etwa Psychotherapie werden dann gar nicht erst in Erwägung gezogen, und die Behandlung verbleibt bei wenig aussichtsreichen organisch orientierten Therapieansätzen. Somatisierungsstörungen zeigen aber eine hohe Tendenz zur Chronifizierung, und das Risiko für weitergehende somatische Probleme ist hoch. Die Diagnostik solcher Störungen im Alter ist deshalb von hoher Bedeutung, um eine psychotherapeutische Behandlung begründen zu können.

8.4 Zusammenfassung

Aufgrund der biologischen und physiologischen Alternsprozesse kommt es mit zunehmendem Alter zu einem höheren Erkrankungsrisiko und zur Zunahme chronischer Erkrankungen sowie von Multimorbidität. Damit sind nicht nur beeinträchtigende Wirkungen für die Selbstständigkeit verbunden. Neben der medizinischen Erfassung körperlicher Beeinträchtigungen und Erkrankungen (dem körperlichen Befund) ist auch das Selbsterleben des Körpers und seiner Veränderungen bedeutsam. Körperliches Altern und Körperbeschwerden (das körperliche Befinden) haben Folgen für Selbsterleben, Selbstwert, psychisches Befinden und Körperbild. Die diagnostische Erfassung subjektiver körperlicher Beschwerden und somatoformer Beschwerden hat hohe Bedeutung für die klinische Versorgung alter Menschen (z. B. Psychotherapie im Alter).

Zusammenfassung

> Fünf Kontrollfragen zu Kapitel 8:
> 1. Welche Bedeutung hat das Körpererleben im Alter?
> 2. Weshalb ist die Erfassung von subjektiven Körperbeschwerden im Alter wichtig?
> 3. Was ist der Unterschied zwischen Befund und Befinden?
> 4. Was versteht man unter „Somatisierungsstörungen"?
> 5. Zur Selbstreflexion: Wie erleben Sie Älterwerden körperlich? Welche Bedeutung hat dies für Ihr Selbstbild?

Als weiterführende Literatur empfohlen:
Heuft, G., Kruse, A. & Radebold, H. (2000). Lehrbuch der Gerontopsychosomatik und Alterspsychotherapie. München, Basel: Ernst Reinhardt Verlag.

9 Lebensqualität und Wohlbefinden

Lebensqualität hat in den letzten Jahren nicht nur als psychologisches Forschungsthema zunehmend Bedeutung erlangt, sondern als wichtiges Kriterium für den Behandlungserfolg therapeutischer Maßnahmen auch Eingang in die Medizin gefunden. In der medizinischen Psychologie, der Rehabilitationsforschung oder der Psychotherapieforschung wird Lebensqualität als zentrale Variable der Gesundheit eines Menschen in einem umfassenden (über die organische Gesundheit hinausgehenden) Verständnis berücksichtigt. Damit wird der Tatsache Rechnung getragen, dass Menschen Gesundheit nicht nur unter dem Aspekt organischer Funktionen oder der klinischen Symptomatik betrachten. Ebenso wichtig ist es, sich subjektiv wohl und leistungsfähig zu fühlen (auch wenn körperliche Beeinträchtigungen oder Erkrankungen bestehen), Sinnerfüllung zu finden, befriedigende soziale Kontakte zu leben und mit den Alltagsanforderungen zurecht zu kommen. Mit diesem Verständnis wird der Definition der Weltgesundheitsorganisation (WHO) Rechnung getragen, die unter Gesundheit mehr als das Fehlen von Krankheit versteht.

In diesem Zusammenhang ist die subjektive Einschätzung der Gesundheit von besonderer Bedeutung. Sie hat sich für eine selbstständige Lebensführung als mindestens ebenso relevant erwiesen wie objektive Gesundheitsparameter (Mayer & Baltes, 1996). Außerdem hat sich gezeigt, dass die subjektiv eingeschätzte Gesundheit ein besonders sensitiver Indikator für das Sterblichkeitsrisiko ist, und zwar unabhängig vom körperlichen Gesundheitszustand (Idler & Benyamini, 1997; Helmer et al., 1999, Gunzelmann et al., 2003).

Ein wichtiger Aspekt von Lebensqualität im Alter ist deshalb die gesundheitsbezogene Lebensqualität. Aufgrund der körperlichen Alternsprozesse und des höheren Risikos für Multimorbidität, Schmerzen und chronische Erkrankungen relativieren sich die Bewertungskriterien dafür, was als „Gesundheit" gilt. Unter Gesundheit verstehen ältere Menschen weniger das Fehlen körperlicher Beschwerden oder eine hohe körperliche Leistungskraft. Bedeutsam ist vielmehr *relatives* psycho-physisches Wohlbefinden angesichts der Tatsache, dass körperliche Beschwerden

den Alternsprozess mehr oder minder ausgeprägt, aber letztlich unvermeidlich begleiten. Mit Gesundheit wird verbunden, dass die Alltagskompetenz weitgehend erhalten ist, also die persönlich bedeutsamen Alltagsvollzüge noch selbstständig möglich sind. In der klinischen Gerontologie müssen diese subjektiven Seiten des Gesundheitserlebens ebenso Berücksichtigung finden wie die organmedizinische und diagnoseorientierte Betrachtung von „Gesundheit".

Lebensqualität geht aber über gesundheitsbezogene Aspekte hinaus. Auch wenn bislang keine allgemeinverbindliche Definition existiert, besteht Übereinstimmung zwischen verschiedenen Definitionen insoweit, als Lebensqualität als multidimensionales Konstrukt betrachtet wird. Dies bedeutet, dass Lebensqualität mehrere verschiedene Komponenten umfasst, so etwa körperliche, emotionale, mentale, soziale, spirituelle, materielle und verhaltensbezogene (Schumacher, Klaiberg & Brähler, 2003).

Lebensqualität ist eine subjektive Größe, die von individuellen Zielen, Wertesystemen, Erwartungen und Beurteilungsmaßstäben abhängt. Auch kulturelle Prägungen spielen eine Rolle (Schumacher, Klaiberg & Brähler, 2003). Sie ist nicht statisch zu verstehen. Vielmehr können die individuellen Bewertungsdimensionen und -maßstäbe von Lebensqualität entsprechend sich verändernder Umstände dynamisch angepasst werden („response shift"). So zeigen beispielsweise Untersuchungen bei alten Menschen, dass es keinen unmittelbaren Zusammenhang zwischen Beeinträchtigungen (etwa der Gesundheit oder der Wohnbedingungen) und dem Erleben von Lebensqualität gibt. Älteren Menschen gelingt es vielmehr, ihre Maßstäbe an neue Bedingungen anzupassen und somit wieder Lebensqualität erleben zu können. Sie relativieren beispielsweise gesundheitliche Einschränkungen damit, dass sie sich mit anderen Menschen ihrer Altersgruppe mit noch stärkeren (oder subjektiv schlimmer bewerteten) Einschränkungen vergleichen oder auf Aktivitäten verzichten, die aufgrund der körperlichen Einschränkungen nicht mehr möglich sind. Innerhalb dieses neuen Bewertungsrahmens können sie wieder Lebensqualität erleben.

Lebensqualität kann nicht direkt beobachtet und gemessen werden, sondern lässt sich nur indirekt erschließen. Trotz der theoretischen und konzeptionellen Probleme im Hinblick auf Lebensqualität entstand in den letzten Jahren eine Vielzahl von Erhebungsinstrumenten, die einzelne oder mehrere Dimensionen von Lebensqualität erfassen. In der psychometrischen Diagnostik von Lebensqualität gibt es krankheitsspezifische Verfahren (z. B. Lebensqualität bei Hauterkrankungen oder bei Krebs) sowie krankheitsübergreifende (so genannte generische) Verfahren (Schumacher, Klaiberg & Brähler, 2003).

Im Hinblick auf Wohlbefinden wird zwischen kognitiven Bewertungen unterschiedlicher Lebensbereiche („Lebenszufriedenheit") und emotionalen Aspekten (positive und negative Gefühle) unterschieden.

In der psychometrischen Diagnostik von Lebensqualität und Wohlbefinden im Alter werden zum einen Verfahren verwendet, die zwar nicht eigens für das höhere Lebensalter entwickelt wurden, für die aber Normen für ältere Menschen ermittelt wurden. Daneben wurden spezifische Verfahren für das höhere Lebensalter entwickelt, die hierfür als besonders relevant erachtete Aspekte von Lebensqualität berücksichtigen (z. B. Veränderungen der kognitiven oder der körperlichen Leistungsfähigkeit oder der Alltagsfunktionen).

Eine aktuelle, nicht gerontologie-spezifische Übersicht über die wichtigsten diagnostischen Verfahren zu Lebensqualität und Wohlbefinden wurde von Schumacher, Klaiberg und Brähler (2003) veröffentlicht. Im Folgenden werden beispielhaft Verfahren vorgestellt, die in der Gerontologie häufig verwendet werden und für die Vergleichswerte für das höhere Lebensalter vorliegen.

9.1 Psychometrische Diagnostik von Lebensqualität und Wohlbefinden

Nürnberger Lebensqualitäts-Fragebogen (NLQ; Oswald & Fleischmann, 1999)
Der NLQ ist Teil des NAI (Oswald & Fleischmann, 1999). Er hat das Ziel, alters- und krankheitsbedingte Einschränkungen der Lebensqualität zu erfassen. Lebensqualität wird dabei als Konstrukt verstanden, das sich mit den Bereichen „Wohlbefinden und Zufriedenheit", „physische Symptome", „Sexua-

lität/Partnerschaft", „Arbeitsleistung und Zufriedenheit" sowie „Gemütszustand" beschreiben lässt.

Die Zusammenstellung der Items des NLQ erfolgte auf der Grundlage von Merkmalen, die in verschiedenen Fragebögen zur Depressivität, zu körperlichen Beschwerden, zu subjektiven Alternssymptomen, zur Angst und zum Schlaf erhoben werden. Daraus resultierten 39 Items, die vorwiegend beschwerdeorientiert formuliert sind und auf einer vierstufigen Skala beantwortet werden können („trifft zu", „trifft teilweise zu", „trifft kaum zu", „trifft nicht zu").

Für Wiederholungsmessungen (z. B. zur Evaluierung einer Therapie über einen längeren Zeitraum) liegen fünf Parallelformen vor, d. h. jeweils Fragebögen mit inhaltlich vergleichbaren, aber nicht wortgleichen Items.

Beispiel:
Items aus dem NLQ (Oswald & Fleischmann, 1999)

1. Ich fühle mich glücklich und zufrieden,
6. Ich fühle mich unsicher.
8. Ich spüre Herzklopfen oder Herzjagen.
19. Meine Bewegungen und mein Denken sind energielos und verlangsamt.
38. Schmerzen machen mir das Leben schwer.

In zwei Zusatzmodulen des NLQ geht es um berufliche Aspekte von Lebensqualität (NLQ-B mit sieben Items) sowie um Aspekte von Partnerschaft und Sexualität (NLQ-S mit 5 Items). Diese werden aus dem allgemeinen Fragebogen herausgenommen, da die Items nur von Personen zu beantworten sind, die noch berufstätig sind bzw. in einer Partnerschaft leben und mit einem anderen Menschen sexuell aktiv sind.

Die Items können drei voneinander unabhängigen Dimensionen der Lebensqualität zugeordnet werden:

- psychisches Wohlbefinden / Befindlichkeit,
- subjektiv beurteilter Gesundheitszustand,
- Beruf und Partnerschaft/Sexualität.

Nürnberger-Alters-Selbstbeurteilungs-Skala NAS (Oswald & Fleischmann, 1999)

Die NAS (aus dem NAI; Oswald & Fleischmann, 1999) ermöglicht die subjektive Einschätzung alterstypischer Entwicklungen, und zwar in den Bereichen des kognitiven und körperlichen Leistungsvermögens und der Alltagsaktivitäten. Außerdem kommen Aspekte der psychischen Stimmung zum Tragen.

Die NAS umfasst zwölf Items, die auf einer fünfstufigen Skala zu beantworten sind. Die Antwortkategorien unterscheiden sich dabei je nach Frage etwas voneinander (z. B. „viel besser", „etwas besser", „gleich", „etwas schlechter", „viel schlechter" oder „viel mehr", „etwas mehr", „gleich viel", „etwas weniger", „viel weniger"). Die folgenden Itembeispiele sollen die wesentlichen Bereiche der NAS verdeutlichen.

Beispiel:
Items aus der NAS (Oswald & Fleischmann, 1999)

1. Im Vergleich zum letzten Jahr ist mein Gedächtnis ...
8. Im Vergleich zum letzten Jahr ist meine körperliche Leistungsfähigkeit ...
3. Im Vergleich zum letzten Jahr sitze ich vor dem Fernseher ...
9. Im Vergleich zum letzten Jahr ist meine Stimmung ...

Durch die Einleitung der Items mit der Formulierung „Im Vergleich zum letzten Jahr ..." soll sich die Einschätzung auf subjektiv wahrgenommene Veränderungsprozesse beziehen. Damit nimmt die Skala Bezug zur kognitiven Alterstheorie nach Hans Thomae (1970), wonach das subjektive Erleben von Alternsprozessen für Altern eine zentrale, z. T. sogar höhere Bedeutung als objektive Veränderungen besitzt. Allerdings zeigen Untersuchungen mit der NAS, dass trotz der änderungsbezogenen Formulierung der Items sich bei der Beantwortung eher die aktuell (also zum Erhebungszeitpunkt) erlebte Aktivität und Befindlichkeit der befragten Person niederschlägt und somit der NAS-Wert nicht als unmittelbares Veränderungsmaß interpretiert werden kann. In klinischen Studien zur Evaluierung von Arzneimitteln (z. B. bei Hypertoniepatienten) erwies sich die NAS aber bei Wiederholungsmessungen als veränderungssensitiv, d. h. therapeutische Effekte ließen sich mittels der NAS auch im Hinblick auf eine verbesserte Befindlichkeit nachweisen. Außerdem ergibt sich ein deutlicher statistischer Zusammenhang zwischen dem NAS-Wert und Depressivität.

Nürnberger-Alters-Fragebogen NAF (Oswald & Fleischmann, 1999)
Der NAF ist Bestandteil des NAI (Oswald & Fleischmann, 1999). Er stellt eine Selbstbeurteilungsskala dar, die in größerer Ausführlichkeit als die NAS subjektiv erlebtes Altern erfassen soll. Dies bezieht sich auf die folgenden Aspekte:

- körper-bezogene Veränderungen in bezug auf Sehen, Hören, Fortbewegung, Motorik, Gleichgewicht, Appetit, Schlaf (Beispielitem: „2. Ich werde oft grundlos müde");
- soziale und instrumentelle Aktivitäten wie Sozialkontakte, frühere Tätigkeiten, Interessen (Beispielitem: „23. Ich treffe mich häufig mit meinen Verwandten und Bekannten");
- allgemeine Lebenszufriedenheit mit Fragen zur erlebten Vergangenheit, zum sozialen Umfeld, zur Wohnsituation und zur Zukunftsorientierung (Beispielitem: „18. Ich fühle mich oft niedergeschlagen und schwermütig");
- kognitive Leistungsfähigkeit wie Gedächtnis, Konzentration, Klarheit der Gedankenführung (Beispielitem: „32. Ich kann mich auf Dinge, die ich höre oder lese, besser konzentrieren als die meisten Leute meines Alters");
- Selbstbild (Beispielitem: „5. Manchmal habe ich das Gefühl, dass mein Leben nicht sehr nützlich ist").

Der Fragebogen umfasst 32 Feststellungen, die mit „ja" oder „nein" beantwortet werden können.

Fragebogen zur Lebenszufriedenheit FLZ (Fahrenberg et al., 2000)
Der FLZ ist ein weit verbreitetes Verfahren zur Erfassung der globalen und der bereichsspezifischen Lebenszufriedenheit. Er wurde nicht spezifisch für gerontologische Fragestellungen entwickelt, kann aber auch dafür eingesetzt werden. Die Einschätzung der Lebenszufriedenheit bezieht sich auf zehn Lebensbe-

reiche, die mit jeweils sieben Items berücksichtigt werden. Die folgenden Itembeispiele sollen dies näher illustrieren. Jedes Item wird auf einer siebenstufigen Skala (von 1 „sehr zufrieden" bis 7 „sehr unzufrieden") beantwortet.

Beispiel:
Items aus dem FLZ (Fahrenberg et al., 2000; Fahrenberg, 2003)

1. Gesundheit: „Mit meinem körperlichen Gesundheitszustand bin ich ..."
2. Arbeit und Beruf: „Mit meiner Position an meiner Arbeitsstelle bin ich ..."
3. Finanzielle Lage: „Mit dem, was ich besitze, bin ich ..."
4. Freizeit: „Mit dem Erholungswert meiner Feierabende und meiner Wochenenden bin ich ..."
5. Ehe/Partnerschaft: „Mit dem Verständnis, das mir mein(e) Partner(in) entgegenbringt, bin ich ..."
6. Beziehungen zu den eigenen Kindern: „Wenn ich daran denke, wie meine Kinder und ich miteinander auskommen, bin ich ..."
7. Eigene Person: „Mit meinen Fähigkeiten und Fertigkeiten bin ich ..."
8. Sexualität: „Wenn ich daran denke, inwiefern mein Partner und ich in der Sexualität harmonieren, bin ich ..."
9. Freunde, Bekannte, Verwandte: „Mit dem Kontakt zu meinen Verwandten bin ich ..."
10. Wohnung: „Mit den Ausgaben (Miete bzw. Abzahlung) für meine Wohnung bin ich ..."

Neben einem Profil der Lebensqualität, in dem die einzelnen Lebensbereiche separat betrachtet werden können, lässt sich auch ein Summenwert als Maß für die „allgemeine Lebenszufriedenheit" ermitteln. In dieses Maß gehen aber die Bereiche „Arbeit und Beruf", „Ehe und Partnerschaft" sowie „Beziehung zu den eigenen Kindern" nicht ein, da sie nicht generell von allen befragten Personen beantwortet werden (können).

Bei empirischen Untersuchungen zeigte sich, dass die Zufriedenheit in den jeweiligen Lebensbereichen mit dem Alter variiert. Im Rahmen einer repräsentativen Erhebung in der deutschen Allgemeinbevölkerung wurden deshalb auch gesonderte Normwerte für über 60-jährige ermittelt (Schumacher et al., 1996), sodass individuelle Werte in Relation zu repräsentativ erhobenen Vergleichswerten der älteren Allgemeinbevölkerung beurteilt werden können.

PANAS-Skalen (Positive and Negative Affect Schedule; Watson, Clark & Tellegen, 1988)
Die PANAS-Skalen erlauben die Abbildung der negativen und positiven Komponenten des emotionalen Erlebens. Sie liegen in einer deutschsprachigen Version vor (Krohne et al., 1996) und wurden u. a. in der Berliner Altersstudie als Teil des Erhebungsinstrumentariums für subjektives Wohlbefinden eingesetzt (Mayer & Baltes, 1996). Für gerontologische Untersuchungen können die Daten der Berliner Altersstudie somit als Referenzwerte für ältere Menschen dienen.

Die PANAS-Skalen umfassen 20 Items (Adjektive), von denen zehn eher positive und zehn eher negative Empfindungen beschreiben. Positive Items sind beispielsweise „aktiv" oder „begeistert", negative Items lauten beispielsweise „bekümmert" oder „gereizt". Die Intensität jeder dieser emotionalen Erlebensformen wird auf einer fünfstufigen Skala von „gar nicht" bis „äußerst" eingeschätzt, wobei der zeitliche Bezug je nach Instruktion unterschiedlich sein kann (z. B. „Wie fühlen Sie sich im Moment?", „Wie haben Sie sich heute gefühlt?", „Wie haben Sie sich in den letzten Wochen gefühlt?"). In der Berliner Altersstudie war der Bezugszeitraum das letzte Jahr.

SF-36 Fragebogen zum Gesundheitszustand (Bullinger & Kirchberger, 1998)
Der SF-36 ist eines der international meistverbreiteten Instrumente zur Erfassung subjektiver Gesundheit und der gesundheitsbezogenen Lebensqualität. Die Befragten geben über ihr körperliches und psychisches Befinden sowie ihre Funktionsfähigkeit in verschiedenen Bereichen (s. u.) selbst Auskunft. Der Bezugszeitraum hierfür sind die vergangene Woche oder die vergangenen vier Wochen. Die Einschätzung bezieht sich nicht auf bestimmte Erkrankungen oder spezielle Gruppen von Patienten

(z. B. Diabetespatienten, Schmerzpatienten), sondern ist krankheitsübergreifend („generisch"). Der SF-36 kann sowohl von gesunden als auch von kranken Personen beantwortet werden.

Die Zusammenstellung der Items beruht auf einem theoretischen Konzept, wonach Gesundheit nicht nur organische und körperliche Aspekte umfasst, sondern ebenso psychisches Befinden, die Fähigkeit zur Bewältigung alltäglicher Anforderungen (funktionale Alltagskompetenz) und die Gestaltung sozialer Beziehungen einschließt.

Diese Bereiche werden anhand von 36 Items erfasst, die in unterschiedlicher Abstufung beantwortet werden (zwei bis sechs Stufen). Die Einzelitems sind acht Skalen zugeordnet:

1. Körperliche Funktionsfähigkeit (10 Items): hierzu wird erfragt, in welchem Ausmaß aufgrund des Gesundheitszustandes bestimmte körperliche Aktivitäten eingeschränkt sind (z. B. Selbstversorgung, Gehen, Treppensteigen, Bücken, Heben, mittelschwere oder anstrengende Tätigkeiten);
2. Körperliche Rollenfunktion (4 Items): mit dieser Skala wird das Ausmaß erfasst, in dem die Arbeit oder tägliche Aktivitäten durch den Gesundheitszustand beeinträchtigt werden;
3. Körperliche Schmerzen (2 Items): neben dem Ausmaß von Schmerzen wird erfragt, welchen Einfluss Schmerzen auf die normale Arbeit haben (auch Hausarbeit);
4. Allgemeine Gesundheitswahrnehmung (5 Items): hiermit schätzt die befragte Person ihren aktuellen Gesundheitszustand ein sowie ihre Erwartungen im Hinblick auf künftige Erkrankungen, deren Folgen und ihre Widerstandsfähigkeit dagegen;
5. Vitalität (4 Items): auf dieser Skala wird die Einschätzung eigener Energie bzw. von Müdigkeit und Erschöpfung angegeben;
6. Soziale Funktionsfähigkeit (2 Items): diese Skala bildet das Ausmaß ab, in dem soziale Aktivitäten aufgrund gesundheitlicher oder emotionaler Probleme beeinträchtigt sind;
7. Emotionale Rollenfunktion (3 Items): Beeinträchtigungen der Arbeit oder täglicher Aktivitäten durch emotionale Probleme werden auf dieser Skala eingeschätzt (z. B. weniger schaffen, weniger sorgfältig arbeiten);

8. Psychisches Wohlbefinden (5 Items): mit den Items dieser Skala gibt die befragte Person Auskunft über ihre Gestimmtheit und über ihr psychisches Befinden; auch Depression, Angst sowie emotionale und verhaltensbezogene Kontrolle werden hier abgebildet.

Mit dem SF-36 wird also ein breites Spektrum an gesundheitlichen, psychischen und verhaltensmäßigen Beeinträchtigungen abgebildet. Dies wird in hohem Maße der Differenziertheit möglicher gesundheitsbezogener Einschränkungen im Alter gerecht, die sich nicht nur auf der körperlichen Ebene, sondern auch auf der Ebene des psychischen Befindens und der sozialen Beziehungen bemerkbar machen. Mit dem SF-36 wird Gesundheit außerdem unter dem Aspekt der funktionalen Alltagskompetenz betrachtet (Skala „Körperliche Funktionsfähigkeit"). Dies ist insbesondere für die Erfassung der gesundheitsbezogenen Lebensqualität im Alter bedeutsam (s. o.). Auf der Grundlage repräsentativer Bevölkerungsumfragen stehen Normwerte für den SF-36 für die über 60-jährige Bevölkerung zur Verfügung (Ellert & Bellach, 1999).

9.2 Das WHOQOL-OLD-Projekt: spezifische Dimensionen der Lebensqualität im Alter

In das Erleben von Lebensqualität fließen u. a. kulturelle Prägungen ein. So gibt es beispielsweise kulturelle Unterschiede im Hinblick auf Körpererleben oder das Verständnis von Gesundheit und Krankheit. Im „World Health Organization Quality of Life Projekt" (WHOQOL) wurde 1991 in einer weltweiten Kooperation von Forschungseinrichtungen der Versuch unternommen, sozio-kulturellen Unterschieden durch die Entwicklung eines generischen Instrumentes zur interkulturellen Erfassung von Lebensqualität gerecht zu werden.

Im WHOQOL-Projekt wurde Lebensqualität folgendermaßen definiert: „Lebensqualität ist die individuelle Wahrnehmung der eigenen Lebenssituation im Kontext der jeweiligen Kultur und des jeweiligen Wertesystems und in Bezug auf die eigenen Ziele, Erwartungen, Beurteilungsmaßstäbe und Interessen" (Angermeyer, Kilian & Matschinger, 2000, S. 10).

Aus diesem Ansatz entstanden die beiden Verfahren WHOQOL-100 (Langversion mit 100 Items) sowie WHOQOL-BREF (Kurzversion). Dieses Instrument wurde in 30 Sprachen übersetzt (Angermeyer, Kilian & Matschinger, 2000).

In einer Weiterentwicklung sollten die besonderen Anforderungen der Messung von Lebensqualität im Alter berücksichtigt werden (Winkler et al., 2003). So spielen beispielsweise Gesundheit und Funktionsfähigkeit im Alltag bei älteren Menschen eine größere Rolle als bei jüngeren. Um die spezifischen Dimensionen von Lebensqualität im Alter zu erfassen, wurden mehrere sogenannte Fokusgruppen durchgeführt.

> *Exkurs: Fokusgruppen*
> sind moderierte kleine Diskussionsgruppen (mit bis zu zehn Teilnehmern), in denen Betroffene oder Experten über den zu entscheidenden Sachverhalt diskutieren. Dadurch sollen „soziale Repräsentationen" oder „soziales Wissen" generiert werden, das teilweise nur durch die Gruppeninteraktion erkennbar wird. Solche Fokusgruppen haben sich als eine wichtige Methode bei der Entwicklung von Lebensqualitäts-Fragebögen durchgesetzt (Angermeyer, Kilian & Matschinger, 2000)

Für die Entwicklung des WHOQOL-OLD wurden insgesamt sieben Fokusgruppen durchgeführt. Sie umfassten gesunde und kranke Erwachsene im Alter zwischen 60 und 79 Jahren bzw. im Alter von 80 Jahren und älter, Bewohner eines Altenpflegeheimes im Alter von 80 Jahren und älter, pflegende Angehörige im Alter von 60 bis 79 Jahren sowie Pflegekräfte. Darüber hinaus wurden in weiteren 22 Zentren in 15 verschiedenen Sprachen weitere solcher Fokusgruppen durchgeführt. Die Auswertung der Diskussionen in den Fokusgruppen erbrachte, dass für die Lebensqualität im Alter insbesondere folgende Aspekte wichtig sind:

> *Wichtige Aspekte der Lebensqualität im Alter (Winkler et al., 2003)*
>
> - soziale Beziehungen (innerhalb der Familie);
> - soziale Partizipation (gegenseitige Unterstützung, soziale Aktivitäten, gebraucht werden);
> - Gesundheit (insbesondere gutes Sehen und Hören);
> - finanzielle Ressourcen (insbesondere bei der Inanspruchnahme stationärer Hilfe und hinsichtlich der Relation zwischen den zur Verfügung stehenden Mitteln und den Möglichkeiten, individuelle Bedürfnisse zu befriedigen);
> - Unabhängigkeit (z. B. in Aktivitäten des täglichen Lebens);
> - Anerkennung für das Geleistete, Respekt, Interesse von anderen, Liebe und Freundschaft;
> - Umweltbedingungen (z. B. Gesundheitsversorgung, Wohnbedingungen, finanzielle Ressourcen, Verkehrsmittel).

Zusammenfassend kommen die Autoren zu den folgenden spezifischen Bereichen der Lebensqualität, die mindestens in einem Lebensqualitätsfragebogen für Ältere berücksichtigt werden sollten: Hör- und Sehtüchtigkeit, persönliche Autonomie, Anerkennung für in der Vergangenheit Erreichtes, die zeitliche Strukturierung des Lebens, soziale Partizipation und Isolation und außerdem Einstellungen zu Tod und Sterben. Im Hinblick auf Gesundheit sind auch kompensierende Aspekte der Umwelt bei gesundheitlichen Einschränkungen sowie selbstbezogene Regulationsprozesse von besonderer Bedeutung. Damit wird deutlich, dass bei der Erfassung von Lebensqualität im Alter in hohem Maße die Person in den Wechselwirkungen mit ihrer sozialen und materiellen Umwelt betrachtet werden muss.

9.3 Psychometrische Diagnostik der Lebensqualität bei Demenz

Ein besonderes Problem der Erfassung von Lebensqualität im Alter ergibt sich in der Arbeit mit demenzkranken Menschen. Einerseits spielt hier Lebensqualität eine herausragende Rolle, beispielsweise in der Entwicklung und Evaluation von Aktivierungs- und Betreuungsformen für demenzkranke Menschen in Institutionen, im Hinblick auf die Bewertung von spezifischen Wohnformen wie etwa Hausgemeinschaften für demenzkranke Menschen oder bezüglich der Evaluierung medikamentöser Therapieansätze. Andererseits erfordert die Einschätzung von Lebensqualität die Fähigkeit zur Reflexion über die eigene Befindlichkeit (also auch ein Bewusstsein für die Störungen) und zur differenzierten Wahrnehmung und Beurteilung unterschiedlicher Lebensbereiche. Außerdem sind natürlich auch ausreichende Aufmerksamkeits- und Gedächtnisleistungen sowie verbale Fähigkeiten notwendig, um Instruktionen, die Fragebogenitems und die Antwortkategorien zu verstehen. Diese Fähigkeiten sind aber im Laufe einer demenziellen Entwicklung zunehmend eingeschränkt, so dass die Gültigkeit der Antworten fraglich wird (Weyerer & Schäufele, 2003). Darüber hinaus könnte man annehmen, dass sich die Kriterien für Lebensqualität gegenüber gesunden Menschen verändern. So könnte beispielsweise in frühen Krankheitsstadien die erlebte nachlassende geistige Leistungsfähigkeit oder die soziale Zuwendung durch andere ein besonderes Gewicht erhalten, sodass spezifische Methoden zur Erfassung der Lebensqualität bei demenziell erkrankten Menschen notwendig sind. Neben der Selbsteinschätzung bestehen weitere methodische Ansätze in der Verhaltensbeobachtung und in der Fremdeinschätzung (z. B. durch Angehörige).

9.3.1 Selbsteinschätzung

Brod et al. (1999) entwickelten mit dem Dementia Quality of Life Instrument DQoL ein spezifisches Verfahren für die Messung von Lebensqualität bei Demenzkranken (eine autorisierte deutschsprachige Version dieses Verfahrens liegt nicht vor). Die zu berücksichtigenden Domänen von Lebensqualität wurden in einem mehrstufigen Verfahren auf der Basis umfangreicher Diskussionen in drei Fokusgruppen entwickelt, die sich mit den spezifischen Aspekten von Lebensqualität bei Demenz befassten. Die Fokusgruppen bestanden aus pflegenden Angehörigen, aus professionell in der Pflege tätigen Personen sowie aus Personen im frühen Stadium einer Demenz. Der Fragebogen umfasst 29 Items, die fünf Skalen zugeordnet werden können:

• Selbstwertgefühl,
• Positiver Affekt, Humor,
• Negativer Affekt (z. B. Depression, Angst, Ärger),
• Zugehörigkeitsgefühl,
• Ästhetisches Empfinden bei sensorischen Eindrücken.

Im Wesentlichen entsprechen die Domänen weitgehend auch anderen Lebensqualitäts-Fragebögen. Als spezifische Dimension für Lebensqualität bei demenziell erkrankten Menschen gilt die Fähigkeit, Sinneseindrücke ästhetisch empfinden zu können. Aber auch die anderen Skalen unterschieden sich inhaltlich zum Teil von Lebensqualitätsfragebögen für kognitiv unbeeinträchtigte Menschen. Aus diesem Grund und aufgrund der befriedigenden testtheoretischen Kennwerte des DQoL plädieren die Autoren für spezifische Lebensqualitäts-Fragebögen für Demenzpatienten zumindest in leichten bis mittleren Krankheitsstadien.

Zu einer ähnlichen Schlussfolgerung kommen Leipold und Zank (2002). Sie überprüften die Reliabilität und Validität von Selbstbeurteilungsverfahren zur Depressivität, zur Lebenszufriedenheit und zum Selbstwert bei Personen mit einer Demenz. Die Reliabilitätswerte waren hierbei gut bis zufriedenstellend. Zwischen Lebenszufriedenheit und Depressivität bzw. Selbstwert und Depressivität ergab sich ein signifikant negativer Zusammenhang und zwischen Lebenszufriedenheit und Selbstwert ein signifikant positiver Zusammenhang. Die Selbsteinschätzung der Lebensqualität und die Fremdeinschätzung der Depressivität wiesen in überzufälligem Ausmaß in übereinstimmende Richtung. Je stärker die kognitiven Einschränkungen sind, desto stärker sind allerdings die Einbußen der Validität. Zusammenfassend kommen die Autoren im Hinblick auf die Selbsteinschätzung von Lebensqualität bei Demenz zu dem Schluss, dass „bei leichten bis mittelschweren demenziellen Erkrankungen Selbstbeurteilungsmaße reliabel und valide angewandt werden können" (Leipold & Zank, 2002, S. 145). Wichtig hierfür sind ein ausreichendes Urteilsvermögen und relativ geringe Einbußen des Langzeitgedächtnisses (in dieser Studie operationalisiert durch Testaufgaben aus dem SIDAM; Zaudig & Hiller, 1996) sowie keine Aphasie und Apraxie (operationalisiert durch die MMSE; Folstein, Folstein & McHugh, 1975). Da Fragebögen zur Lebensqualität in der Regel ein längeres Zeitfenster zugrunde legen (z. B. die vergangenen zwei Wochen), ist anzunehmen, dass die Antworten bei stärkeren Einbußen des Langzeitgedächtnisses eher die momentane Stimmung reflektieren. Die Ergebnisse dieser Untersuchung sind aus methodischen Gründen aber als vorläufig zu betrachten, und es sind weitere Studien zu dieser Frage erforderlich.

9.3.2 Verhaltensbeobachtung

Ein Verfahren, das sich insbesondere im Bereich der Pflege zur Einschätzung der Lebensqualität demenzkranker Menschen durchgesetzt hat, ist das von Tom Kitwood entwickelte Dementia Care Mapping (Kitwood & Bredin, 1992; Maciejewski et al., 2001). In der Versorgung demenzkranker Menschen wird es beispielsweise eingesetzt, um die Wirkung therapeutischer Interventionen oder neuer Betreuungsformen auf die erkrankten Menschen zu überprüfen, die nicht mehr unmittelbar befragt werden können.

Die Einschätzung basiert auf der Beobachtung nonverbaler Signale der erkrankten Menschen, die nach bestimmten Beobachtungsregeln und einem vorgegebenen Ratingsystem anhand von 24 Verhaltenskategorien kodiert werden. Zu den Verhaltenskategorien gehören beispielsweise „essen und trinken", „schlafen oder dösen", „völlig in sich gekehrt und sozial nicht einbezogen sein", „an einem Spiel teilnehmen", „an einer gymnastischen Übung teilnehmen", „aufgeregt oder ärgerlich sein und Stress haben", „mit (Haus-)Arbeit beschäftigt sein", „unabhängiges Gehen/Stehen/Fortbewegen" (Maciejewski et al., 2001). Neben der Kodierung des Verhaltens wird auch der durch den Beobachter wahrgenommene Grad des Wohlbefindens oder Unwohlseins des erkrankten Menschen auf einer dreistufigen Skala kodiert. Als Zeichen für Wohlbefinden gelten beispielsweise Lächeln, eine entspannte Unterhaltung oder Heiterkeit. Unwohlsein wird beispielsweise kodiert, wenn aus dem Verhalten Schmerzen, Angst oder Überforderung gedeutet werden können (Maciejewski et al., 2001). Die Interpretationen des Beobachters spielen also eine erhebliche Rolle. Für die fachgerechte Anwendung des DCM ist somit eine vorausgehende Schulung notwendig.

Da die Einschätzung über einen längeren Zeitraum in regelmäßigen zeitlichen Abständen erfolgt, kann auch der Verlauf des Befindens dokumentiert werden. Aufgrund dieser Beobachtungen sollen Folgerungen gezogen werden, unter welchen Bedingungen oder durch welche Aktivitäten für den demenzkranken Menschen mehr Wohlbefinden erreicht werden kann.

Insgesamt ist das DCM ein sehr zeitaufwändiges Verfahren, da verlässliche Schlussfolgerungen lange Beobachtungszeiträume voraussetzen. In einer Validierungsstudie stellten Fossey, Lee und Ballard (2002) eine gute interne Konsistenz, eine hohe Übereinstimmung mit der fremdeingeschätzten Lebensqualität der demenzkranken Menschen und eine gute Test-Retest-Reliabilität fest.

9.3.3 Fremdeinschätzung

Mit der Alzheimer's Disease – Related Quality of Life (Rabins et al., 1999) liegt auch ein Fremdbeurteilungsverfahren zur Einschätzung der Lebensqualität von Demenzpatienten vor. Dieses existiert allerdings nicht in deutscher Sprache und ist nicht für den deutschsprachigen Raum normiert.

Eine Einschätzung des Schweregrads depressiver Symptome bei demenziell erkrankten Menschen ist mit der Dementia Mood Assessment Scale möglich (DMAS; Sunderland & Minichiello, 1996). Diese Skala liegt auch in einer deutschsprachigen Version vor (Collegium Internationale Psychiatriae Scalarum, 2004). Grundlage für ihre Entwicklung war die Hamilton Depressions-Skala (Hamilton, 1960), wobei einige Items umformuliert und Items ausgeschlossen wurden, die sich auf somatische Symptome beziehen. Die DMAS eignet sich für die

Anwendung bei leichten bis mittleren Schweregraden einer Demenz. Die deutschsprachige Version besteht aus 17 Items, die auf einer siebenstufigen Skala eingeschätzt werden (von „normal", d. h. das Symptom liegt nicht vor, über „leicht" und „mäßig" bis „schwer"). Die Schweregrade werden anhand von Beispielen erläutert. Die Einschätzung beruht auf einem halbstrukturierten Interview mit dem erkrankten Menschen, einer Verhaltensbeobachtung während des Interviews und Informationen von Bezugspersonen oder Pflegepersonal. Differenzierte Normwerte liegen bislang nicht vor.

Die Einschätzung von Wohlbefinden und Lebensqualität demenzkranker Menschen auf der Grundlage einer Fremdeinschätzung ist insofern problematisch, als Lebensqualität sich im individuellen subjektiven Erleben widerspiegelt. Bei der Fremdeinschätzung durch Angehörige gehen aber deren Werte und subjektiven Vorstellungen von Lebensqualität in die Bewertung ein. In der Regel ist ihre Einschätzung schlechter als die der betroffenen Menschen selbst. Hierbei muss berücksichtigt werden, dass die von den Angehörigen erlebte Belastung die Fremdeinschätzung der Lebensqualität des erkrankten Menschen nicht unbeeinflusst lässt.

9.4 Zusammenfassung

Lebensqualität ist ein zunehmend wichtiges Kriterium im Rahmen der Evaluierung von medizinischen und therapeutischen Maßnahmen. In den letzten Jahren entstand eine Vielzahl von altersübergreifenden Verfahren für die Erfassung der Lebensqualität und des Wohlbefindens, die zum Teil auch für das höhere Lebensalter normiert wurden. Darüber hinaus wurden auch altersspezifische psychometrische Verfahren für die Messung von Lebensqualität entwickelt. Lebensqualität wird als multidimensionales Konstrukt betrachtet, das verschiedene Komponenten umfasst (körperliche, emotionale, mentale, soziale, spirituelle, verhaltensbezogene, materielle). Wesentliche Merkmale der Lebensqualität im Alter sind spezifische Aspekte der Gesundheit, der kognitiven Leistungsfähigkeit, der sozialen Integration und Teilhabe, der Anerkennung für das in der Vergangenheit Geleis-

tete, der Zeitverwendung, der finanziellen Sicherung sowie der Auseinandersetzung mit Sterben und Tod.
Ein besonderes Problem stellt die Erfassung von Lebensqualität bei Demenz dar. Erste vorläufige Befunde weisen darauf hin, dass zumindest in frühen und mittleren Krankheitsstadien eine reliable und valide Selbsteinschätzung möglich ist. Darüber hinaus kann auch durch eine Verhaltensbeobachtung eine Einschätzung des Wohlbefindens demenziell erkrankter Menschen erfolgen. Die Fremdeinschätzung (z. B. durch Angehörige) ist insofern schwierig, da subjektive Einstellungen der Angehörigen in die Bewertung einfließen.

Fünf Kontrollfragen zu Kapitel 9:
1. Weshalb ist die Erfassung von Lebensqualität im Alter wichtig?
2. Welche Bedeutung hat die subjektive Einschätzung der Gesundheit im Alter?
3. Welcher Aspekt ist für die Einschätzung der Gesundheit durch ältere Menschen besonders wichtig?
4. Welche Aspekte werden bei der Erfassung der Lebensqualität im Alter in der Regel berücksichtigt? Welche Aspekte können gegenüber jüngeren Menschen als spezifisch für das höhere Alter gelten?
5. Worin bestehen die Probleme bei der Erfassung von Lebensqualität bei demenziell erkrankten Menschen?

Als weiterführende Literatur empfohlen:
1. Angermeyer, M.C., Kilian, R. & Matschinger, H. (2000). WHOQOL-100 und WHOQOL-BREF. Handbuch für die deutschsprachige Version der WHO Instrumente zur Erfassung von Lebensqualität. Göttingen: Hogrefe.
2. Schumacher, J., Klaiberg, A. & Brähler, E. (Hrsg.) (2003). Diagnostische Verfahren zu Lebensqualität und Wohlbefinden. Göttingen: Hogrefe Verlag.

10 Alkoholmissbrauch und -abhängigkeit im Alter

Mit steigendem Lebensalter geht der Alkoholkonsum zwar zurück. Da insgesamt der Alkoholkonsum in der Gesellschaft in den letzten Jahrzehnten durchschnittlich aber zugenommen hat, ist mit der wachsenden Zahl alter Menschen auch ein Anstieg der Zahl alter Menschen mit Alkoholmissbrauch zu erwarten. Suchterkrankungen im Alter werden deshalb zunehmend zu einem wichtigen Thema in der klinischen Versorgung alter Menschen (Rumpf et al., 1998; Mann et al., 2003).

10.1 Klinische Bedeutung

Etwa 50 Prozent der über 60-Jährigen konsumieren regelmäßig Alkohol. Ein Alkoholmissbrauch (d. h. ein Konsum von Alkohol, der soziale und körperliche Schäden nach sich zieht, ohne dass eine Abhängigkeit vorliegt) wird bei etwa zehn bis 20 Prozent der über 60-jährigen Männer und etwa einem bis zehn Prozent der über 60-jährigen Frauen angenommen. (Bode & Haupt, 1998; Rumpf et al., 1998; Mann, Mundle & Heinz, 2003). Als alkoholabhängig (d. h. ein Alkoholkonsum mit Kontrollverlust, Entzugserscheinungen und Unfähigkeit zu dauerhafter Abstinenz) gelten zwei bis drei Prozent der Männer über 60 Jahre und 0,5 bis ein Prozent der Frauen über 60 Jahre.

In Altenpflegeheimen fanden Schäufele & Weyerer (2000) einen Alkoholmissbrauch bei rund sieben Prozent der Bewohner und bei etwa zwei Prozent der Bewohnerinnen. Bei Bewohnern, die bereits beim Heimeintritt eine Alkoholdiagnose aufwiesen, wurde rund vier Jahre nach Heimeintritt noch bei etwa einem Viertel ein Alkoholmissbrauch und bei einem weiteren Viertel ein Alkoholkonsum ohne Missbrauch beobachtet. Rund die Hälfte war abstinent.

In Allgemeinkrankenhäusern wird bei bis zu 50 Prozent der älteren Patienten in internistischen und chirurgischen Abteilungen ein problematischer Alkoholkonsum geschätzt (Mann, Mundle & Heinz, 2003). Eine sichere Abhängigkeit nach diagnostischen Kriterien wiesen in einer Untersuchung von Rumpf et al. (1998) in einem Lübecker Krankenhaus 8,1 % der Männer ab 65 Jahren und 0,6 % der Frauen ab 65 Jahren auf. In Allgemeinarztpraxen lagen die Häufigkeiten bei den 65- bis 75-Jährigen bei 7,7 % (Männer) bzw. 3,2 % (Frauen).

Alkoholmissbrauch und -abhängigkeit gehen mit körperlichen, psychischen und sozialen Folgeschäden einher. Durch die gleichzeitige Einnahme von Medikamenten, deren Gebrauch meist im Alter auch erhöht ist, kann es zu vielfältigen Interaktionseffekten kommen (Mann, Mundle & Heinz, 2003).

Die klinischen Symptome einer Alkoholabhängigkeit bei alten Menschen können im Unterschied zu jüngeren bereits bei geringeren Trinkmengen auftreten. Der Grund hierfür sind veränderte physiologische Prozesse. Bereits bei geringen Mengen an Alkohol kann es bei älteren Menschen zu Aufmerksamkeits- und Wahrnehmungsstörungen sowie zu Beeinträchtigungen der Urteilsfähigkeit, der Orientierung und der Koordination kommen. Durch sedierende Pharmaka werden die Wirkungen des Alkohols verstärkt, sodass sich das Risiko für Folgeschäden wie beispielsweise durch Stürze erhöht.

Klinische Symptome der Alkoholabhängigkeit (Mann, Mundle & Heinz, 2003)

- *körperliche Befunde*
  reduzierter Allgemeinzustand mit Appetitmangel, Gewichtsverlust, Muskelatrophie (primär der Waden), gerötete Gesichtshaut, Gastroduodenitiden mit Erbrechen und Durchfällen; vegetative Störungen wie vermehrte Schweißneigung, feuchte, kühle Akren, Schlaf- und Potenzstörungen;
- *psychische Befunde*
  Angstneigung, dysphorische und depressive Verstimmung, innere Unruhe, kognitive Defizite.

10.2 Diagnostische Kriterien

Nach dem ICD-10 gelten die folgenden diagnostischen Kriterien für das Abhängigkeitssyndrom.

Diagnostische Kriterien für das Abhängigkeitssyndrom nach ICD-10

- Starker Wunsch oder Zwang, Alkohol zu trinken (Craving);
- verminderte Kontrollfähigkeit über Beginn, Umfang und Beendigung des Konsums von Alkohol;
- Toleranzentwicklung (d. h. die gleiche Alkoholmenge bewirkt eine geringere Wirkung);
- Entzugserscheinungen, wenn der Alkoholkonsum beendet oder eingeschränkt wird;
- Alkoholkonsum, um Entzugserscheinungen zu mildern;
- Vernachlässigung anderer Neigungen und Interessen zugunsten des Alkoholkonsums; erhöhter Zeitaufwand, um sich Alkohol zu beschaffen oder sich von den Folgen zu erholen;
- Fortführung des Alkoholkonsums, obwohl nachweislich körperliche, psychische oder soziale Folgeschäden eingetreten sind;
- verändertes Verhaltensmuster im Umgang mit Alkohol, z. B. Alkoholkonsum außerhalb gesellschaftlicher Normen.

Von diesen Kriterien müssen mindestens drei im Verlauf des vergangenen Jahres gleichzeitig bestanden haben. Neben diesen Leitsymptomen sind für die Diagnose einer Alkoholabhängigkeit außerdem Laborwerte wesentlich. Diese sind auch für die Differenzialdiagnose von Demenz, Angst oder Depression notwendig, die im Sinne von Komorbidität zusätzlich bestehen können, aber auch als Begleitsymptom des Alkoholkonsums.

Wichtige Hinweise auf eine Alkoholkrankheit können auch Verhaltensauffälligkeiten geben, die allerdings hierfür nicht spezifisch sind.

10.3 Diagnostische Probleme

Das Erscheinungsbild bei Alkoholabhängigkeit unterscheidet sich bei Älteren gegenüber jüngeren Menschen teilweise, und auftretende Symptome werden bisweilen eher als Hinweis auf eine beginnende Demenz oder eine depressive Störung betrachtet (Bode & Haupt, 1998). Die Häufigkeit des Medikamentenkonsums im Alter kann dazu führen, dass Symptome einer Alkoholabhängigkeit auf Nebenwirkungen von Medikamenten zurückgeführt werden. Bei älteren Patienten wird eine Alkoholabhängigkeit deshalb häufiger als bei jüngeren Menschen übersehen (Bode & Haupt, 1998). „Alkoholprobleme werden bei älteren Patienten im Krankenhaus nur zu knapp 20 %, beim Hausarzt nur zu rund 40 % richtig diagnostiziert (...). Es muss angenommen werden, dass die Unsicherheit in der Diagnosestellung und die Zurückhaltung bei Therapieempfehlungen (...) auch Ausdruck einer fatalistischen Haltung bezüglich der Therapieaussichten, insbesondere älterer Patienten, sind" (Mann, Mundle & Heinz, 2003, S. 518). Die Beachtung von Verhaltensauffälligkeiten und die Verwendung von Screening-Verfahren können die Erkennung von Alkoholmissbrauch und -abhängigkeit im Alter neben der Prüfung von Laborparametern unterstützen und somit die frühzeitige Einleitung von Interventionen befördern (Bode & Haupt, 1998).

10.4 Verhaltensauffälligkeiten bei Alkoholabhängigkeit im Alter

Bode und Haupt (1998, S. 452) nennen folgende Verhaltensauffälligkeiten, die bei älteren Menschen auf eine Alkoholabhängigkeit hinweisen können:

- Nachlassen der kognitiven Funktionen wie Merkfähigkeit, Denk- und Urteilskraft;
- wiederholte Verwirrtheitszustände;
- zunehmende Interesselosigkeit an menschlichen Kontakten oder früheren Hobbies; sozialer Rückzug;
- persönlichkeitsfremde Verhaltensweisen wie nicht bekannte Taktlosigkeit oder vermehrte Reizbarkeit;

- Vernachlässigung der Körperhygiene oder neu aufgetretene Urin- und Stuhlinkontinenz;
- unzureichende Nahrungsaufnahme mit Gewichtsverlust;
- fluktuierende Gangunsicherheit oder wiederholte Stürze;
- Ein- oder Durchschlafstörungen und nachfolgende Tagesmüdigkeit.

Zum Teil können die genannten Merkmale aber auch auf andere Erkrankungen oder psychische Beeinträchtigungen hinweisen. Es sind daher zusätzliche diagnostische Schritte notwendig, um bei einem bestehenden Verdacht einen Alkoholmissbrauch abzusichern. Durch Screening-Fragen und psychometrische Fragebögen können weitere diagnostische Hinweise gewonnen werden.

10.5 Screening von Alkoholmissbrauch

Für das Screening von Alkoholmissbrauch gelten Selbstaussagen als zuverlässig und diagnostisch genauer als einzelne Laborparameter (Rumpf, Hapke & John, 2003a).

CAGE-Fragebogen (Ewing, 1984; dt. Version Rumpf, Hapke & John, 2003a)
Ein häufig verwendetes Screening-Verfahren ist der CAGE-Fragebogen (Der Name CAGE bezieht sich auf die Anfangsbuchstaben der Kennwörter der vier unten genannten Screening-Fragen). Der CAGE-Fragebogen entstand in den 70er Jahren und liegt auch in einer deutschsprachigen Version vor (Rumpf, Hapke & John, 2003a). Diese ist im folgenden Kasten dargestellt.

> *Beispiel:*
> Screening-Fragen für Alkoholmissbrauch
> (CAGE-Fragebogen; nach Rumpf, Hapke & John, 2003a)
> „Im Folgenden finden Sie Fragen zu Ihren Alkoholtrinkgewohnheiten. Bitte kreuzen Sie bei jeder Frage die Antwort an, die am ehesten zutrifft, auch wenn es Ihnen manchmal schwer fällt, sich für eine zu entscheiden."

1. Haben Sie einmal das Gefühl gehabt, dass Sie Ihren Alkoholkonsum verringern sollten? (*C*ut down on drinking).
2. Hat Sie schon einmal jemand durch Kritisieren Ihres Alkoholtrinkens ärgerlich gemacht? (*A*nnoyed by criticism).
3. Haben Sie schon einmal wegen Ihres Alkoholtrinkens ein schlechtes Gewissen gehabt oder sich schuldig gefühlt? (*G*uilty feeling).
4. Haben Sie einmal morgens als erstes Alkohol getrunken, um sich nervlich wieder ins Gleichgewicht zu bringen oder einen Kater loszuwerden? (*E*ye opener).

Die Sensitivität des CAGE-Fragebogens wurde in verschiedenen Untersuchungen überprüft. Je nach Kriterium (aktueller Alkoholmissbrauch oder Alkoholmissbrauch zu irgendeiner Zeit im Leben) und Cut-Off-Wert (ein oder zwei Punkte) variieren die Ergebnisse. Zum Teil erreicht die Sensitivität Werte bis zu 86 Prozent (Cut-Off-Wert von einem Punkt) mit einer Spezifität von 78 Prozent. Andere Studien weisen auf eine weit geringere Sensitivität von nur 25 Prozent (bei einer Spezifität von 100 Prozent) oder sogar nur 13 Prozent hin (Conigliaro, Kraemer & McNeil, 2000).

Für den deutschsprachigen Bereich wird dem Verfahren eine gute Sensitivität für Alkoholmissbrauch zugeschrieben. Rumpf et al. (1998) stellten fest, dass mit dem CAGE-Screening bei einem Cut-Off-Wert von zwei Punkten zwar nur 24 Prozent der Patienten mit einer sicheren Diagnose oder einer Verdachtsdiagnose auf Abhängigkeit oder Missbrauch entdeckt wurden. Wurde der Cut-Off-Wert auf einen Punkt gesenkt, stieg die Sensitivität aber auf 51 Prozent.

Aufgrund alterskorrelierter physiologischer Veränderungen können gesundheitliche Probleme bereits bei geringeren Mengen an konsumiertem Alkohol entstehen als bei jüngeren Menschen. Darüber hinaus sind im Alter zusätzliche Interaktionseffekte zwischen Alkoholkonsum, verringerter Gesundheit, veränderten physiologischen Funktionen und Medikamentenkonsum zu erwarten. Screening-Verfahren für die Entdeckung von Alkoholabhängigkeit oder -missbrauch, die für jüngere Stichproben entwickelt wurden, haben deshalb bei Älteren eine geringere Validität. Eine Herabsetzung der Cut-Off-Werte kann die Sensitivität der Verfahren erhöhen. In ein Screening bei älteren Menschen sollten außerdem Fragen zu Stürzen, Unfällen, Familienproblemen, sozialer Isolation und alkohol-bezogenen medizinischen Problemen eingehen (Conigliaro, Kraemer & McNeil, 2000).

Durch die Entwicklung von Verfahren zur Entdeckung von Alkoholmissbrauch oder -abhängigkeit speziell für das höhere Lebensalter sollen die Schwierigkeiten vermieden werden, die durch die Verwendung von Verfahren für jüngere Altersgruppen bei älteren Menschen entstehen. Ein solches altersspezifisches Verfahren ist der Michigan Alcoholism Screening-Test MAST-G (Blow et al., 1992).

Michigan Alcoholism Screening Test MAST (Blow et al., 1992)
Der MAST ist ein Selbstbeurteilungs-Fragebogen, in dem anhand von 25 Items aus Alkoholkonsum entstehende Folgen für das soziale und berufliche Leben erfragt werden. Darüber hinaus werden bisherige Behandlungsversuche des Patienten erhoben.

Aufgrund der Unterschiede in der Symptomatik durch Alkoholmissbrauch bei Älteren im Vergleich mit Jüngeren wurde für den MAST auch eine spezifische geriatrische Version entwickelt (MAST-G). Der MAST-G erreichte eine Sensitivität von 95 Prozent und eine Spezifität von 78 Prozent (Conigliaro, Kraemer & McNeil, 2000). Da die Länge des Verfahrens mit 25 Items in der Anwendung bei Älteren z. T. als problematisch eingeschätzt wurde, wurde eine 10-Item-Version (Short Michigan Alcoholism Screening Test-Geriatric Version S-MAST-G) entwickelt. Damit werden die folgenden Aspekte erfasst (s. S. 223).

Wenn zwei oder mehr dieser Aspekte zutreffen, ist ein Alkoholproblem anzunehmen. Offensichtlich bestehen hierbei aber kulturelle Unterschiede, da die Sensitivität und Spezifität des S-MAST-G in einer nordamerikanischen Stichprobe mit 93 Prozent bzw. 65 Prozent wesentlich höher war als in einer Stichprobe älterer Patienten in Großbritannien.

> *Beispiel:*
> Aspekte des Short Michigan Alcoholism Screening Test –
> Geriatric Version S-MAST-G (nach: Conigliaro, Kraemer
> & McNeil, 2000):
>
> - die Menge des Alkoholkonsums wird gegenüber anderen nicht zugegeben;
> - aufgrund des Alkoholkonsums bleibt das Hungergefühl aus;
> - Zittern wird durch Alkoholkonsum zu mildern versucht;
> - aufgrund des Alkoholkonsums entstehen Erinnerungslücken;
> - Alkohol wird zur Nervenberuhigung getrunken;
> - Alkohol wird konsumiert, um Probleme zu vergessen;
> - Alkoholkonsum ist erhöht nach Verlusterlebnissen;
> - beim Arzt oder bei Pflegepersonal entsteht aufgrund des Alkoholkonsums Besorgnis;
> - durch eigene Regeln wird der Alkoholkonsum zu regulieren versucht;
> - Alkohol wird wegen Einsamkeitsgefühlen konsumiert.

Von verschiedenen Formen des MAST (z. B. Lang- und Kurzform) liegen auch deutschsprachige Versionen vor (Rumpf et al., 2003b). Eine deutschsprachige gerontologische Version ist aber nicht publiziert.

Unter Verwendung von Items aus dem CAGE-Fragebogen (Ewing, 1984) und dem MAST wurde der Lübecker Alkoholabhängigkeits- und missbrauchs-Screening-Test (LAST) entwickelt (Rumpf, Hapke & John, 2001, 2003c), der sich allerdings nur auf einen Altersbereich bis 64 Jahre bezieht. Er umfasst neun Items, die mit „ja" oder „nein" beantwortet werden (Beispielitem: „Haben Sie schon einmal das Gefühl gehabt, dass Sie Ihren Alkoholkonsum verringern sollten?"). Bei der Verwendung des LAST bei 65-Jährigen und älteren Personen sollte der Cut-Off-Wert, bei dem eine Alkoholabhängigkeit oder ein Alkoholmissbrauch in Betracht gezogen werden sollten, von zwei auf einen Punkt herabgesetzt werden (Rumpf, Hapke & John, 2003d).

Im nordamerikanischen Bereich ist die Entwicklung und Validierung von Screening-Verfahren für Ältere weiter fortgeschritten als im deutschsprachigen Raum (Conigliaro, Kraemer & McNeil, 2000). Ein neueres Screening-Verfahren ist beispielsweise der Alcohol-Related Problems Survey (ARPS; Fink et al., 2002), in dem die Beziehung zwischen Alkoholkonsum, abnehmender Gesundheit, Medikamentenkonsum und einem abnehmenden funktionellen Status im Alter besonders berücksichtigt wird. Damit sollen auch alkoholbedingte Probleme erkannt werden, die bei älteren Menschen bereits bei vergleichsweise geringem Konsum entstehen können.

10.6 Zusammenfassung

Der Alkoholkonsum nimmt im Alter zwar ab. Aufgrund des in der Allgemeinbevölkerung insgesamt steigenden Konsums ist aber künftig auch mit einer Zunahme an Alkoholmissbrauch im Alter zu rechnen. Suchterkrankungen im Alter werden deshalb zunehmend zu einem wichtigen Thema in der klinischen Versorgung alter Menschen. Aufgrund der vielfältigen körperlichen, psychischen und sozialen Folgeschäden durch Alkoholmissbrauch und -abhängigkeit ist eine sichere Erkennung von Risikopersonen notwendig, um präventive und therapeutische Maßnahmen frühzeitig und gezielt einzuleiten.

In Allgemeinarztpraxen, Altenpflegeheimen und in Krankenhäusern wird die Häufigkeit des Alkoholmissbrauchs im Alter aber meist unterschätzt. Für das Screening sollten Verfahren verwendet werden, die spezifisch für das höhere Lebensalter entwickelt wurden. Die Cut-Off-Werte von Verfahren, die für jüngere Menschen entwickelt wurden, sind im höheren Lebensalter herabzusetzen, um die Sensitivität der Verfahren zu erhöhen.

Fünf Kontrollfragen zu Kapitel 10:
1. Welche klinischen Symptome weisen im Alter auf einen Alkoholmissbrauch hin?
2. Welche Verhaltensauffälligkeiten können auf eine Alkoholkrankheit im Alter hinweisen?
3. Welche diagnostischen Kriterien gelten für das Abhängigkeitssyndrom im ICD-10?
4. Welche Fragen umfasst das CAGE-Screening?
5. Welche weiteren Aspekte sollten beim Screening von Alkoholproblemen bei Älteren berücksichtigt werden?

Als weiterführende Literatur empfohlen:
Mann, K., Mundle, G. & Heinz, A. (2003). Alkoholismus und Alkoholfolgekrankheiten. In: H. Förstl (Hrsg.) Lehrbuch der Gerontopsychiatrie und -psychotherapie. Grundlagen – Klinik – Therapie (S. 517–524). Stuttgart, New York: Georg Thieme Verlag.

11 Ökogerontologische Aspekte

Die Darstellung gerontologischer Diagnostik in diesem Band orientierte sich bisher an den psychischen, kognitiven und verhaltensbezogenen Ressourcen und Beeinträchtigungen der Person. Die Gerontologie betrachtet die Person aber stets in den Wechselbeziehungen mit ihrer Umwelt auf unterschiedlichen Ebenen („Ökogerontologie"; Mollenkopf et al., 2004). Wichtige Aspekte sind dabei die Wohnung und das Wohnumfeld, neue Technologien, die soziale Umwelt und in einem weitergehenden Verständnis auch der kommunale, rechtliche und gesellschaftspolitische Kontext, in dem ein alter Mensch lebt (z. B. Versorgungsstrukturen, Pflegeversicherung). Auf der Seite der Person sind es beispielsweise Veränderungen der körperlichen Mobilität, der Sinnesfunktionen oder der kognitiven Leistungsfähigkeit, die die Auseinandersetzung mit Umweltanforderungen erschweren können. Auf der Seite der Umwelten spielen sehr unterschiedliche Aspekte eine wichtige Rolle für Altern. Die Umwelt kann unterstützend sein (z. B. barrierefreies Wohnen), aber auch stimulierend (z. B. Anregung von körperlichen oder sozialen Aktivitäten), und sie kann eine psychologisch wichtige Wirkung besitzen, indem sie Teil der biographischen Entwicklung und Kontinuität ist (Mollenkopf et al., 2004, S. 345). Die soziale Umwelt kann ebenfalls unterstützend wirken und zur sozialen Integration beitragen, sie kann aber auch eine Quelle von Konflikten oder Belastungen darstellen. Die Gestaltung befriedigender und tragfähiger sozialer Beziehungen ist ein wichtiger Aspekt von Lebensqualität und psychischer Gesundheit. Einsamkeit dagegen geht mit einem erhöhten Risiko für gesundheitliche Beeinträchtigungen einher.

Eine aktuelle ausführliche Diskussion solcher ökogerontologischer Fragestellungen, die im Rahmen dieses Bandes nicht geleistet werden kann, findet sich bei Mollenkopf et al. (2004) und Lang (2004).

In diesem Abschnitt werden ausgewählte Perspektiven aus diesem Themenbereich, die für gerontologisches Handeln im Schnittfeld von Person und Umwelt außerordentlich wichtig sind, im Hinblick auf Anforderungen und Methoden der gerontologischen Diagnostik dargestellt. Dies ist zum einen der Bereich der sozialen Unterstützung und der sozialen Beziehungen. Zum Zweiten geht es um die Problematik der Diagnostik von Person-Umwelt-Beziehungen im Hinblick auf Wohnen.

11.1 Soziale Umwelt

In der gerontologischen Forschung über die soziale Umwelt wird im Wesentlichen zwischen dem Aspekt der sozialen Beziehungen und dem Aspekt der sozialen Unterstützung unterschieden (Martin & Kliegel, 2005). „Wenn von sozialen Ressourcen die Rede ist, dann geht es um das Potenzial zu einer instrumentellen oder emotionalen Unterstützung durch andere Personen, beispielsweise innerhalb einer Partnerschaft, einer Freundschaft, einer Familie oder einer Gruppe. Als soziale Beziehungen bezeichnet man dabei Faktoren und interpersonale Interaktionen, die sozialen Austausch zwischen Personen beschreiben" (Martin & Kliegel, 2005, S. 181).

Aus der Sicht der gerontologischen Diagnostik werden im Folgenden zu diesen beiden Aspekten psychometrische Verfahren dargestellt, mit denen soziale Unterstützung und Einsamkeit (als erlebter Mangel an befriedigenden sozialen Beziehungen) erfasst werden können.

11.1.1 Soziale Unterstützung

Die Bedeutung sozialer Unterstützung im Alter ist darin zu sehen, dass damit die Bewältigung und Verarbeitung von Anforderungen erleichtert sowie Wohlbefinden und Autonomie stabilisiert werden können. Zur Erfassung der sozialen Unterstützung wird der „Fragebogen zur sozialen Unterstützung" F-SOZU (Sommer & Fydrich, 1989) häufig verwendet, der auch für über 60-Jährige normiert wurde (Hessel et al., 1998). Soziale Unterstützung wird mit dem F-SOZU i. S. wahrgenommener Unterstützung konzipiert. Damit wird betont, dass die Wahrnehmung von sozialen Interaktionen und Beziehungen als hilfreich oder fördernd sich von der tatsächlich erhaltenen Unterstützung unterscheiden kann. Soziale Unterstützung ist also nicht lediglich eine quantitative Variable des gegebenen sozialen Netzwerks (wie Häufigkeit und Dauer von Beziehungen), sondern beinhaltet subjektive Bewertungen der Qualität der sozialen Beziehungen.

Der F-SOZU besteht aus 54 Items, die auf einer fünfstufigen Skala von „trifft nicht zu" bis „trifft genau zu" beantwortet werden. Die Items lassen sich vier Dimensionen zuordnen:

- „Emotionale Unterstützung": hier geht es um die Frage, in welchem Ausmaß sich eine Person von anderen akzeptiert und gemocht fühlt, mit anderen Gefühle teilen kann, vertraute Menschen hat und Anteilnahme von anderen erhält;
- „Praktische Unterstützung": diese Dimension repräsentiert die Verfügbarkeit praktischer Hilfe bei Alltagsproblemen;
- „Soziale Integration": auf dieser Dimension lässt sich abbilden, in welchem Ausmaß eine Person erlebt, einen Freundeskreis oder Menschen mit ähnlichen Werten und Interessen zu haben und gemeinsame Unternehmungen durchführen zu können;
- „Soziale Belastung": damit sind Gefühle von Ablehnung, Einengung oder Überforderung durch andere umschrieben.

Neben diesen vier Hauptdimensionen können drei Nebenskalen gebildet werden:

- „Reziprozität": damit ist gemeint, ob eine Person von anderen um Unterstützung gebeten wird (auch dies ist ein wichtiger Aspekt der Zufriedenheit in sozialen Beziehungen);
- „Zufriedenheit mit sozialer Unterstützung" (im Hinblick auf den Umfang und die Art der Unterstützung);
- eine „Vertrauensperson" haben.

Bei Hessel et al. (1998) sind Mittelwerte für die Items und Skalen des F-SOZU aus der Befragung einer repräsentativen Stichprobe von 394 Personen zwischen 61 und 93 Jahren dargestellt. Diese können zur Einordnung eines individuellen Testwerts eines älteren Menschen (über 60 Jahre) in Relation zur Altersgruppe der über 60-Jährigen herangezogen werden. In dieser Normierungsstudie zeigte sich, dass bei hohen Werten für emotionale Unterstützung, praktische Unterstützung und soziale Unterstützung die psychische Belastung (erfasst mit der Symptomcheckliste SCL-90-R; Derogatis, 1986) gering ist, während ein positiver Zusammenhang zwischen psychischer Belastung und sozialer Belastung gefunden wurde.

11.1.2 Einsamkeit

Einsamkeit ist kein besonderes Phänomen des höheren Erwachsenenalters, wie es manche Stereotype vielleicht nahe legen möchten (Lang, 2004). Nur fünf bis 15 Prozent der älteren Menschen berichten, sich häufig einsam zu fühlen (Pinquart & Sörensen, 2001). Zwar nimmt die Anzahl sozialer Kontakte mit zunehmendem Alter in der Regel ab. Dies betrifft aber eher die als weniger wichtig eingeschätzten Beziehungen. Persönlich bedeutsame Beziehungen zu nahe stehenden Menschen werden dagegen aufrechterhalten. Diese engen Beziehungen haben hohe Bedeutung für psychisches Wohlbefinden. „Dies zeigt sich auch darin, dass ältere Menschen, solange sie über wenige oder mindestens eine bedeutsame, enge Sozialbeziehungen in ihrer Umgebung verfügen, nicht einsamer (und in einigen Studien sogar weniger einsam) sind als jüngere Menschen" (Lang, 2004, S. 364). Das Risiko für Einsamkeit ist im höheren Lebensalter gegenüber jüngeren Personen jedoch erhöht, da die Wahrscheinlichkeit für den Verlust nahe stehender Menschen durch Tod steigt. Da Beziehungsqualitäten wie emotionale Nähe oder Fürsorge für ältere Menschen wichtiger zu sein scheinen als für jüngere (für die Aspekte wie Anerkennung oder Status wichtiger sind; Lang, 2004), ist mit dem Verlust nahe stehender Menschen auch eine wichtige Ressource für emotionales Wohlbefinden gefährdet. Lang (2004) kommt insgesamt zu dem Schluss, dass soziale Bindungen im Alter wachsende Bedeutung für die Lebensqualität erhalten.

Die Berliner Altersstudie erbrachte, dass Einsamkeit stärker mit zunehmendem Alter und bei alten Menschen auftritt, die verwitwet oder kinderlos sind oder im Heim leben (Wagner, Schütze & Lang, 1996). Auch die geringe Häufigkeit des Zusammenseins mit anderen Menschen und der Mangel an Austausch von Zärtlichkeiten sind wichtige Bedingungen, dass sich alte Menschen einsam fühlen. Die Qualität der sozialen Beziehungen spielt für das Entstehen von Einsamkeitsgefühlen eine größere Rolle als die Quantität des sozialen Netzes (Pinquart &

Sörensen, 2001). Sozioökonomische Benachteiligungen stellen eine weitere fördernde Bedingung für Einsamkeit dar. Insbesondere bei Heimbewohnern kumulieren solche Faktoren, sodass hier Einsamkeit stärker ausgeprägt ist als bei alten Menschen im Privathaushalt. Mit den folgenden Verfahren können verschiedene Aspekte von Einsamkeit erfasst werden.

Multidimensionaler Einsamkeitsfragebogen MEF (Schwab,1997, Schwab, 2003).
Der MEF wurde für die Diagnostik von Einsamkeit in einem mehrdimensionalen Verständnis entwickelt, da empirische Befunde auf die Mehrdimensionalität von Einsamkeit verweisen (Schwab, 1997, 2003). Die 37 Items des Fragebogens lassen sich den folgenden drei Skalen zuordnen:

- soziale Einsamkeit i. S. eines subjektiven Defizits an innerer Verbundenheit mit anderen Menschen (Beispielitem „Ich weiß nicht recht, wie ich die Kontakte zu anderen Menschen vertiefen kann"),
- emotionale Einsamkeit als subjektiver Mangel emotionaler oder intimer Bindungen (Itembeispiel: „Ich habe eine befriedigende Partnerbeziehung zu einem Menschen, der mir etwas bedeutet und dem ich auch etwas bedeute"; für die Auswertung wird die Antwortskala dieses Items invertiert);
- Unbehagen, innere Unruhe und Lähmung im Alleinsein sowie Unfähigkeit, Alleinsein konstruktiv zu nutzen (Itembeispiel: „Alleinsein ist für mich etwas Schlimmes").

Die Zustimmung oder Ablehnung der Items erfolgt auf einer fünfstufigen Skala.

UCLA Loneliness Scale (Russell et al., 1980)
Die Differenzierung von Einsamkeit in „soziale Einsamkeit" und „emotionale Einsamkeit" findet sich auch in der UCLA (University of California, Los Angeles) Loneliness Scale, die international das meistverbreitete Verfahren zur Erfassung von Einsamkeit ist. Sie umfasst 20 Items (Beispielitem zur sozialen Einsamkeit: „Ich habe nicht genügend Gesellschaft"; Beispielitem zur emotionalen Einsamkeit: „Ich begegne zwar Menschen, komme ihnen aber nicht wirklich nahe").

Die UCLA Loneliness Scale liegt in unterschiedlichen deutschsprachigen Versionen vor, u. a. als „Kölner Skala zur Messung von Einsamkeit" (KSE), die bis ins hohe Alter angewendet werden kann (Stephan & Fäth, 1989; Stephan, 2003). Vergleichswerte für die UCLA Loneliness Scale wurden im Kontext verschiedener empirischer Untersuchungen ermittelt. So wurde die UCLA Loneliness Scale etwa im Rahmen der Berliner Altersstudie eingesetzt (Wagner, Schütze & Lang, 1996). Vergleichswerte für eine verkürzte Version der UCLA Loneliness Scale (12 von ursprünglich 20 Items) für über 60-Jährige liegen auch aus einer bundesweiten repräsentativen Erhebung vor (Bilsky & Hosser, 1998).

11.2 Wohnen

Trotz der hohen Bedeutung des Wohnens für Gesundheit, Wohlbefinden und Selbstständigkeit im Alter, die in der Gerontologie seit langem erkannt ist, ist die empirische Forschung und die Entwicklung standardisierter Messmethoden zur Erfassung von Wohnaspekten nicht entsprechend fortgeschritten. „The goal to have internationally acknowledged instruments at one's disposal similar to classic areas such as depression, personality, or cognitive performance is still far ahead" (Iwarsson, Wahl & Nygren, 2004, S. 80). Das europäische Projekt ENABLE-AGE, in dem Forschungseinrichtungen in Schweden, Deutschland, Großbritannien, Lettland und Ungarn kooperieren, verfolgt den derzeit bei weitem anspruchsvollsten Ansatz, um ein umfassendes theoretisches Konzept von Wohnen im Hinblick auf Autonomie, Teilhabe und Wohlbefinden alter Menschen zu entwickeln und die hierbei relevanten Aspekte differenziert zu erfassen (Iwarsson, Wahl & Nygren, 2004). Das methodische Konzept unterscheidet dabei folgende Aspekte, die in ihrer Beziehung zueinander untersucht werden:

- „Hintergrundvariablen" mit Relevanz für Wohnen und gesundes Altern: z. B. objektive Gesundheitsparameter, Sehkraft, funktionelle Einschränkungen in Alltagsaktivitäten und Nutzung von Mobilitätshilfen, kognitive Funktionen, subjektiv eingeschätzte Gesundheit, Mobilität, auf Wohnen bezogene Kontrollüberzeugungen (d. h. inwieweit ist die Person über-

zeugt, dass die Qualität der Wohnung dem eigenen Einfluss, dem Einfluss anderer Personen oder dem Zufall unterliegt); Umgang mit Anforderungen und Problemen („coping");
- objektive und subjektive Merkmale des Wohnens („housing related variables");
- Aspekte des gesunden Alterns als Resultat der Wohnmerkmale und der (unmittelbar und über das Wohnen vermittelt wirkenden) „Hintergrundvariablen".

Für die Erfassung der auf Wohnen bezogenen Merkmale wurden im Rahmen dieses Projekts Messmethoden entwickelt oder bestehende Methoden modifiziert. Damit sollen die folgenden Aspekte erfasst werden, die sowohl objektive Merkmale als auch das subjektive Erleben des Wohnens repräsentieren (Details können Oswald et al., 2004 entnommen werden; s. http://www.enableage.arb.lu.se):

- objektive Indikatoren des Wohnens: z. B. Wohndauer am selben Ort, in derselben Nachbarschaft und derselben Wohnung; Wohnungsgröße, Baujahr der Wohnung; Ausstattung der Wohnung mit Hilfen;
- Zugänglichkeit („accessibility") der Wohnung: Erfassung von 188 möglichen Barrieren innerhalb und im Umfeld der Wohnung anhand eines standardisierten Verfahrens („Housing Enabler", Iwarsson & Slaug, 2001); mittels dieses Verfahrens wird auch ein individueller Index für die „Passung" zwischen Person und Wohnung i. S. des Ausmaßes an Barrierefreiheit ermittelt, in den die funktionellen Einschränkungen der Person und die Barrieren der Wohnung eingehen;
- subjektive Wohnqualität: z. B. subjektives Erleben der Nutzbarkeit (etwa im Hinblick auf Haushaltstätigkeiten, Funktionalität der Möblierung, soziale Aktivitäten) und Qualität der Wohnung; emotionale Bindung an die Wohnung; Wahrnehmung der Wohnung als Ort, an dem persönliche Bedürfnisse und Bedürfnisse nach Kontakt erfüllt werden können; Qualität der nachbarschaftlichen Beziehungen; Ausmaß, in dem Aktivitäten außerhalb bzw. innerhalb der Wohnung bevorzugt werden; Einschätzung der Wohnlage und des Wohnkomforts im Hinblick auf die Alltagsgestaltung;

- Erfassung der bestehenden Infrastruktur des Wohnumfelds (insbesondere hinsichtlich der Versorgung mit gesundheitsbezogenen Dienstleistungen) und gewünschter Merkmale der Infrastruktur.

Es würde den Rahmen des vorliegenden Bandes überschreiten, auf Details der Messmethoden und der Ergebnisse dieses Projekts einzugehen, die im Hinblick auf die komplexen Zusammenhänge der genannten Bereiche noch nicht detailliert geklärt sind (s. Oswald et al., 2004). Es sollte aber gezeigt werden, dass die Erfassung von Aspekten des Wohnens für Selbstständigkeit und Gesundheit im Alter ein sehr differenziertes Vorgehen mit der Berücksichtigung eines breiten Spektrums an Variablen verlangt und sowohl objektive als auch subjektive Merkmale berücksichtigen muss. Das hier vorgestellte Untersuchungskonzept, das im Rahmen eines Forschungsprojekts durchgeführt wurde, kann in dieser Ausführlichkeit (die auch ein umfangreiches Untersuchertraining erforderlich macht) sicher nicht unmittelbar in die gerontologische Praxis umgesetzt werden. Zu wünschen ist aber, dass Erkenntnisse aus diesem Projekt auch für interventionsgerontologische Zwecke fruchtbar gemacht werden (z. B. Wohnraumanpassung; systematische Erfassung von Barrieren im Wohnumfeld, die Selbstständigkeit gefährden).

11.3 Zusammenfassung

Die gerontologische Diagnostik betrachtet die Person auch in ihren Wechselbeziehungen zur Umwelt. Dabei ist der Begriff Umwelt weit gefasst und beinhaltet beispielsweise das Wohnumfeld oder soziale Beziehungen, aber auch den gesellschaftspolitischen Kontext, in dem ein Mensch lebt. In diesem Kapitel wurde die Erfassung der sozialen Unterstützung und von Einsamkeit sowie von Merkmalen des Wohnens dargestellt. Diesen Bereichen kommt unmittelbar eine hohe Bedeutung für psychisches Wohlbefinden oder die Unterstützung der Selbstständigkeit zu. Im Hinblick auf die soziale Unterstützung ist zwischen emotionaler und praktischer Unterstützung zu unterscheiden. Aber auch die Zugehörigkeit zu Menschen mit ähnlichen Werten und Interessen sowie belastende Aspekte in sozialen Beziehungen sind dabei zu berücksichtigen. Bei der Erfassung von Einsamkeit wird zwischen sozialer Einsamkeit (i. S. des Mangels an Kontakten zu anderen Menschen) und emotionaler Einsamkeit (i. S. des Fehlens eines vertrauten, nahestehenden Menschen) unterschieden. Die Erfassung des Wohnens erfordert ein sehr differenziertes Vorgehen mit der Berücksichtigung sowohl objektiver Variablen (z. B. Wohnungsausstattung, Barrieren, Infrastruktur) als auch subjektiver Variablen (z. B. emotionale Bedeutung der Wohnung, Wohnung als Ort der Verwirklichung eigener Bedürfnisse). Die Entwicklung von Messverfahren zur Erfassung solcher Aspekte ist noch relativ wenig vorangeschritten, obwohl die Bedeutung des Wohnens für Wohlbefinden und Selbstständigkeit seit langem erkannt ist.

Fünf Kontrollfragen zu Kapitel 11:

1. Welche Aspekte der Umwelt eines Menschen sind aus ökogerontologischer Sicht zu erfassen?
2. Welche Aspekte sind bei der Erfassung von sozialer Unterstützung zu unterscheiden?
3. Welche Aspekte sind bei der Erfassung von Einsamkeit zu unterscheiden?
4. Weshalb müssen aus ökogerontologischer Perspektive Aspekte des Wohnens alter Menschen erfasst werden?
5. Welche Aspekte des Wohnens sollten als Bedingungen für Selbstständigkeit und Wohlbefinden erfasst werden?

Als weiterführende Literatur empfohlen:

1. Lang, F.R. (2004). Soziale Einbindung und Generativität im Alter. In: A. Kruse & M. Martin (Hrsg.) Enzyklopädie der Gerontologie. Alternsprozesse in multidisziplinärer Sicht (S. 362–372). Bern: Verlag Hans Huber.
2. Mollenkopf, H., Oswald, F., Wahl, H.-W. & Zimber, A. (2004). Räumlich-soziale Umwelten älterer Menschen: Die ökogerontologische Perspektive. In: A. Kruse & M. Martin (Hrsg.) Enzyklopädie der Gerontologie. Alternsprozesse in multidisziplinärer Sicht (S. 343–361). Bern: Verlag Hans Huber.
3. Wahl, H.-W., Mollenkopf, H. & Oswald, F. (Hrsg.) (1999). Alte Menschen in ihrer Umwelt: Beiträge zur Ökologischen Gerontologie. Opladen: Westdeutscher Verlag.

12 Belastungen in der Pflege

Die Pflege alter Menschen ist mit erheblichen körperlichen und psychischen Anforderungen für diejenigen verbunden, die die Pflege leisten: Angehörige und professionelle Pflegekräfte. Für die Erfassung des Belastungserlebens werden häufig psychometrische Verfahren zur Diagnostik von psychischen Beschwerden oder Körperbeschwerden eingesetzt, die nicht spezifisch für den Bereich der Pflege entwickelt wurden, wie etwa bei Angehörigen der Gießener Beschwerdebogen (Brähler & Scheer, 1995) oder bei Pflegekräften der General Health Questionnaire GHQ zur Beschreibung von psychischen Beeinträchtigungen (Goldberg & Hillier, 1979). Darüber hinaus wurden spezifische Methoden zur standardisierten Erfassung der Belastungen erfasst, die auf die Situation der Pflegenden bezogen sind, um auf dieser Grundlage entlastende Interventionen planen und evaluieren zu können.

12.1 Belastungserleben pflegender Angehöriger

Eine Vielzahl von Untersuchungen hat auf die erheblichen Risiken für die physische und psychische Gesundheit sowie für die soziale Integration und die materiellen Lebensverhältnisse hingewiesen, die für die Angehörigen mit der Versorgung eines pflegebedürftigen alten Menschen verbunden sind. Diese Erkenntnisse haben zur Entwicklung eines breiten Spektrums von aufklärenden, unterstützenden und psychisch entlastenden Interventionsansätzen geführt (zusammenfassend Gutzmann & Zank, 2005). In diesem Zusammenhang ist auch eine umfassende Analyse von Belastungsfaktoren und des Belastungserlebens notwendig.

Konzeptionell ist bei der Analyse von Belastungen zwischen objektiven Belastungsbedingungen (z. B. Art und Ausmaß der Pflegebedürftigkeit, zeitlicher Umfang und Art der Pflegeleistungen) und dem subjektiven Belastungserleben zu unterscheiden (Gutzmann & Zank, 2005). Die subjektive Belastung ist dabei keine unmittelbare Folge der objektiven Bedingungen der Pflege. Subjektive Bewertungen der Pflegesituation, Kontrollerleben, das Ausmaß an erlebter Unterstützung durch andere, die individuellen Strategien der Belastungsverarbeitung oder die Qualität der Beziehung zwischen pflegender und pflegebedürftiger Person sind Faktoren, die bei vergleichbaren objektiven Pflegebedingungen zu unterschiedlichem Belastungserleben beitragen können. Bei diagnostischen Interviews im Rahmen der Angehörigenberatung sollte neben der Erfassung von Belastungen berücksichtigt werden, dass viele Angehörige in der Pflege auch positive Aspekte erleben, die eine Ressource für die Bewältigung der belastenden Aspekte bedeuten können (Schacke & Zank, 1998).

Häusliche Pflegeskala HPS (Gräßel & Leutbecher, 1993)
Mit der HPS wurde ein deutschsprachiges Selbstbeurteilungsverfahren entwickelt, das in standardisierter Weise sujektiv erlebte Belastungen von pflegenden Angehörigen anhand von 28 Items erfasst. Diese werden auf einer vierstufigen Skala beantwortet („stimmt genau" bis „stimmt nicht"). Die Items lassen sich den folgenden drei Bereichen zuordnen:

Beispiel:
Items der HPS (Gräßel & Leutbecher, 1993)

A. Verbrauch psychischer und physischer Kraft
   3. Ich fühle mich oft körperlich erschöpft.
B. Zeichen der Überforderung
   4. Ich habe hin und wieder den Wunsch, aus meiner Situation auszubrechen.
C. Veränderungen der sozioökonomischen Situation
   12. Mein Lebensstandard hat sich durch die Pflege verringert.

Eine faktorenanalytische Überprüfung der Skala spricht allerdings dafür, lediglich einen globalen Belastungswert als Summenwert aus allen Items zu errechnen. Die HPS wurde an einer Stichprobe von 125 pflegenden Angehörigen normiert. Für die Schweregradeinschätzung der Belastung in drei Stufen („niedrig", „mittel", „hoch") werden im Handbuch entsprechende Cut-Off-Werte auf der Basis des Summenwertes genannt. In einer Untersuchung mit einer größeren Stichprobe von 1911 pflegenden Angehörigen chronisch kranker Menschen mit unterschiedlichen Diagnosen zeigte sich, dass Angehörige von Demenzpatienten eine signifikant höhere Belastung auf der HPS zeigten als Angehörige von kognitiv unbeeinträchtigten pflegebedürftigen Menschen (Gräßel, 1998).

Bei der Anwendung solcher Fragebögen in der Praxis (z. B. in Angehörigenberatungsstellen) ist zu berücksichtigen, dass damit i. S. eines Screenings lediglich eine relativ grobe Einschätzung vordringlicher Belastungsfaktoren und des unmittelbaren Unterstützungsbedarfs möglich ist. Einzelfalluntersuchungen über längere Zeiträume mit täglichen Einschätzungen des Belastungserlebens haben aber erwiesen, dass die Befindlichkeit (z. B. Depressivität, Körperbeschwerden) individuellen Mustern folgt und sich im zeitlichen Verlauf der Pflege auch verändern kann (Wilz et al., 1997). Für die Belastungsdiagnostik in der Beratungsarbeit sind deshalb über das Screening hinaus differenziertere individuelle Analysen der Pflegesituation notwendig (Wilz et al., 2001).

Pflegekompass (Blom & Duijnstee, 1999)
Eine Hilfe hierfür sind strukturierte Interviewleitfäden wie etwa der „Pflegekompass" für die Einschätzung der Belastung von Angehörigen demenziell erkrankter Menschen. Der „Pflegekompass" eignet sich auch gut als strukturierter Einstieg in ein Beratungsgespräch, da er für die Planung von Entlastungen und Unterstützung differenzierte Informationen erbringt.

12.2 Burn-Out bei Pflegekräften

Zur Analyse der Beanspruchung in Pflegeberufen wird neben der Erfassung von Körperbeschwerden (insbesondere Rücken-, Schulter- und Nackenschmerzen), psychischen Beeinträchtigungen oder auch der Mitarbeiterfluktuation als Indikator für überfordernde Arbeitsbedingungen v. a. das Konzept des Burn-Out („Ausgebrannt sein") herangezogen (Zimber, 1999). Burn-Out lässt sich nach der Definition von Maslach (1982) auf drei Dimensionen beschreiben:

- emotionale Erschöpfung,
- Abnahme des Gefühls von Kompetenz in der Arbeit mit Menschen,
- „Depersonalisation" i. S. von Distanzierung und „Abstumpfung" gegenüber den zu betreuenden Personen.

Bedingungen des Burn-Out sind u. a.: Probleme im Umgang mit der betreuten Person und die Konfrontation mit Sterben und Tod oder der Umgang mit demenziell erkrankten Menschen; ungünstige Arbeitsbedingungen hinsichtlich der Organisation von Arbeitsabläufen wie Personalmangel oder Zeitdruck; außerberufliche Faktoren wie etwa das Fehlen sozialer Unterstützung durch Partner oder Freunde (Zimber, 1999). In Untersuchungen konnte gezeigt werden, dass Pflegekräfte ein hohes Risiko für Burn-Out entsprechend dieser Konzeption haben (Zimber, 1999). Die psychometrische Erfassung von Burn-Out-Symptomen in der Altenpflege hat deshalb eine hohe interventionsgerontologische Bedeutung, um entlastende Interventionen durchzuführen oder belastende organisatorische Bedingungen zu verändern.

Maslach-Burn-Out-Inventory MBI (Maslach & Jackson 1986)
Eines der bekanntesten Verfahren zur Erfassung des Burn-Out ist das MBI. Es umfasst 22 Items, die ein grundlegendes Erleben der emotionalen Erschöpfung (nicht kurzfristige Stimmungslagen) widerspiegeln und auf einer siebenstufigen Skala beantwortet werden („trifft nie zu / völlig unzutreffend" bis „stimmt immer / trifft völlig zu"). Die Items lassen sich einer der drei oben genannten Dimensionen zuordnen. Für jede der drei Dimensionen kann eine Einschätzung des Burn-Out als „niedrig", „mittel" und „hoch" vorgenommen werden (Weißert-Horn & Landau, 1999). Eine deutschsprachige Version (MBI-D) wurde von Büssing & Perrar (1992) entwickelt, die in einer Studie mit Altenpflegekräften validiert wurde (Neubach & Schmidt, 2000).

Für die Planung entlastender Interventionen muss bei der Messung von Burn-Out unterschieden werden zwischen dem Prozess, der zu den Symptomen eines Burn-Out führt, und dessen Folgen. Erkenntnisse über Entstehungsprozesse können frühzeitige Interventionen auf der Ebene der Organisation (z. B. Arbeitsbelastung) oder der Person (z. B. Bewältigungsstrategien) ermöglichen. Die psychometrische Diagnostik von Burn-Out müsste hierzu klarer differenzieren.

Die Ergebnisse zu Belastungen und Burn-Out in der Altenpflege (Zimber, 1999) lassen einen erheblichen Interventionsbedarf erkennen, um Gesundheitsrisiken zu vermeiden (z. B. Fortbildung, Supervision). Aber auch Interventionen auf der Ebene der Bewohner von Pflegeheimen scheinen eine Verminderung von Burn-Out-Symptomen bei den Pflegekräften bewirken zu können. So konnten Baldelli et al. (2004) zeigen, dass nach der Einführung rehabilitativer und aktivierender Programme für demenziell erkrankte Bewohner das Ausmaß des Burn-Out bei den Pflegekräften (erfasst mit dem MBI) signifikant reduziert werden konnte.

12.3 Zusammenfassung

Pflegende Angehörige alter Menschen sowie professionelle Pflegekräfte weisen selbst ein hohes Risiko für die Entwicklung von physischen und psychischen Beeinträchtigungen auf. Gezielte Interventionen (z. B. Angehörigenberatung; Weiterbildung und Supervision für Pflegekräfte; Organisationsentwicklung) können dem wirksam entgegenwirken. Um gezielt Hilfe anbieten zu können, müssen die Belastungen differenziert erfasst werden können. Im Zuge der Entwicklung von Entlastungsangeboten für pflegende Angehörige entstanden psychometrische Verfahren, mit denen die psychische und physische Belastung, aber auch Einschränkungen sozialer Kontakte oder materielle Einbußen als Folge der häuslichen Pflegesituation diagnostiziert werden können. Die Grenzen von Screening-Verfahren, die ein breites Spektrum von Belastungsmerkmalen abdecken, liegen darin, dass die individuellen Bedingungen der Belastung nicht ausreichend abgebildet werden. Deshalb sind auch differenziertere Interviews sinnvoll, um beispielsweise in der Angehörigenberatung ein umfassendes Bild von der Belastungssituation der Angehörigen zu erhalten. Im Bereich der professionellen Altenpflege ist in den letzten Jahren v. a. das Konzept des „Burn-Out" ausführlich untersucht worden. Burn-Out umfasst die emotionale Erschöpfung, das Gefühl des Kompetenzverlusts und die innere Distanzierung von den zu betreuenden Menschen als Folge der Belastungen in der Pflege. Auch zur Erfassung dieser Aspekte wurden entsprechende Methoden entwickelt.

> **Fünf Kontrollfragen zu Kapitel 12:**
> 1. Welche Faktoren sollten bei der Erfassung der Belastung von Angehörigen erfasst werden?
> 2. Weshalb sind Belastungsfragebögen in der Praxis durch Interviews zu ergänzen?
> 3. Was ist der Unterschied zwischen objektiven Belastungen und subjektiver Belastung?
> 4. Was versteht man unter Burn-Out?
> 5. Welche Bedingungen können zu Burn-Out führen?

Als weiterführende Literatur empfohlen:

1. Wilz, G. (2001). Pflegende Angehörige von Demenzkranken – Eine Tagebuchstudie. Göttingen: Hogrefe.
2. Wilz, G., Adler, C. & Gunzelmann, T. (2001). Gruppenarbeit mit Angehörigen von Demenzkranken. Ein therapeutischer Leitfaden. Hogrefe Verlag für Psychologie.
3. Zimber, A. & Weyerer, S. (Hrsg) (1999). Arbeitsbelastung in der Altenpflege. Göttingen: Verlag für Angewandte Psychologie.

13 Geriatrisches Assessment

Die klinische Versorgung alter Menschen – etwa in der geriatrischen Abteilung von Allgemeinkrankenhäusern, in geriatrischen Rehabilitationseinrichtungen, in der Gerontopsychiatrie oder der Alterspsychotherapie – sieht sich der besonderen Situation gegenüber, dass die älteren Patienten in der Regel unter mehreren (meist chronischen) Erkrankungen und Beschwerden gleichzeitig leiden (Multimorbidität). Dabei gibt es gerade im höheren Lebensalter sowohl auf der organischen Ebene vielfache wechselseitige Zusammenhänge als auch zwischen organischem Befund, dem psychischen und affektiven Status, der funktionellen Alltagsbewältigung sowie sozialen und materiellen Lebenslagen und Aspekten des näheren und weiteren Lebensumfeldes (ökopsychologische Aspekte).

Beispiel:
Der 79-jährige Herr F. leidet unter einer Arthritis, die mit erheblichen Schmerzen verbunden ist. Darüber hinaus ist er stark sehbehindert, hat eine Herzinsuffizienz und ist seit dem 50. Lebensjahr an Diabetes erkrankt (organische Ebene). Aufgrund der Schmerzen verlässt er seine Wohnung im dritten Stock eines Mietshauses kaum noch. Da sich im Haus kein Aufzug befindet, müsste er die vielen Treppen steigen (ökopsychologische Ebene). Da dies sehr mühsam und mit Schmerzen verbunden ist, vermeidet er diese Anstrengung möglichst, sodass er seinen Alltag immer weniger gut bewältigt (funktionelle Ebene). Auch in der Wohnung schont er sich körperlich so weit wie möglich, da Bewegungen schmerzen. Hinzu kommt, dass er wegen seiner Sehbehinderung zunehmend ängstlich im Straßenverkehr ist. Aus diesen verschiedenen Gründen hat er schon seit fast einem Jahr seinen wöchentlichen Stammtisch im Seniorentreff nicht mehr besucht, dem er sich nach dem Tod seiner Frau vor fünf Jahren angeschlossen hat (soziale Ebene). Er fühlt sich deshalb zunehmend einsam und depressiv (psychische Ebene). Aufgrund seiner körperlichen Schonhaltung, die zu einer zunehmenden Immobilisierung führt, verschlechtert sich die Arthritis, und die Schmerzen werden stärker (körperliche Ebene). Dies verstärkt seine depressive Verstimmung (psychische Ebene), die wiederum einen weiteren sozialen Rückzug bewirkt, sodass er auch kaum noch mit Bekannten telefoniert (soziale Ebene). Die

> Immobilisierung führt letztlich dazu, dass er Haushaltstätigkeiten vernachlässigt (funktionelle Ebene). Seine Ernährung wird einseitig, da er selten einkauft und Kochen ihm zu viel Mühe macht. So kommt es zu Mangelernährung, die u. a. durch eine daraus folgende körperliche Schwächung ein erhöhtes Sturzrisiko verursacht (körperliche und funktionelle Ebene). Durch die geringe körperliche Aktivität verschlechtert sich zudem die Diabeteserkrankung (organische Ebene).
>
> Auf Veranlassung seiner Hausärztin besucht Herr F. seit drei Wochen die geriatrische Tagesklinik, wo er medizinisch (Arthritis, Diabetes, Herzinsuffizienz, Sehschwäche), psychologisch (Depression) und krankengymnastisch (Immobilisierung) behandelt wird. Durch die Sozialarbeiterin werden zudem Möglichkeiten der häuslichen Unterstützung und der Schaffung sozialer Kontakte durch einen ehrenamtlichen häuslichen Besuchsdienst organisiert.

Aufgrund der Verwobenheit organischer, psychischer, sozialer und materieller Aspekte im Kontext geriatrischer Problemstellungen muss die psychometrische Diagnostik im Alter in den Gesamtzusammenhang einer interdisziplinären Zusammenarbeit verschiedener Berufsgruppen eingebunden werden. Die „ganzheitliche Betrachtung des Patienten und Evaluierung der Gesundheitsprobleme auf physischer, psychischer und sozialer Ebene, als auch die Einbindung des therapeutischen Teams in Diagnostik und Behandlung sind im geriatrischen Assessment verwirklicht." (Nikolaus, 2000, S. 161).

13.1 Ziele

Das geriatrische Assessment als multidimensionaler und interdisziplinärer Prozess dient einer umfassenden, individuellen Planung der Behandlung, Betreuung und Pflege, der Planung der Versorgung mit Hilfsmitteln oder der „Platzierung" eines alten Patienten im geriatrischen Versorgungsangebot (z. B. Versorgung zu Hause mit ambulanter Pflege, Versorgung im Pflegeheim). Die Indikation zur Rehabilitation und die Abschätzung des Rehabilitationspotentials und darauf aufbauend die „maßgeschneiderte" Erstellung eines interdisziplinären therapeutischen

Planes und dessen Evaluierung stellen weitere Aufgabenbereiche dar, in denen ein umfassendes geriatrisches Assessment notwendig ist. Es gilt somit als „Herzstück" des geriatrischen Vorgehens und als „Schlüssel" der medizinischen, pflegerischen und therapeutischen Behandlung (Nikolaus, 2000; 2001).

> *Ziele des geriatrischen Assessment*
> *(Nikolaus, 2000, S. 166):*
>
> - Verbesserung der diagnostischen Genauigkeit,
> - Optimierung der medizinischen Behandlung,
> - Verbesserung der funktionellen Fähigkeiten,
> - Erreichung und Erhaltung größtmöglicher Selbstständigkeit,
> - Steigerung der Lebensqualität,
> - angemessenere Patientenunterbringung und -versorgung,
> - Prävention von Behinderung,
> - Vermeidung unnötiger Heimunterbringung,
> - Qualitätskontrolle der Behandlung.

13.2 Konzept

Der Grundgedanke des geriatrischen Assessments orientiert sich im Wesentlichen am Konzept der Internationalen Klassifikation von Schädigungen (Impairment), Fähigkeitsstörungen (Disability) und Beeinträchtigungen (Handicap) der WHO (ICIDH-2; World Health Organization, 1999; siehe: http://www.who.ch), bei der die Folgen einer Krankheit auf drei Ebenen beschrieben werden:

1. Impairment (Schädigung): Abweichungen vom Normbereich psychischer, physiologischer oder anatomischer Funktionen oder Strukturen (z. B. Halbseitenlähmung nach einem Schlaganfall),
2. Disability (Fähigkeitsstörung) als Folge der Schädigung (z. B. Unfähigkeit, sich selbstständig anzuziehen),

3. Handicap (Beeinträchtigung) als Folge der Fähigkeitsstörung (z. B. Abhängigkeit von Angehörigen).

Für die klinische Arbeit mit geriatrischen Patienten ist die Feststellung von bestehenden Schädigungen oder Erkrankungen nicht ausreichend. Daraus ergeben sich noch keine konkreten Schlussfolgerungen, inwieweit der betreffende Mensch selbstständig leben kann oder auf Hilfe angewiesen ist und welche therapeutischen Hilfen für ihn sinnvoll und aussichtsreich wären. „In vielen Fällen ist eine erhebliche Diskrepanz zwischen der Schwere der Grunderkrankung und der Funktionsbehinderung im Alltagsleben festzustellen. In diesen Fällen ist das geriatrische Assessment geeignet, eine realistische Bewertung des Schweregrads einer oder mehrerer Erkrankungen hinsichtlich Lebensqualität und Selbständigkeit des Patienten vorzunehmen" (Nikolaus, 2000, S. 166).

Es ist daher notwendig, die aus Schädigungen oder Erkrankungen resultierenden Störungen bestimmter Fähigkeiten zu betrachten und daraus wieder Schlussfolgerungen zu ziehen, inwieweit der alte Mensch in seinen selbstständigen und selbstbestimmten Lebensvollzügen beeinträchtigt ist. Erst daraus kann ein umfassendes, der individuellen Lebenssituation angemessenes Therapie- und Betreuungsprogramm formuliert werden. Der diagnostische Befund muss hierfür in einen größeren Kontext der individuellen Lebenssituation des alten Menschen und der spezifischen Anforderungen, denen er sich dabei gegenübersieht, gestellt werden.

Im geriatrischen Assessment wird deshalb versucht, auf verschiedenen Ebenen Einschränkungen, aber auch Potentiale des alten Patienten zu erfassen. Die psychometrische Diagnostik leistet hierbei im Hinblick auf psychische, kognitive und neuropsychologische Funktionen bzw. Beeinträchtigungen, Verhaltensauffälligkeiten (z. B. Suchtverhalten), die soziale Einbindung bzw. Einsamkeit und die soziale Unterstützung sowie die Alltagsaktivitäten einen wichtigen Beitrag (s. u.).

Das geriatrische Assessment erfolgt zum einen unter der Perspektive, welche Einschränkungen oder Probleme bestehen, die einer Intervention zugänglich sind (z. B. medikamentöse Therapie, kognitives Training, Krankengymnastik und Training zur Sturzprophylaxe, Kontinenztraining, Ernährungsberatung, Wohnungsanpassung, Einbeziehung der Angehörigen und Angehörigenberatung). Zum anderen erschließen sich durch ein systematisches multidimensionales Assessment auch Ressourcen und Potentiale des älteren Patienten sowie seines sozialen Umfeldes und des Wohnumfeldes. Diese können für die Behandlung oder die Nachsorge und die Aufrechterhaltung erzielter therapeutischer Erfolge genutzt werden oder bei bestehenden Einschränkungen und Behinderungen kompensatorisch wirken.

Beispiel:
Für den 79-jährigen Herrn F. (s. o.) ergeben sich aus dem geriatrischen Assessment beispielsweise die folgenden Konsequenzen für eine umfassende Behandlung:

- bessere medikamentöse Einstellung des Diabetes,
- medikamentöse Therapie der Herzinsuffizienz,
- Ernährungsberatung und -schulung während des Aufenthaltes in der Tagesklinik zur Unterstützung der Diabetesbehandlung,
- Krankengymnastische Behandlung zur Mobilisierung und Sturzprophylaxe,
- Entspannungstraining im Rahmen der Schmerzbehandlung,
- Psychotherapeutische Unterstützung zur Krankheitsverarbeitung und zur Behandlung der depressiven Beschwerden,
- Organisation eines ehrenamtlichen häuslichen Besuchsdienstes,
- Ergotherapeutisches Training von Alltagsaktivitäten,
- Organisation eines ambulanten Dienstes (Mahlzeitenversorgung, Kontrolle der Medikamenteneinnahme, Hilfe beim Baden) und Beantragung von Leistungen der Pflegekasse durch den Sozialdienst.

Für ein entsprechendes geriatrisches Assessment ist ein multidisziplinäres Team erforderlich, dem Arzt (v. a. Internist, Neurologe, Psychiater), Pflegepersonal und Sozialberatung angehören und in dem auch Physiotherapie, Ergotherapie, Logopädie, Zahnmedizin und (Neuro-)Psychologie vertreten sind.

Wird ein derartiges Assessment auf speziellen Assessment-Stationen mit akuter stationärer Behandlung, nachfolgender stationärer Rehabilitation und ambulanter Nachbetreuung durchgeführt, so kann – verglichen mit der traditionellen medizinischen

Betreuung alter Menschen – die Mortalität um bis zu 35 Prozent gesenkt werden (Nikolaus, 2001). Die Anzahl von Patienten, die im Anschluss an ein solches Vorgehen ein Jahr zu Hause verbleiben können, kann um 60 Prozent gesteigert werden (Stuck, 2000). Wird geriatrisches Assessment im Krankenhaus eingesetzt, so kann dadurch in vielen Fällen die Überweisung in ein Pflegeheim vermieden werden.

13.3 Vorteile des geriatrischen Assessments

Nikolaus (2000) nennt folgende Vorteile, die sich durch das geriatrische Assessment ergeben.

Vorteile des geriatrischen Assessments (Nikolaus, 2000)

- Verbesserte Diagnostik: bislang übersehene Störungen werden häufiger erkannt, Risikopatienten für funktionellen Abbau werden besser identifiziert;
- bessere Entscheidungen über Behandlungs- und Versorgungsformen: Vermeiden unnötiger Überweisungen in ein Pflegeheim;
- Reduktion von Wiederaufnahmen in ein Krankenhaus;
- signifikante Besserung des funktionellen Status und Verzögerung des Abbaus funktioneller Fähigkeiten;
- signifikante Besserung der kognitiven Leistungsfähigkeit und des emotionalen Status;
- Verlängerung der Lebenserwartung und Senkung der Sterblichkeit;
- Rückgang der Zahl und Menge eingenommener Medikamente;
- Reduktion von Gesundheitskosten (unter Berücksichtigung von höheren Kosten für verlängerte Lebenserwartung, umfangreichere Diagnostik und Therapie, personellen Mehraufwand oder Zunahme der häuslichen Versorgung).

Der erhöhte Aufwand des geriatrischen Assessments wird also durch eine längere Aufrechterhaltung von Selbstständigkeit, eine gezieltere Therapie und eine Vermeidung oder Reduktion unnötiger Behandlungen wieder aufgewogen. Auch wenn keine speziellen geriatrischen Assessmentstationen bestehen, kann im Rahmen eines geriatrischen Konsils in medizinischen oder chirurgischen Krankenhausabteilungen, die einen hohen Anteil von geriatrischen Patienten aufweisen, ein geriatrisches Assessment durch ein externes Konsil-Team erfolgen. In geriatrischen Rehabilitationskliniken und Tageskliniken, in der Gerontopsychiatrie, in Alten- und Pflegeheimen oder im ambulanten (hausärztlichen) Bereich ist durch die Kooperation mit anderen Diensten oder Koordinationsstellen ein geriatrisches Assessment möglich, sodass die ambulante Betreuung länger aufrechterhalten werden kann (Nikolaus, 2000; Stuck, 2000).

13.4 Dimensionen des geriatrischen Assessments

Im Einzelnen sind im geriatrischen Assessment die folgenden diagnostischen Dimensionen zu berücksichtigen (nach Stuck, 2000).

- Medizinisches Assessment: Anamnese und körperlicher Befund (Vorerkrankungen, akute Erkrankungen, medizinische Risikofaktoren); Seh- und Hörvermögen; Mobilität / Sturzgefährdung; Urin- und Stuhlinkontinenz; Ernährungssituation / Mangelernährung; Schmerzen; Medikamentenversorgung; Multimedikation; Abklärung möglicher Nebenwirkungen und Arzneimittelinteraktionen;
- Pflegediagnostik: Pflegeanamnese; Pflegediagnose; Selbstpflegefähigkeiten; Festlegung von Pflegezielen und Einschätzung des Pflegeaufwandes;
- kognitives Assessment: Screening und Früherkennung von Demenz; allgemeiner kognitiver Status (Aufmerksamkeit, Gedächtnis) und neuropsychologischer Status (z. B. Sprachstörungen nach Schlaganfall);
- affektives Assessment: Depression, Angst, psychiatrische Auffälligkeiten (z. B. Halluzinationen, Wahn);
- Basale und instrumentelle Alltagsaktivitäten;
- Assessment der Umgebung (möglichst im Rahmen eines Hausbesuches): bedürfnisgerechtes Wohnumfeld (z. B. Bar-

rierefreiheit, behindertengerechte Gestaltung des Sanitärbereiches, Hilfsmittel für häusliche Pflege);
- soziales Assessment: soziales Netzwerk (Angehörige und Bekannte, Häufigkeit und Qualität der Kontakte); verfügbare soziale und instrumentelle Unterstützung (z. B. häusliche Pflege); materielle/ökonomische Lebenssituation.

Für die Durchführung des geriatrischen Assessments liegen verschiedene Empfehlungen vor, welche Messinstrumente und -verfahren hierfür eingesetzt werden sollen. Im deutschsprachigen Bereich haben sich die Empfehlungen der deutschschweizerischen „Arbeitsgruppe Geriatrisches Assessment" (Arbeitsgruppe Geriatrisches Assessment AGAST, 1997) durchgesetzt.

13.5 Empfehlungen der „Arbeitsgruppe Geriatrisches Assessment (AGAST)" für das geriatrische Assessment

Entsprechend der Empfehlungen der AGAST wird das geriatrische Assessment in zwei Stufen durchgeführt:

Geriatrisches Screening
Im Geriatrischen Screening werden i. S. einer Risikoanalyse wesentliche Beeinträchtigungen auf körperlicher, psychischer und sozialer Ebene in einer relativ groben Weise erfasst (Sinneswahrnehmung, Arm- und Beinkontrolle, Blasen- und Stuhlinkontinenz, Ernährung, kognitiver Status, Aktivität, Depression, soziale Unterstützung, vorangegangener Krankenhausaufenthalt, Stürze, Medikamenteneinnahme, Schmerzen). Jeder Bereich wird durch eine Frage oder Aufgabe repräsentiert (z. B. Blaseninkontinenz: „Konnten Sie in letzter Zeit den Urin versehentlich nicht halten?"; Ernährung: Schätzung des Patientengewichts als „nicht normalgewichtig"). Eine Assessmentkommission der Deutschen Gesellschaft für Gerontologie und Geriatrie sowie der Deutschen Gesellschaft für Geriatrie empfiehlt außerdem die Abklärung der folgenden Problembereiche (Nikolaus, 2001): Störung der sprachlichen Kommunikation; Verhaltensauffälligkeiten (z. B. Unruhezustände, Aggressivität, mangelnde Kooperation); bestehender oder drohender Dekubitus; dro-

hende oder bestehende Pflegebedürftigkeit bzw. drohende Verschlimmerung; Bestehen einer Indikation zu qualifizierten geriatrischen Maßnahmen (wobei auch geklärt werden sollte, ob der Patient diese Maßnahmen möchte).

Mit dem Screening sollen geriatrische Problemkonstellationen und Risiken identifiziert werden. Auf dieser Grundlage wird entsprechend der ärztlichen Beurteilung nach Gesichtspunkten klinisch-geriatrischer Relevanz eine Entscheidung darüber getroffen, ob sich die zweite Stufe des Assessment (Geriatrisches Basisassessment) anschließt.

Nikolaus (2000; 2001) nennt die folgenden Kriterien, die für eine Aufnahme eines Patienten in das geriatrische Basisassessment sprechen:

- Multimorbidität mit wechselseitiger Beeinflussung auf physischer und sozialer Ebene und Therapiemöglichkeit;
- Funktionelle Beeinträchtigungen hinsichtlich der Bewältigung des Alltags;
- Geriatrische Syndrome (z. B. Inkontinenz, Gangstörungen und Stürze, chronische Schmerzen, Immobilität, Fehlernährung, frische Frakturen, Parkinsonkrankheit, zerebrale Durchblutungsstörungen, Depression);
- Soziale Kriterien (z. B. Einweisung eines Altenheimbewohners in ein Krankenhaus oder eine ungeplante Wiedereinweisung innerhalb von drei Monaten; zunehmende Bettlägerigkeit; Tod des Lebenspartners innerhalb des letzten Jahres);
- Erkrankung mit notwendiger Rehabilitationsmaßnahme.

Dabei stellt das chronologische Alter (älter als 75 Jahre) insofern ein weiteres Kriterium dar, als in dieser Altersgruppe ein Screening in regelmäßigen Abständen (z. B. alle zwei Jahre) durchgeführt werden sollte (Nikolaus, 2000).

Nikolaus (2000) schätzt, dass dementsprechend etwa 10-40 Prozent der älteren Krankenhauspatienten und 70 Prozent der Patienten in geriatrisch-rehabilitativen Einrichtungen die zentrale Zielgruppe für ein geriatrisches Assessment im stationären Bereich bilden.

Nicht geeignet für ein geriatrisches Assessment sind nach Nikolaus (2000) medizinisch instabile Patienten, Patienten mit einer Terminalerkrankung oder mit einer Erkrankung, für die keine wirksame Therapie vorliegt. Akuterkrankungen, die die Selbstständigkeit nicht einschränken, stellen ebenso ein Ausschlusskriterium für das geriatrische Assessment dar.

Geriatrisches Basisassessment
Auf der zweiten Stufe, dem Basisassessment, werden Informationen zu den in Tabelle 8 aufgelisteten Bereichen in differenzierterer Weise als im Screening erhoben. Von der AGAST wurde hierfür eine spezifische Zusammenstellung geeigneter Erhebungsmethoden vorgeschlagen (Tabelle 8).

Tabelle 8: Geriatrisches Basisassessment

Kognitive Fähigkeiten	Mini Mental State Examination MMSE (Folstein, Folstein & Hugh, 1975); Geldzählen (eine vorgegebene Geldmenge in einer Geldbörse muss gezählt werden; Testwert ist die hierfür benötigte Zeit); Clock Completion (in einen Kreis sollen die Ziffern einer Uhr eingetragen werden; gewertet wird die Anzahl der Fehler);
Motorische Fähigkeiten	Barthel-Index (Mahoney & Barthel, 1965); Timed „Up & Go" (Messung der Zeit, um von einem Stuhl aufzustehen, eine vorgegebene Strecke zu gehen, zum Stuhl zurückzukehren und sich wieder zu setzen); Handkraft-Messung; Mobilitätstest nach Tinetti (Balance, Stand und Gangbild sowie Sturzrisiko);
Emotionale Situation	Geriatrische Depressions-Skala GDS (Yesavage et al., 1983)
Soziale Situation	Fragebogen zur sozialen Situation und zur sozialen Einbettung des Patienten (SoS; Nikolaus et al., 1994); nähere Erläuterung zu den Inhalten s. u.

Für einige der genannten Testverfahren im Geriatrischen Basisassessment werden Richtwerte zur Interpretation angegeben.

Darüber hinaus können für spezielle Anwendungsgebiete weitere Verfahren eingesetzt werden. Hierzu gehören etwa Fragebögen zur Ernährungssituation, Rating-Skalen zum Dekubitus, Selbsteinschätzungs- und Anamnesebögen zu chronischen Schmerzen, Einschätzungen der Lebensqualität oder gerontopsychiatrischer Auffälligkeiten.

Da psychometrische Verfahren zum kognitiven und emotionalen Status bereits beispielhaft beschrieben wurden, wird im Folgenden noch der Fragebogen zur Sozialen Situation (SoS) im Detail erläutert. Für jeden der im SoS genannten Punkte kann ein Punktwert von 0 oder 1 vergeben werden, wobei eine höhere Punktzahl jeweils eine schwierigere soziale Situation reflektiert.

Beispiel:
Fragebogen zur Sozialen Situation (Nikolaus et al., 1994)
Soziale Kontakte und Unterstützung
Lebenssituation (alleine lebend, mit Angehörigen/rüstigem Partner lebend, mit auf Hilfe angewiesenem Partner lebend); Verfügbarkeit von helfenden Personen; Häufigkeit und Qualität der Kontakte zu Bezugspersonen; Veränderung von Kontakten (neue Bekannte, keine Veränderungen, Verlust von einigen oder nahezu allen wichtigen Kontakten); Zufriedenheit mit der Versorgung und mit Kontakten bzw. Einsamkeitsgefühle;
Soziale Aktivitäten
Früherer Beruf, Interessen und Hobbies, Haustier, Aktivitäten außerhalb der Wohnung (z. B. Einkaufen, Spazierengehen, Gartenarbeit); Entwicklung von Interessen (neue Interessen, unverändert, einige oder fast alle Interessen verloren); Zufriedenheit mit der aktuellen Situation;
Wohnsituation
Treppen, Komfort (z. B. Wohnung im Erdgeschoß oder mit Aufzug, Anzahl von Treppen), Heizung (bequem oder mühsam heizbar), Wasser (warmes oder kein warmes Wasser), Bad/WC (innerhalb der Wohnung; rollstuhlgeeignet bzw. klein, nicht rollstuhlgängig; außerhalb der Wohnung), Telefon (vorhanden/nicht vorhanden), Beleuchtung in Treppenhaus und Fluren (hell; schummrig; wenig Lichtschalter), Einkaufen (alle Geschäfte des täglichen Bedarfs leicht erreichbar; Bäcker/Metzger in der Nähe; alle Geschäfte weiter entfernt), Nahverkehr (Haltestelle unter einem Kilometer entfernt oder weiter), Wohndauer (seit mehr als fünf Jahren

in der Wohnung bzw. weniger als fünf Jahre); Zufriedenheit oder Unzufriedenheit mit der Wohnung;
Ökonomische Verhältnisse
Monatlich zur Verfügung stehende finanzielle Mittel, Ausmaß an Ersparnissen, selbstständige Regelung der Finanzen;
(nach: Nikolaus, 2000)

13.6 Präventive Hausbesuche

Eine besondere Form des geriatrischen Assessments sind präventive Hausbesuche. Zwar werden Allgemeinärzte von älteren Menschen häufiger als von jüngeren Menschen konsultiert. Dennoch verfügen die Hausärzte häufig nicht über umfassende Informationen über gesundheitliche Probleme und den Hilfebedarf, um entsprechende therapeutische Maßnahmen oder Hilfen veranlassen zu können (Junius & Fischer, 2002). Da der Hausarzt in der Regel aber die erste Anlaufstelle für ältere Menschen mit gesundheitlichen Problemen ist, erhält er eine zentrale Position für die Prävention, die frühzeitige Aufdeckung von Gesundheitsstörungen und deren rechtzeitige Behandlung. So können Risikofaktoren für Erkrankungen oder Beeinträchtigungen der Selbstständigkeit erkannt und die alten Menschen und ihre Angehörigen entsprechend behandelt bzw. beraten werden. Auch damit können Pflegeheimeinweisungen vermieden werden (Stuck, 2000). Hier eröffnet sich ein wichtiges Feld für das geriatrische Assessment.

So wurde von einer europäischen Expertengruppe ein präventives Assessmentprogramm für die hausärztliche Versorgung entwickelt, um Gesundheitsbereiche im Alter mit hohem präventiven Potential zu identifizieren. Hierbei werden insbesondere chronische Erkrankungen (z. B. Hypertonie, Herzinsuffizienz, Diabetes mellitus, Osteoporose, Arthrose), geriatrische Syndrome (z. B. Demenz, Depression, Urininkontinenz, Stürze, Hör- und Sehbeeinträchtigungen, Zahngesundheit), Alterssymptome (z. B. Atemnot, Schwindel, Schmerz, Schlaflosigkeit), Abhängigkeitsprobleme (Tabak, Alkohol) und die Notwendigkeit spezieller Beratungsleistungen berücksichtigt (z. B. im Hinblick auf soziale Unterstützung, körperliche Aktivität, Arzneimittelnebenwirkungen) (Junius & Fischer, 2002).

13.7 Zusammenfassung

Geriatrische Patienten leiden in der Regel unter mehreren verschiedenen Erkrankungen gleichzeitig (Multimorbidität). Dabei gibt es komplexe Wechselbeziehungen zwischen körperlichen Beeinträchtigungen und organischen Funktionsstörungen, kognitiven Leistungen, dem affektiven Status, den Fähigkeiten zur selbstständigen Alltagsbewältigung, dem sozialen Beziehungsnetz und der materiellen Lebenslage und der Wohnsituation. Für die Diagnostik hat dies zur Folge, dass alle diese Ebenen zu erfassen und bei der „maßgeschneiderten" Therapieplanung und Versorgungsplanung sowie der Evaluation von Behandlungen zu berücksichtigen sind. Mit dem Begriff des „geriatrischen Assessments" wird diese multidimensionale Abklärung umschrieben. Für die Durchführung des geriatrischen Assessments haben sich im deutschsprachigen Bereich die Empfehlungen der deutsch-schweizerischen „Arbeitsgruppe Geriatrisches Assessment (AGAST)" durchgesetzt. Demnach wird zwischen dem geriatrischen Screening und dem geriatrischen Basisassessment unterschieden. Durch das geriatrische Assessment können nicht nur Diagnose und Therapieplanung verbessert werden und somit die Wirksamkeit der geriatrischen Behandlung erhöht werden. Untersuchungen zeigen, dass damit u. a. wiederholte Klinikaufenthalte und unnötige Überweisungen in ein Heim vermieden, die Lebenserwartung erhöht und Gesundheitskosten für alte Patienten reduziert werden können.

Fünf Kontrollfragen zu Kapitel 13:

1. Weshalb ist in der Behandlung geriatrischer Patienten ein geriatrisches Assessment notwendig?
2. Welche Aspekte sollten im geriatrischen Basisassessment berücksichtigt werden? Welche Aspekte können bei Bedarf zusätzlich erhoben werden?
3. Was sind wichtige Aspekte der sozialen Situation im geriatrischen Basisassessment?
4. Welche Gesichtspunkte sprechen für die Aufnahme eines geriatrischen Patienten in das geriatrische Assessment?
5. Welche Vorteile können durch das geriatrische Assessment erzielt werden?

Als weiterführende Literatur empfohlen:

1. Arbeitsgruppe Geriatrisches Assessment (Hrsg.) (1997) Geriatrisches Basisassessment (2. Auflage). Handlungsanleitungen für die Praxis. München: MMV Medizin Verlag.
2. Nikolaus, T. (2000) Grundlagen. In: T. Nikolaus (Hrsg.) Klinische Geriatrie (S. 161–188). Berlin: Springer Verlag.
3. Nikolaus, T. (2001). Das geriatrische Assessment. Aktueller Erkenntnisstand hinsichtlich der Eignungskriterien (Diskrimination, Prädiktion, Evaluation, Praktikabilität). Zeitschrift für Gerontologie und Geriatrie, 34, 36–42.

Literaturverzeichnis

Angermeyer, M.C., Kilian, R. & Matschinger, H. (2000). *WHOQOL-100 und WHOQOL-BREF. Handbuch für die deutschsprachige Version der WHO Instrumente zur Erfassung von Lebensqualität.* Göttingen: Hogrefe.

Antonovsky, A. (1979). *Health, stress and coping: New perspectives on mental and physical well-being.* San Francisco: Jossey-Bass.

Arbeitsgruppe Geriatrisches Assessment AGAST (Hrsg.) (1997). *Geriatrisches Basisassessment. Handlungsanleitungen für die Praxis* (2. Auflage). München: MMV Medizin Verlag.

Auer, S. & Boetsch, T. (2003). Erfassung von Verhaltensstörungen. In: H. Hampel, F. Padberg & H.-J. Möller (Hrsg.). *Alzheimer Demenz: Klinische Verläufe, diagnostische Möglichkeiten* (S. 149–173). Stuttgart: Wissenschaftliche Verlagsgesellschaft.

Baldelli, M.V., Fabbo, A., Costopulos, C., Carbone, G., Gatti, R. & Zucchl, P. (2004). Is it possible to reduce job burnout of the health care staff working with demented patients? *Archives of Gerontology and Geriatrics,* Suppl. 9, 51–56.

Ball, K., Berch, D.B., Helmers, K.F., Jobe, J.B., Leveck, M.D., Marsiske, M., Morris, J.N., Rebok, G.W., Smith, D.M., Tennstedt, S.L., Unverzagt, F.W. & Willis, S.L. (2002). Effects of cognitive training interventions with older adults. A randomized controlled trial. *Journal of the American Medical Association,* 288, 2271–2281.

Beblo, T. (2002). Die Relevanz neuropsychologischer Untersuchungen bei Depression im Alter. *Zeitschrift für Gerontologie und Geriatrie,* 35, 111–117.

Beblo, T. (2004). Neuropsychologie affektiver Störungen. In: S. Lautenbacher & S. Gauggel (Hrsg.) *Neuropsychologie psychischer Störungen* (S. 177–197). Berlin: Springer.

Beck, A.T., Epstein, N., Brown, G. & Steer, R.A. (1988). An inventory for measuring clinical anxiety: psychometric properties. *Journal of Clinical and Consulting Psychology,* 56, 893–897.

Becker, P. (2003). Persönlichkeitsfragebogen. In: K.D. Kubinger & R.S. Jäger (Hrsg.) *Schlüsselbegriffe der Psychologischen Diagnostik* (S. 332–337). Weinheim, Basel, Berlin: Beltz Verlag.

Bickel, H. (2003). Epidemiologie psychischer Störungen im Alter. In: H. Förstl (Hrsg.). *Lehrbuch der Gerontopsychiatrie und -psychotherapie* (S. 11–25). Stuttgart, New York: Georg Thieme Verlag.

Bickel, H. & Weyerer, S. (2005). *Epidemiologie psychischer Erkrankungen im höheren Lebensalter* (Grundriss der Gerontologie, Band 14). Stuttgart: Kohlhammer Verlag.

Bilsky, W. & Hosser, D. (1998). Soziale Unterstützung und Einsamkeit: Psychometrischer Vergleich zweier Skalen auf der Basis einer bundesweiten Repräsentativbefragung. *Zeitschrift für Differentielle und Diagnostische Psychologie,* 19, 130–144.

Block, J.H. & Block, J. (1980). The role of ego-control and ego-resiliency in the organization of behavior. In: W.A. Collins (Hrsg.). *Development of cognition, affect, and social relations* (S. 39–101). Hillsdale, NJ: Erlbaum.

Blom, M. & Duijnstee, M. (1999). *Wie soll ich das nur aushalten? Mit dem Pflegekompaß die Belastung pflegender Angehöriger einschätzen* (Dt. Ausgabe herausgegeben von W. Schnepp). Bern: Huber.

Blow, F.C., Brower, K.J., Schulenberg, J.E., Demo-Dananberg, L.M., Young, J.P. & Beresford, T.P. (1992). The Michigan Alcoholism Screening Test – Geriatric Version (MAST-G): A new elderly specific screening instrument. Alcoholism: Clinical Experimental Research, 16, 372.

Bode, M. & Haupt, M. (1998). Alkoholismus im Alter. Ein Überblick über Diagnostik, Therapie und psychische Folgeschäden. Fortschritte der Neurologie und Psychiatrie, 66, 450–458.

Bodenburg, S., Popp, B. & Kawski, S. (2001). Ergänzende Normdaten zu dem Untertest Alertness aus der Testbatterie zur Aufmerksamkeitsprüfung (TAP) in der Altersgruppe 60+. Zeitschrift für Neuropsychologie, 12, 125–130.

Borkenau, P. & Ostendorf, F. (1993). *NEO-Fünf-Faktoren Inventar (NEO-FFI) nach Costa und McCrae. Handanweisung.* Göttingen, Bern, Toronto, Seattle: Hogrefe Verlag für Psychologie.

Brähler, E., Holling, H., Leutner, D. & Petermann, F. (2002). *Brickenkamp Handbuch psychologischer und pädagogischer Tests.* Band 1. 3., vollständig überarbeitete und erweiterte Auflage. Göttingen, Bern, Toronto, Seattle: Hogrefe Verlag für Psychologie.

Brähler, E. & Scheer, J.W. (1995). *Der Gießener Beschwerdebogen GBB. Handbuch.* Bern: Huber Verlag.

Brähler, E. & Schumacher, J. (2002). Befund und Befinden: Psychologische Aspekte körperlicher Beschwerden. In: E. Brähler & B. Strauß (Hrsg.). *Handlungsfelder in der Psychosozialen Medizin* (S. 208–241). Göttingen: Hogrefe.

Brickenkamp, R. (1981). *Test d-2. Aufmerksamkeits-Belastungs-Test.* Göttingen: Hogrefe Verlag.

Brod, M., Stewart, A.L., Sands, L. & Walton, P. (1999). Conceptualization and measurement of quality of life in dementia: The Dementia Quality of Life Instrument (DqoL). The Gerontologist, 39, 25–35.

Bruscoli, M. & Lovestone, S. (2004). Is MCI really just early dementia? A systematic review of conversion studies. International Psychogeriatrics, 16, 129–140.

Bühner, M. & Schmid-Atzert, L. (2004). Überprüfung der Äquivalenz einer Test d2-Version für ältere Probanden. Zeitschrift für Neuropsychologie, 15, 7–13.

Büssing, A. & Perrar, K.-M. (1992). Die Messung von Burnout. Untersuchung einer deutschen Fassung des Maslach Burnout Inventory (MBI-D). Diagnostica, 38, 328–353.

Bullinger, M. & Kirchberger, I. (1998). *Der SF-36 – Fragebogen zum Gesundheitszustand. Handanweisung.* Göttingen: Hogrefe.

Bundesarbeitsgemeinschaft der Klinisch-Geriatrischen Einrichtungen e.V. (2001). Hamburger Einstufungsmanual zum Barthel-Index. www.bag-geriatrie.de

Bundesministerium für Familie, Senioren, Frauen und Jugend (1996). *Hilfe- und Pflegebedürftige in privaten Haushalten. Endbericht.* Stuttgart: Kohlhammer.

Bundesministerium für Familie, Senioren, Frauen und Jugend (1998). *Möglichkeiten und Grenzen einer selbständigen Lebensführung in Einrichtungen.* Stuttgart: Kohlhammer.

Busse, A., Aurich, C., Riedel-Heller, S., Matschinger, H. & Angermeyer, M.C. (2002). Adaptation eines Demenztests zur Anwendung bei visuell beeinträchtigten Personen am Beispiel des SIDAM. Zeitschrift für Gerontologie und Geriatrie, 35, 21–31.

Busse, A., Aurich, C., Zaudig, M., Riedel-Heller, S., Matschinger, H. & Angermeyer, M.C. (2002). Alters- und bildungsspezifische Normierung des kognitiven Tests des SIDAM. Zeitschrift für Gerontologie und Geriatrie, 35, 565–574.

Busse, A., Bischkopf, J., Riedel-Heller, S.G., Angermeyer, M.C. (2003). Mild cognitive impairment: prevalence and predictive validity according to current approaches. Acta Neurologica Scandinavica, 108, 71–81.

Busse, A., Sonntag, A., Bischkopf, J., Matschinger, H. & Angermeyer, M.C. (2002). Adaptation of dementia screening for vision-impaired older persons. Administration of the Mini-Mental State Examination (MMSE). Journal of Clinical Epidemiology, 55, 909–915.

Calabrese, P. (2000). Neuropsychologie der Alzheimer-Demenz. In: P. Calabrese & H. Förstl (Hrsg.). *Psychopathologie und Neuropsychologie der Demenzen* (S. 31–50). Lengerich: Pabst.

Calabrese, P. (2002). Frühdiagnostik kognitiver Defizite in der hausärztlichen Praxis. Hausarzt Kolleg Neurologie Psychiatrie, 1, 19–22.

Calabrese, P. & Kessler, J. (2000). *DEMTECT*. Karlsruhe: EISAI/Pfizer Verlag.

Cattell, R.B. (1963). Theory of fluid and crystallized intelligence: A critical experiment. Journal of Educational Psychology, 54, 1–22.

Chapuis, F. (1959). *Der Labyrinth-Test*. Bern: Huber.

Collegium Internationale Psychiatriae Scalarum (CIPS) (Hrsg.) (1996). *Internationale Skalen für Psychiatrie* (4., überarbeitete und erweiterte Auflage). Weinheim: Beltz.

Collegium Internationale Psychiatriae Scalarum (CIPS) (Hrsg.) (2004). *Internationale Skalen für Psychiatrie* (5. vollständig überarbeitete und erweiterte Auflage). Weinheim: Beltz.

Comijs, H.C., Dik, M.G., Deeg, D.J.H. & Jonker, C. (2004). The course of cognitive decline in older persons: Results from the Longitudinal Aging Study Amsterdam. Dementia and Geriatric Cognitive Disorders, 17, 136–142.

Conigliaro, J., Kraemer, K. & McNeil, M. (2000). Screening and identification of older adults with alcohol problems in primary care. Journal of Geriatric Psychiatry and Neurology, 13, 106–114.

Costa, P.T. & McCrae, R.R. (1985). *The NEO Personality Inventory. Manual Form S and Form R*. Odessa: Psychological Assessment Resources, Florida.

Crook, T., Bartus, R.T. & Ferris, S.H. (1986). Age-associated memory impairment: proposed diagnostic criteria and measures of clinical change: Report of a National Institute of Mental Health work group. Developmental Neuropsychology, 2, 261–276.

Cummings, J.l., Mega, M., Gray, K., Rosenberg-Thompson, S., Carusi, D.A. & Gombein, J. (1994). The Neuropsychiatric Inventory: comprehensive assessment of psychopathology in dementia. Neurology, 44, 2308–2314.

Daly, E., Zaitchik, D., Copeland, M., Schmahmann, J., Gunther, J. & Albert, M. (2000). Predicting conversion to Alzheimer's disease using standardized clinical informations. Archives of Neurology, 57, 675–680.

Derogatis, L.R. (1986). SCL-R-90 Self-Report Symptom Inventory. In: Collegium Internationale Psychiatriae Scalarum (Hrsg.). *Internationale Skalen für Psychiatrie*. Weinheim: Beltz.

Deutsches Zentrum für Altersfragen (Hrsg.) (2001). *Personale, gesundheitliche und Umweltressourcen im Alter. Expertisen zum Dritten Altenbericht der Bundesregierung*. Band 1. Opladen: Leske + Budrich.

Dilling, H., Mombour, W., Schmidt, M.H. (2005). *Internationale Klassifikation psychischer Störungen. ICD-10 Kapitel V (F). Klinisch-diagnostische Leitlinien.* Bern: Verlag Hans Huber.
Eberwein, M. (2004). NEO-FFI (Dok.-Nr. 2328), TSK (Dok.-Nr. 2656), BEFO (Dok.-Nr. 2506), LPS 50+ (Dok.-Nr. 2630), FKK (Dok.-Nr. 2361). In: ZPID (Hrsg.). PSYTKOM. Datenbank Psychologischer und Pädagogischer Testverfahren (Online-Datenbank). Trier: ZPID.
Ellert, U. & Bellach, B.-M. (1999). Der SF-36 im Bundes-Gesundheitssurvey – Beschreibung einer aktuellen Normstichprobe. Gesundheitswesen, 61 (Sonderheft 2), 184–190.
Erzigkeit, H. (2001). *SKT: Kurztest zur Erfassung von Gedächtnis- und Aufmerksamkeitsstörungen. Manual.* 24. vollständig überarbeitete Auflage. Erlangen: Geromed GmbH.
Erzigkeit, H., Lehfeld, H., Pena-Casanova, J., Bieber, F., Yekrangi-Hartmann, C., Rupp, M., Rappard, F., Arnold, K. & Hindmarch, I. (2001). The Bayer-Activities of Daily Living Scale (B-ADL): Results from a Validation Study in three European Countries. Dementia and Geriatric Cognitive Disorders, 12, 348–358.
Ewing, J.A. (1984). Detecting alcoholism: The CAGE questionnaire. Journal of the American Medical Association, 252, 1905–1907.
Fahrenberg, J. (2003). FLZ Fragebogen zur Lebenszufriedenheit. In: J. Schumacher, A. Klaiberg & E. Brähler (Hrsg.) *Diagnostische Verfahren zu Lebensqualität und Wohlbefinden* (S. 146–150). Göttingen: Hogrefe Verlag für Psychologie.
Fahrenberg, J., Mytek, M., Schumacher, J. & Brähler, E. (2000). *Fragebogen zur Lebenszufriedenheit (FLZ).* Göttingen: Hogrefe Verlag für Psychologie.
Fastenau, P.S., Denburg, N.L. & Hufford, B.J. (1999). Adult norms for the Rey-Osterrieth Complex Figure Test and for supplemental recognition and matching trials from the Extended Complex Figure Test. The Clinical Neuropsychologist, 13, 30–47.
Fink, A., Tsai, M.C., Hays, R.D., Moore, A.A., Morton, S.C., Spritzer, K. & Beck. J.C. (2002). Comparing the alcohol-related problems survey (ARPS) to traditional alcohol screening measures in elderly outpatients. Archives of Gerontology and Geriatrics, 34, 55–78.
Fleischmann, U.M. (2000). Geronteuropsychologie – Diagnostik, Therapie und Intervention. In: W. Sturm, M. Herrmann & S.W. Wallesch (Hrsg.). *Lehrbuch der Klinischen Neuropsychologie* (S. 663–673). Frankfurt: Swets & Zeitlinger.
Fleischmann, U.M. & Oswald, W.D. (2001). Diagnostik im Alter. In: R.D. Stieglitz, U. Baumann & H.J. Freyberger (Hrsg.). *Psychodiagnostik in Klinischer Psychologie, Psychiatrie, Psychotherapie.* 2., überarbeitete und erweiterte Auflage (S. 301–314). Stuttgart, New York: Georg Thieme Verlag.
Förstl, H. (Hrsg.) (2001). *Demenzen in Theorie und Praxis.* Berlin: Springer.
Förstl, H. (Hrsg.) (2003). *Lehrbuch der Gerontopsychiatrie und -psychotherapie. Grundlagen – Klinik – Therapie.* Stuttgart, New York: Georg Thieme Verlag.
Förstl, H., Burns, A. & Zerfass, R. (2003). Alzheimer-Demenz: Diagnose, Symptome und Verlauf. In: H. Förstl (Hrsg.). *Lehrbuch der Gerontopsychiatrie und -psychotherapie. Grundlagen – Klinik – Therapie* (S. 325–344). Stuttgart, New York: Georg Thieme Verlag.

Folstein, M.F., Folstein, S.E. & McHugh, P.R. (1975). „Mini-Mental State": a practical method for grading the cognitive status of patients for the clinician. Journal of Psychiatric Research, 12, 189–198.

Fossey, J., Lee, L. & Ballard, M. (2002). Dementia Care Mapping as a research tool for measuring quality of life in care settings: Psychometric properties. International Journal of Geriatric Psychiatry, 17, 1064–1070.

Gatterer, G. (1990). *Alters-Konzentrations-Test (AKT). Handanweisung.* Göttingen, Toronto, Zürich: Hogrefe Verlag für Psychologie.

Gauggel, S. & Birkner, B. (1998). Diagnostik depressiver Störungen bei älteren Menschen: Eine Übersicht über die Entwicklung und Evaluation der „Geriatric Depression Scale" (GDS). Zeitschrift für Gerontopsychologie und -psychiatrie, 11, 159–171.

Gauggel, S. & Böcker, M. (2004). Neuropsychologische Grundlagenforschung bei demenziellen Erkrankungen anhand ausgewählter Beispiele. Zeitschrift für Gerontopsychologie & -psychiatrie, 17, 67–75.

Goldberg, D.P. & Hillier, V.F. (1979). A scaled version of the General Health Questionnaire (GHQ). Psychological Medicine, 9, 139–145.

Gräßel, E. (1998). Häusliche Pflege dementiell und nicht dementiell Erkrankter. Teil II: Gesundheit und Belastung der Pflegenden. Zeitschrift für Gerontologie und Geriatrie, 31, 57–62.

Gräßel, E. & Leutbecher, M. (1993). Häusliche Pflege-Skala HPS zur Erfassung der Belastung bei betreuenden oder pflegenden Personen. Ebersberg: Vless Verlag.

Gürtler, K., Szecsey, A. & Stöhr, H. (1998). Psychometrische Demenzdiagnostik in der klinischen Praxis der Gerontopsychiatrie. Zeitschrift für Gerontologie und Geriatrie, 31, 281–285.

Gunzelmann, T., Brähler, Ch., Hessel, A. & Brähler, E. (1999). Körpererleben im Alter. Zeitschrift für Gerontopsychologie und -psychiatrie, 12, 40–54.

Gunzelmann, T., Hessel, A., Geyer, M. & Brähler, E. (1999). Formen der Krankheitsbewältigung bei älteren Menschen – Differentielle Effekte von Kontrollerleben, subjektiver Morbidität, sozialer Unterstützung und soziodemographischen Variablen. Zeitschrift für Gerontologie und Geriatrie, 32, 238–245.

Gunzelmann, T., Oswald, W.D., Hagen, B. & Rupprecht, R. (2003). Bedingungen der Erhaltung und Förderung von Selbstständigkeit im höheren Lebensalter (SIMA). Teil XXI: Mortalitätsrisiken. Zeitschrift für Gerontopsychologie und -psychiatrie, 16, 47–61.

Gunzelmann, T., Schumacher, J. & Brähler, E. (2002). Prävalenz von Schmerzen im Alter. Ergebnisse repräsentativer Befragungen der deutschen Altenbevölkerung mit dem Gießener Beschwerdebogen. Schmerz, 16, 249–254.

Guthke, J. (2003). Intelligenztest. In: K.D. Kubinger & R.S. Jäger (Hrsg.) *Schlüsselbegriffe der Psychologischen Diagnostik* (S. 209–216). Weinheim, Basel, Berlin: Beltz.

Gutzmann, H. & Frölich, L. (2003). Klinische Untersuchung und Psychometrie. In: H. Förstl (Hrsg.) *Lehrbuch der Gerontopsychiatrie und -psychotherapie. Grundlagen – Klinik – Therapie* (S. 88–106). Stuttgart, New York: Georg Thieme Verlag.

Gutzmann, H., Kühl, K.P. & Göhringer, K. (Hrsg.) (2000). *Das AGP-System. Manual zur Dokumentation gerontopsychiatrischer Befunde*. 2., neubearb. Aufl. Göttingen: Hogrefe.

Gutzmann, H. & Zank, S. (2005). *Demenzielle Erkrankungen. Medizinische und psychosoziale Interventionen*. Stuttgart: Kohlhammer Verlag.

Härting, Ch., Calabrese, P. & Wagner, T. (1999). Neuropsychologische Abgrenzung von Alzheimerscher Demenz und Depression im revidierten Wechslerschen Gedächtnistest. Neurologische Rehabilitation, 5, 27–31.

Härting, Ch., Markowitsch, H.J., Neufeld, H., Calabrese, P., Deisinger, K. & Kessler, J. (2000). *Wechsler Gedächtnistest – Revidierte Fassung. Deutsche Adaptation der revidierten Fassung der Wechsler Memory Scale (WMS-R)*. Bern: Huber.

Hamilton, M. (1959). The assessment of anxiety states by rating. British Journal of Medical Psychology, 32, 50–55.

Hamilton, M. (1960). Hamilton Depression Scale. A rating scale for depression. Journal of Neurology, Neurosurgery and Psychiatry, 23, 56–62.

Hautzinger, M. (2000) *Depression im Alter*. Beltz: Psychologie Verlags Union.

Hautzinger, M. (2003). HAMA Hamilton Angst Skala. In: E. Brähler, J. Schumacher & B. Strauß (Hrsg.). *Diagnostische Verfahren in der Psychotherapie* (Diagnostik für Klinik und Praxis, Band 1) (2., unveränderte Auflage) (S. 180–182). Göttingen: Hogrefe.

Hautzinger, M. & Bailer, M. (1993). *Allgemeine Depressionsskala (ADS)*. Göttingen: Beltz Test Gesellschaft.

Hautzinger, M., Bailer, M., Keller, F. & Worall, H. (1995). *Das Beck Depressions Inventar (BDI)*. Bern: Huber.

Hautzinger, M. & Welz, S. (2004). Kognitive Verhaltenstherapie bei Depressionen im Alter. Ergebnisse einer kontrollierten Vergleichsstudie unter ambulanten Bedingungen an Depressionen mittleren Schweregrade. Zeitschrift für Gerontologie und Geriatrie, 37, 427–435.

Heim, E., Augustiny, K.F., Blaser, A. & Schaffner, L. (1991). *Berner Bewältigungsformen (BEFO). Handbuch*. Bern: Huber.

Helmchen, H., Baltes, M.M., Geiselmann, B., Kanowski, S., Linden, M., Reischies, F.M., Wagner, M. & Wilms, H.-U. (1996). Psychische Erkrankungen im Alter. In: K.U. Mayer & P.B. Baltes (Hrsg.). *Die Berliner Altersstudie* (S. 185–219). Berlin: Akademie Verlag.

Helmer, C., Barberger-Gateau, P., Letenneur, L., Dartigues, J.-F. (1999). Subjective health and mortality in French elderly women and men. Journal of Gerontology, Social Sciences, 54 B, S. 84–S92.

Herrmann, C., Buss, U. & Snaith, R.P. (1995). *HADS-D. Hospital Anxiety and Depression Scale – Deutsche Version. Ein Fragebogen zur Erfassung von Angst und Depressivität in der somatischen Medizin*. Bern: Huber.

Hessel, A., Geyer, M., Plöttner, G. & Brähler, E. (1998). Soziale Unterstützung im Alter – Normierung des Fragebogens zur Sozialen Unterstützung (F-SOZU) bei über 60jährigen. Zeitschrift für Klinische Psychologie und Psychotherapie, 46, S. 245–266.

Hessel, A., Geyer, M., Schumacher, J. & Brähler, E. (2002). Somatoforme Beschwerden in der Bevölkerung Deutschlands. Zeitschrift für Psychosomatische Medizin und Psychotherapie, 48, S. 38–58.

Heuft, G., Kruse, A. & Radebold, H. (2000). *Lehrbuch der Gerontopsychosomatik und Alterspsychotherapie*. München, Basel: Ernst Reinhardt Verlag.

Heuser, I. & Anghelescu, I. (Hrsg.) (2003). *Kognitives Altern und Demenzerkrankungen*. Bremen, London, Boston: Uni-Med Verlag.

Hindmarch, I., Lehfeld, H., de Jongh, P. & Erzigkeit, H. (1998). The Bayer Activities of Daily Living Scale (B-ADL). Dementia and Geriatric Cognitive Disorders, 9 (Suppl. 2), 20–26.

Hinz, A. & Schwarz, R. (2001). Angst und Depression in der Allgemeinbevölkerung: Eine Normierungsstudie zur Hospital Anxiety and Depression Scale. Psychotherapie, Psychosomatik, Medizinische Psychologie, 51, 193–200.

Hochrein, A., Jonitz, L., Hock, C., Bell, V., Plaum, E. & Engel, R.R. (1996). Quantifizierung demenzbedingter Beeinträchtigungen des Alltagsverhaltens mit dem DAFS (Direct Assessment of Functional Status): Reliabilität und Validität einer deutschen Testversion. Zeitschrift für Gerontologie und Geriatrie, 29, 216–222.

Horn, J.L. & Cattell, R.B. (1966). Age differences in primary mental ability factors. Journal of Gerontology, 21, 210–220.

Huber, W., Poeck, K., Weniger, D. & Willmes, K. (1983). *AAT – Aachener Aphasie Test*. Göttingen: Hogrefe.

Idler, E.L. & Benyamini, Y. (1997). Self-rated health and mortality: A review of twenty-seven community studies. Journal of Health and Social Behavior, 38, 21–37.

Ihl, R. & Frölich, L. (1991). *Die Reisberg-Skalen GDS, BCRS, FAST – Manual*. Weinheim: Beltz Test.

Ihl, R. & Weyer, G. (1993). *ADAS. Alzheimer's Disease Assessment Scale. Manual* (deutschsprachige Bearbeitung der Alzheimer's Disease Assessment Scale von Richard Mohs et al.). Weinheim: Beltz Test.

Ivemeyer, D. & Zerfaß, R. (2002). *Demenztests in der Praxis. Ein Wegweiser*. München, Jena: Urban & Fischer.

Iwarsson, S. & Slaug, B. (2001). *The Housing Enabler. An instrument for assessing and analysing accessibility problems in housing*. Veten & Skapen HB & Slaug Data Management, Nävlinge and Staffanstorp.

Iwarsson, S., Wahl, H.-W. & Nygren, C. (2004). Challenges of cross-national housing research with older persons: lessons from the ENABLE-AGE project. European Journal of Ageing, 1, 79–88.

Jahn, T. (2004). Neuropsychologie der Demenz. In: S. Lautenbacher & S. Gauggel (Hrsg.), *Neuropsychologie psychischer Störungen* (S. 301–338). Berlin: Springer.

Jahn, T., Theml, T., Diehl, J., Grimmer, T., Heldmann, B., Pohl, C., Lautenschlager, N. & Kurz, A. (2004). CERAD-NP und Flexible Battery Approach in der neuropsychologischen Differenzialdiagnostik Demenz versus Depression. Zeitschrift für Gerontopsychologie und -psychiatrie, 17, 77–95.

Junius, U. & Fischer, G. (2002). Geriatrisches Assessment für die hausärztliche Praxis – Ergebnisse einer konzertierten Aktion aus sieben europäischen Ländern. Zeitschrift für Gerontologie und Geriatrie, 35, 210–223.

Kalbe, E. & Kessler, J. (2002). Zahlenverarbeitungs- und Rechenstörungen bei Demenzen. Zeitschrift für Gerontologie und Geriatrie, 35, 88–101.

Katz, S., Forst, A.B., Moskowitz, R.W., Jackson, B.A. & Jaffe, M.W. (1963). Studies of illness in the aged: The index of ADL. A standardized measure of biological and psychosocial function. Journal of the American Medical Association, 185, 914–919.

Kessler, J., Bley, M., Kerkfeld, C., Mielke, R. & Kalbe, E. (1998). Wortgenerieren bei Alzheimer-Patienten. Strategien und Strukturen. Zeitschrift für Neuropsychologie, 9, 30–41.

Kessler, J., Calabrese, P., Kalbe, E. & Berger, F. (2000). DemTect: Ein neues Screening-Verfahren zur Unterstützung der Demenzdiagnostik. Psycho, 26, 343–347.

Kessler, J. & Kalbe, E. (2000). Gerontoneuropsychologie – Diagnostik, Therapie und Intervention. In: W. Sturm, M. Herrmann & C.-W. Wallesch (Hrsg.). *Lehrbuch der Klinischen Neuropsychologie* (S. 648–666). Lisse: Swets & Zeitlinger Publishers.

Kessler, J., Denzler, P. & Markowitsch, H.J. (1999). *Demenz-Test (DT)*. 2. überarbeitete Auflage. Göttingen: Beltz Test GmbH.

Kessler, J., Markowitsch, H.J. & Denzler, P.E. (1990). *MMST: Mini-Mental-Status-Test*. Weinheim: Beltz Test GmbH.

Kitwood, T. & Bredin, K. (1992). Towards a theory of dementia care: Personhood and well-being. Ageing & Society, 12, 269–287.

Klauer, T. & Filipp, S.-H. (1993). *Trierer Skalen zur Krankheitsbewältigung (TSK). Testmappe.* Göttingen: Hogrefe.

Kliegel, M. (2004). Gesundheitsverhalten bei chronischen Krankheiten im höheren Erwachsenenalter. In: A. Kruse & M. Martin (Hrsg.) E*nzyklopädie der Gerontologie. Alternsprozesse in multidisziplinärer Sicht* (S. 314–327). Bern: Verlag Hans Huber.

Kofler, B., Erhart, C., Erhart, P. & Harrer, G. (1990). Ein Vergleich zwischen 2 Skalen (Hamilton-Depressionsskala und Behave AD Skala von Reisberg) zur Beurteilung der nicht-kognitiven Symptomatik bei der Demenz vom Alzheimer Typ. Zeitschrift für Gerontopsychologie und -psychiatrie, 3, 53–65.

Kral, V.A. (1962). *Senescent forgetfulness: benign and malignant.* Canadian Medical Association Journal, 86, 257–260.

Kramer, A.F. & Willis, S.L. (2003). Cognitive plasticity and aging. In: B. Ross (Ed.), *The Psychology of Learning and Motivation* Vol. 43 (S. 267–302). New York: Academic Press.

Krampen, G. (1991). *Fragebogen zu Kompetenz- und Kontrollüberzeugungen (FKK)*. Göttingen: Hogrefe.

Krohne, H.W., Egloff, B., Kohlmann, C.-W. & Tausch, A. (1996). Untersuchungen mit einer deutschen Form der Positive and Negative Affect Schedule (PANAS). Diagnostica, 42, 139–156.

Krüger, U., Lux, S., Hartje, W. & Skreczek, W. (1998). Normierung zweier Parallelformen eines figuralen Gedächtnistests (DCS) für die Altersstufen 40–90 Jahre. Zeitschrift für Neuropsychologie, 9, 107–122.

Kruse, A. (1989). Die psychosoziale Situation von Schlaganfallpatienten. In: P. Jacobi (Hrsg.) *Jahrbuch der Medizinischen Psychologie. Psychologie in der Neurologie* (S. 200–225). Heidelberg: Springer.

Kruse, A. & Wahl, H.W. (1999). Persönlichkeitsentwicklung im Alter. Zeitschrift für Gerontologie und Geriatrie, 32, 279–293.

Kubinger, K.D. (1996). *Einführung in die Psychologische Diagnostik* (2. Aufl.). Weinheim: Beltz.
Kubinger, K.D. (2003). Gütekriterien. In: K.D. Kubinger & R.S. Jäger (Hrsg.). *Schlüsselbegriffe der Psychologischen Diagnostik* (S. 195–204). Weinheim, Basel, Berlin: Beltz Verlag.
Kubinger, K.D &, Jäger, R.S. (2003). *Schlüsselbegriffe der Psychologischen Diagnostik*. Weinheim, Basel, Berlin: Beltz Verlag.
Lang, F.R. (2004). Soziale Einbindung und Generativität im Alter. In: A. Kruse & M. Martin (Hrsg.) *Enzyklopädie der Gerontologie. Alternsprozesse in multidisziplinärer Sicht* (S. 362–372). Bern: Verlag Hans Huber.
Lautenschlager, N.T. (2002). Von der leichten kognitiven Störung zur Alzheimer-Krankheit. Diagnostische Schwierigkeiten und therapeutische Überlegungen. Psycho, 28, 314–317.
Laux, L., Glanzmann, P., Schaffner, P. & Spielberger, C. (1981). *Das State-Trait-Angstinventar (STAI)*. Göttingen: Beltz Test.
Lawton, M.P. & Brody, E.M. (1969). Assessment of older people: self-maintaining and instrumental activities of daily living. The Gerontologist, 9, 179–186.
Lehfeld, H. & Erzigkeit, H. (2000). Beeinträchtigungen der Alltagsaktivitäten (ADL) und der kognitiven Leistungsfähigkeit in unterschiedlichen Demenzstadien. Ein Vergleich von ADL-Fremdbeurteilungen, ADL-Selbsteinschätzungen und einem psychometrischen Leistungstest. Fortschritte der Neurologie, Psychiatrie, 68, 262–269.
Lehrl, S. (1999). *Mehrfachwahl-Wortschatz-Intelligenztest MWT-B* (4., überarbeitete Auflage). Balingen: Spitta.
Leipold, B. & Zank, S. (2002). Die Erfassung subjektiver Lebensqualität bei dementiell Erkrankten: Gütekriterien von Selbstbeurteilungsskalen. Zeitschrift für Neuropsychologie, 13, 139–148.
Levy, R. (1994). Aging-associated cognitive decline.Working Party of the International Psychogeriatric Association in collaboration with the World Health Organization. International Psychogeriatrics, 6, 63–68.
Lewis, J.S. (1996). Sense of coherence and the strengths perspective with older persons. Journal of Gerontological Social Work, 26, 99–112.
Loewenstein, A.D., Amigo, E., Duara, R., Guterman, A., Hurwitz, D., Berkowitz, N., Wilkie, F., Weinberg, G., Black, B., Gittelmann, B. & Eisdorfer, C. (1989). A new scale for the assessment of functional status in Alzheimer's disease and related disorders. Journal of Gerontological Psychology Sciences, 44, 114–121.
Lohaus, A. & Schmitt, G.M. (1989). *Fragebogen zur Erhebung von Kontrollüberzeugungen zu Krankheit und Gesundheit (KKG). Handanweisung*. Göttingen: Hogrefe.
Lübke, N., Grassl, A., Kundy, M., Meier-Baumgartner, H.P. & Wilk, J. (2001). Hamburger Einstufungsmanual zum Barthel-Index. Geriatrie Journal, 1–2, 41–46
Lübke, N., Meinck, M. & von Renteln-Kruse, W. (2004). Der Barthel-Index in der Geriatrie. Eine Kontextanalyse zum Hamburger Einstufungsmanual. Zeitschrift für Gerontologie und Geriatrie, 37, 316–326.
Maciejewski, B., Sowinski, C., Besselmann, K. & Rückert, W. (2001). *Qualitätshandbuch Leben mit Demenz*. Köln: Kuratorium Deutsche Altershilfe.

Maercker, A. (2000). Psychotherapie (Verhaltenstherapie) von Angststörungen im Alter. Nervenheilkunde, 51, 3–6.
Maercker, A. (Hrsg.) (2002). *Alterspsychotherapie und klinische Gerontopsychologie*. Berlin, Heidelberg, New York: Springer Verlag.
Mahoney, F.L. & Barthel, D.W. (1965). Functional evaluation: the BARTHEL index. Maryland State Medical Journal, 14, 61–65.
Mann, K., Mundle, G. & Heinz, A. (2003). Alkoholismus und Alkoholfolgekrankheiten. In: H. Förstl (Hrsg.) *Lehrbuch der Gerontopsychiatrie und -psychotherapie. Grundlagen – Klinik – Therapie* (S. 516–524). Stuttgart, New York: Georg Thieme Verlag.
Margraf, J. & Ehlers, A. (2005). Das Beck-Angst-Inventar. Bern: Huber.
Margraf, J. & Poldrack, A. (2000). Angstsyndrome in Ost- und Westdeutschland: Eine repräsentative Bevölkerungserhebung. Zeitschrift für Klinische Psychologie und Psychotherapie, 29, 157–169.
Martin, M. & Kliegel, M. (2005). *Psychologische Grundlagen der Gerontologie (Grundriss der Gerontologie, Band 3)*. Stuttgart: Kohlhammer Verlag.
Maslach, C. (1982). *Burnout, the cost of caring*. Englewood Cliffs, NJ: Prentice-Hall.
Maslach, C. & Jackson, S.E. (1986). *Maslach Burnout Inventory. Manual* (2nd edition). Palo Alto, CA: Consulting Psychologists Press.
Matthes-von Cramon, G. & von Cramon, D.Y. (2000). Störungen exekutiver Funktionen. In: W. Sturm, M. Herrmann & C.W. Wallesch (Hrsg.). *Lehrbuch der Klinischen Neuropsychologie* (S. 392–410). Lisse: Swets & Zeitlinger.
Mayer, K.U. & Baltes, P.B. (1996). *Die Berliner Altersstudie*. Berlin: Akademie Verlag.
Mollenkopf, H., Oswald, F., Wahl, H.-W. & Zimber, A. (2004). Räumlich-soziale Umwelten älterer Menschen: Die ökogerontologische Perspektive. In: A. Kruse & M. Martin (Hrsg.). *Enzyklopädie der Gerontologie Alternsprozesse in multidisziplinärer Sicht* (S. 343–361). Bern: Verlag Hans Huber.
Monsch, A.U. (1997). Die neuropsychologische Untersuchung bei Demenzabklärungen. Schweizerische Rundschau für Medizin Praxis, 86, 1340–1342.
Morris, J.C. (1997). Clinical Dementia Rating. A reliable and valid diagnostic and staging measure for Dementia of the Alzheimer Type. International Psychogeriatrics, 9, 173–176.
Morris, J.C., Heyman, A., Mohs, R.C., Hughes, J.P., van Belle, G., Fillenbaum, G., Mellits, E.D., Clark, C. & the CERAD investigators (1989). The Consortium to Establish a Registry for Alzheimer's Disease (CERAD). Part I. Clinical and neuropsychological assessment of Alzheimer's disease. Neurology, 39, 1159–1165.
Neubach, B. & Schmid, K.H. (2000). Gütekriterien einer deutschen Fassung des Maslach Burnout Inventory (MBI-D) – Eine Replikationsstudie bei Altenpflegekräften. Zeitschrift für Arbeits- und Organisationspsychologie, 44, 140–144.
Niemann, H., Köhler, S., Sturm, W., Willmes, K., Gottland, S. & Saß, C. (1999). Der California Verbal Learning Test (CVLT): Daten zu einer autorisierten deutschen Version. Zeitschrift für Neuropsychologie, 10, 220–221.
Niklewski, G. & Baldwin, B. (2003). Depressive Erkrankungen. In: H. Förstl (Hrsg.) *Lehrbuch der Gerontopsychiatrie und -psychotherapie. Grundlagen – Klinik – Therapie* (S. 436–448). Stuttgart, New York: Georg Thieme Verlag.

Nikolaus, T., Specht-Leible, N., Bach, M., Oster, P. & Schlierf, G. (1994). Soziale Aspekte bei Diagnostik und Therapie hochbetagter Patienten. Erste Erfahrungen mit einem neu entwickelten Fragebogen im Rahmen des geriatrischen Assessment. Zeitschrift für Gerontologie, 27, 240–245.

Nikolaus, T. (2000). Grundlagen. In: T. Nikolaus (Hrsg.). *Klinische Geriatrie* (S. 161–188). Berlin: Springer Verlag.

Nikolaus, T. (2001). Das geriatrische Assessment. Aktueller Erkenntnisstand hinsichtlich der Eignungskriterien (Diskrimination, Prädiktion, Evaluation, Praktikabilität). Zeitschrift für Gerontologie und Geriatrie, 34 (Suppl. 1), I 36-I 42.

Oswald, F., Wahl, H.-W., Mollenkopf, H., Schilling, O., Naumann, D. & Schakib-Ekbatan, K. (2004). ENABLE-AGE. Survey Study T1. National Report Germany. http://www.enableage.arb.lu.se.

Oswald, W.D. (2004). Kognitive und körperliche Aktivität. Ein Weg zur Erhaltung von Selbstständigkeit und zur Verzögerung demenzieller Prozesse? Zeitschrift für Gerontopsychologie und -psychiatrie, 17, 147–159.

Oswald, W.D. & Fleischmann, U.M. (1999). *Nürnberger-Alters-Inventar (NAI)*, 4. unveränderte Auflage. Göttingen: Hogrefe Verlag für Psychologie.

Oswald, W.D. & Roth, E. (1978). *Der Zahlen-Verbindungs-Test. Handanweisung*. Göttingen: Hogrefe.

Oswald, W.D., Rupprecht, R., Hagen, B., Fleischmann, U.M., Lang, E., Baumann, H., Steinwachs, K.-C., Stosberg, M. & Gunzelmann, T. (1996). Bedingungen der Erhaltung und Förderung von Selbständigkeit im höheren Lebensalter (SIMA) – Teil IV: Ergebnisse nach der einjährigen Interventionsphase. Zeitschrift für Gerontopsychologie und -psychiatrie, 9, 107–144.

Oswald, W.D., Hagen, B., Rupprecht, R. & Gunzelmann, T. (2002). Bedingungen der Erhaltung und Förderung von Selbstständigkeit im höheren Lebensalter (SIMA) – Teil XVII: Zusammenfassende Darstellung der langfristigen Trainingseffekte. Zeitschrift für Gerontopsychologie und -psychiatrie, 15, 13–31.

Petersen, R.C., Smith, G.E., Waring, S.C., Ivnik, R.J., Kokmen, E. & Tangelos, E.G. (1997). Aging, memory, and mild cognitive impairment. International Psychogeriatrics, 9, Suppl.1, 65–69.

Pinquart, M. & Sörensen, S. (2001). Influences on loneliness in older adults: A meta-analysis.Basic and Applied Social Psychology, 23, 245–266.

Rabins, P.V., Kasper, J.D., Kleinman, L., Black, B.S. & Patrick, D.L. (1999). Concepts and methods in the development of the ADRQL: An instrument for assessing health-related quality of life in persons with Alzheimer's disease. Journal of Mental Health and Aging, 5, 33–48.

Radloff, L.S. (1977). The CES-D Scale: A self-report depression scale for research in the general population. Applied Psychological Measurement, 3, 385–401.

Raitan, R.M. (1956). *Trail Making Test. Manual for administrations, scoring and interpretation*. Indianapolis: Indiana University Press.

Reisberg, B., Borenstein, J., Salob, S.P., Ferris, S.H., Franssen, E. & Georgotas, A. (1987). Behavioral symptoms in Alzheimer's disease: phenomenology and treatment. Journal of Clinical Psychiatry, 48 (Suppl. 5), 9–15.

Reischies, F.M. (2003). Leichte kognitive Störung. In: H. Förstl (Hrsg.) *Lehrbuch der Gerontopsychiatrie und -psychotherapie* (S. 312–323), Stuttgart, New York: Georg Thieme Verlag.

Riedel-Heller, S.G., Schork, A., Matschinger, H. & Angermeyer, H.C. (2000). Subjektive Gedächtnisstörungen – ein Zeichen für kognitive Beeinträchtigung im Alter? Ein Überblick zum Stand der Forschung. Zeitschrift für Gerontologie und Geriatrie, 33, 9–16.

Rief, W., Hiller, W. & Heuser, J. (1997). *SOMS – Screening für Somatoforme Störungen*. Bern: Huber.

Romero, B. (1997). Sprachverhaltensstörungen bei Morbus Alzheimer. In: S. Weis & G. Weber (Hrsg.) *Handbuch Morbus Alzheimer. Neurobiologie, Diagnose, Therapie* (S. 921–973). Weinheim: Beltz Psychologie Verlags Union.

Romero, B., Pulvermüller, F., Haupt, M. & Kurz, A. (1995). Pragmatische Sprachstörungen in frühen Stadien der Alzheimer Krankheit: Analyse der Art und Ausprägung. Zeitschrift für Neuropsychologie, 6, 29–42.

Roth, M., Huppert, E.A., Tym, E. & Mountjoy, C.Q. (1994). *CAMDEX – The Cambridge Examination for Mental Disorders of the Elderly*. Göttingen: Hogrefe Testzentrale.

Rumpf, H.J., Bromisch, B., Botzet, M., Hill, A., Hapke, U. & John, U. (1998). Epidemiologie des Alkoholmissbrauchs im höheren Alter. In: U. Havemann-Reinecke, S. Weyerer & H. Fleischmann (Hrsg.) *Alkohol und Medikamente: Missbrauch und Abhängigkeit im Alter* (S. 29–37). Freiburg: Lambertus Verlag.

Rumpf, H.-J., Hapke, U. & John, U. (2001). *Der Lübecker Alkoholabhängigkeits- und -missbrauchs-Screening-Test. Testmanual.* Göttingen: Hogrefe.

Rumpf, H.-J., Hapke, U. & John, U. (2003a). Deutsche Version des CAGE-Fragebogens (CAGE-G). In: A. Glöckner-Rist, F. Rist & H. Küfner (Hrsg.) *Elektronisches Handbuch zu Erhebungsinstrumenten im Suchtbereich (EHES)*. Version 3.00. Mannheim: Zentrum für Umfragen, Methoden und Analysen.

Rumpf, H.-J., Hapke, U. & John, U. (2003b). Deutsche Versionen der verschiedenen Formen des Michigan Alcoholism Screening Test (MAST-G, SMAST-G, BMAST-G). In: A. Glöckner-Rist, F. Rist & H. Küfner (Hrsg.) *Elektronisches Handbuch zu Erhebungsinstrumenten im Suchtbereich (EHES)*. Version 3.00. Mannheim: Zentrum für Umfragen, Methoden und Analysen.

Rumpf, H.-J., Hapke, U. & John, U. (2003c). Der Lübecker Alkoholabhängigkeits- und -missbrauchs-Screening-Test (LAST). In: A. Glöckner-Rist, F. Rist & H. Küfner (Hrsg.) *Elektronisches Handbuch zu Erhebungsinstrumenten im Suchtbereich (EHES)*. Version 3.00. Mannheim: Zentrum für Umfragen, Methoden und Analysen.

Rumpf, H.-J., Hapke, U. & John, U. (2003d). LAST Lübecker Alkoholabhängigkeits- und -missbrauchs-Screening-Test. In: E. Brähler, J. Schumacher & B. Strauß (Hrsg.). *Diagnostische Verfahren in der Psychotherapie* (Diagnostik für Klinik und Praxis, Band 1) (2., unveränderte Auflage) (S. 232–234). Göttingen: Hogrefe.

Russell, D.W., Peplau, L.A. & Cutrona, C.E. (1980). The revised UCLA Loneliness Scale: Concurrent and discriminant validity evidence. Journal of Personality and Social Psychology, 39, 472–480.

Salthouse, T. (1996). The processing-speed theory of adult age differences in cognition. Psychological Review, 103 (3), 403–428.

Saß, H., Wittchen, H.-U., Zaudig, M. & Houben, I. (2003a). *Diagnostisches und statistisches Manual psychischer Störungen – Textrevision. DSM-IV-TR* (dt. Bearbeitung). Göttingen: Hogrefe.

Saß, H., Wittchen, H.-U., Zaudig, M. & Houben, I. (2003b). *Diagnostische Kriterien – DSM-IV-TR* (dt. Bearbeitung). Göttingen: Hogrefe.
Satzger, W., Hampel, H., Padberg, F., Bürger, K., Nolde, Th., Ingrassia, G. & Engel, R.R. (2001). Zur praktischen Anwendung der CERAD-Testbatterie als neuropsychologisches Demenzscreening. Nervenarzt, 72, 196–203.
Schacke, C. & Zank, S. (1998). Zur familiären Pflege demenzkranker Menschen: Differentielle Bedeutung spezifischer Belastungsdimensionen für das Wohlbefinden der Pflegenden und die Stabilität der häuslichen Pflegesituation. Zeitschrift für Gerontologie und Geriatrie, 31, 355–361.
Schäufele, M. & Weyerer, S. (2000). Ist der Heimeintritt ein Risikofaktor für die Entwicklung von Alkoholproblemen im Alter? Ergebnisse einer Studie in 20 Mannheimer Alten- und Pflegeheimen. In: C. Kretschmar, R.D. Hirsch, M. Haupt, R. Ihl, R. Kortus, G. Stoppe & C. Wächtler (Hrsg.) *Angst – Sucht – Anpassungsstörungen im Alter* (S. 570–575). Düsseldorf, Bonn, Saarbrücken, Göttingen, Hamburg: Schriftenreihe der Deutschen Gesellschaft für Gerontopsychiatrie und -psychotherapie, Band 1.
Schulte-Markwort, M., Marutt, K. & Riedesser, P. (Hrsg.) (2002). *Cross-walk ICD 10 – DSM IV. Klassifikation psychischer Störungen: eine Synopsis.* Bern: Huber Verlag.
Schumacher, J., Gunzelmann, T. & Brähler, E. (1996). Lebenszufriedenheit im Alter – Differentielle Aspekte und Einflußfaktoren. Zeitschrift für Gerontopsychologie und -psychiatrie, 9, 1–17.
Schumacher, J., Klaiberg, A. & Brähler, E. (2003). *Diagnostische Verfahren zu Lebensqualität und Wohlbefinden.* Göttingen: Hogrefe Verlag für Psychologie.
Schumacher J., Leppert, K., Gunzelmann, T., Strauß, B. & Brähler, E. (2005). Die Resilienzskala – Ein Fragebogen zur Erfassung der psychischen Widerstandsfähigkeit als Personmerkmal. Zeitschrift für Klinische Psychologie, Psychiatrie und Psychotherapie, 53, 16–39.
Schuri, U. (2000). Gedächtnisstörungen. In: W. Sturm, M. Hermann & C.-W. Wallesch (Hrsg.) *Lehrbuch der klinischen Neuropsychologie* (S. 375–391). Lisse: Swets.
Schuri, U. & Benz, R. (2000). *Gesichter-Namen-Lerntest (GNL).* Frankfurt: Swets.
Schwab, R. (1997). *Einsamkeit. Grundlagen für die klinisch-psychologische Diagnostik und Intervention.* Bern: Huber Verlag.
Schwab, R. (2003). MEF. Multidimensionaler Einsamkeitsfragebogen. In: E. Brähler, J. Schumacher & B. Strauß (Hrsg.) *Diagnostische Verfahren in der Psychotherapie* (S. 245–247). Göttingen: Hogrefe.
Schwarz, R., Gunzelmann, T., Hinz, A. & Brähler, E. (2001). Angst und Depressivität in der über 60-jährigen Allgemeinbevölkerung. Deutsche Medizinische Wochenschrift, 126, 611–615.
Schwarzer, R. & Koll, N. (2001). Personale Ressourcen im Alter. In: Deutsches Zentrum für Altersfragen (Hrsg.) *Expertisen zum Dritten Altenbericht der Bundesregierung. Band 1: Personale, gesundheitliche und Umweltressourcen im Alter* (S. 11–93). Opladen: Leske + Budrich.
Seigerschmidt, E., Mösch, E., Sieman, M., Förstl, H. & Bickel, H. (2002). The clock drawing test and questionable dementia: reliability and validity. International Journal of Geriatric Psychiatry, 17, 1048–1054.

Shader, R.I., Harmatz, J.S. & Salzman, C. (1974). A new scale for clinical assessment on geriatric populations: SANDOZ Clinical Assessment – Geriatrics (SCAG). Journal of the American Geriatrics Society, 22, 107–113.

Shulman, K.I., Shedletsky, R. & Silver, I.L. (1986). The challenge of time: Clock-drawing and cognitive function in the elderly. International Journal of Geriatric Psychiatry, 1, 135–140.

Smith, J. & Delius, J. (2003). Die längsschnittlichen Erhebungen der Berliner Altersstudie (BASE) – Design, Stichproben und Schwerpunkte 1990–2002. In: F. Karl (Hrsg.). Sozial- und verhaltenswissenschaftliche Gerontologie. Alter und Altern als gesellschaftliches Problem und individuelles Thema (S. 225–249). Weinheim, München: Juventa Verlag.

Sommer, G. & Fydrich, T. (1989). Soziale Unterstützung: Diagnostik, Konzepte, Fragebogen zur Sozialen Unterstützung. Materialien Nr. 22. Tübingen: Deutsche Gesellschaft für Verhaltenstherapie.

Sowarka, D., Neher, K.M., Kwon, S. & Baltes, M.M. (1996). Spezifität und Sensitivität der Testing-the-Limits-Strategie bei der Früherkennung dementieller Erkrankungen. Zeitschrift für Gerontopsychologie und -psychiatrie, 9, 181–194.

Spiegel, R., Brunner, C., Ermini-Fünfschilling, D., Monsch, A., Notter, M., Puxty, J. & Tremmel, L. (1991). A new behavioural assessment scale for geriatric out- and inpatients: the NOSGER (Nurses'Observation Scale for Geriatric Patients). Journal of the American Geriatrics Society, 39, 339–347.

Staudinger, U.M., Marsiske, M., Baltes, P.B. (1995). Resilience and reserve capacity in later adulthood: Potentials and limits of development across the life span. In: D. Cicchetti & D. Cohen (Hrsg.) Developmental psychopathology, Vol. 2 (S. 801–847). New York: Wiley.

Staudinger, U.M. & Greve, W. (2001). Resilienz im Alter. In: Deutsches Zentrum für Altersfragen (Hrsg.) Personale, gesundheitliche und Umweltressourcen Im Alter. Expertisen zum Dritten Altenbericht der Bundesregierung – Band I (S. 97–144). Opladen: Leske + Budrich.

Stephan, E. (2003). KSE Kölner Skala zur Messung von Einsamkeit. In: E. Brähler, J. Schumacher & B. Strauß (Hrsg.). Diagnostische Verfahren in der Psychotherapie (Diagnostik für Klinik und Praxis, Band 1) (2., unveränderte Auflage) (S. 229–231). Göttingen: Hogrefe.

Stephan, E. & Fäth, M. (1989). Zur Validität der deutschen Fassung der UCLA-Einsamkeitsskala. Diagnostica, 35, 153–156.

Strauß, B. & Richter-Appelt, H. (1996). Fragebogen zur Beurteilung des eigenen Körpers (FBeK). Handanweisung. Göttingen: Hogrefe.

Stuck, A.E. (2000). Geriatrisches Assessment. In: H.W. Wahl & C. Tesch-Römer (Hrsg.) Angewandte Gerontologie in Schlüsselbegriffen (S. 296–301). Stuttgart, Berlin, Köln: Verlag W. Kohlhammer.

Sturm, W. & Willmes, K. (1999a). Verbaler Lerntest (VLT) (Handanweisung). Göttingen: Hogrefe.

Sturm, W. & Willmes, K. (1999b). Nonverbaler Lerntest (NVLT) (Handanweisung). Göttingen: Hogrefe.

Sturm, W., Willmes, K. & Horn, W. (1993). Leistungsprüfsystem für 50-90jährige (LPS 50+). Testmappe. Göttingen: Hogrefe.

Süß, H.-M. (2003). Culture fair. In: K.D. Kubinger & R.S. Jäger (Hrsg.) *Schlüsselbegriffe der Psychologischen Diagnostik* (S. 82–86). Weinheim, Basel, Berlin: Beltz.
Sunderland, T. & Minichiello, M. (1996). Dementia Mood Assessment Scale. International Psychogeriatrics, 8 (Suppl. 3), 329–331.
Tewes, U. (1991). *Hamburg-Wechsler Intelligenztest für Erwachsene. Revision 1991. Handbuch und Testanweisung*. Stuttgart: Huber.
Theml, T., Heldmann, B. & Jahn, T. (2001). Der Beitrag der Neuropsychologie zum Problem der Differentialdiagnose Depression versus Demenz. Zeitschrift für Neuropsychologie, 12, 302–313.
Theml, T. & Jahn, T. (2001). Neuropsychologische Untersuchung. In: H. Förstl (Hrsg.). *Demenzen in Theorie und Praxis* (S. 273–289). Berlin: Springer.
Theml, T. & Romero, B. (2001). Selbstbeurteilung von Aufmerksamkeitsdefiziten bei Alzheimer-Kranken mit sehr leichter Demenz. Zeitschrift für Neuropsychologie, 12, 151–159.
Thomae, H. (1970). Theory of aging and cognitive theory of personality. Human Development, 13, 1–16.
van Drimmelen-Krabbe, J., Bertelsen, A. & Pull, Ch. (1999). Ähnlichkeiten und Unterschiede zwischen ICD-10 und DSM-IV. In: H. Helmchen, F. Helm, H. Lauter & N. Sartorius (Hrsg.). *Allgemeine Psychiatrie* (S. 89–117). Berlin: Springer Verlag.
Wagner, M., Schütze, Y. & Lang, F.R. (1996). Soziale Beziehungen alter Menschen. In: K.U. Mayer & P.B. Baltes (Hrsg.). *Die Berliner Altersstudie* (S. 301–319). Berlin: Akademie Verlag.
Wagnild, G.M. & Young, H.M. (1993). Development and psychometric evaluation of the Resilience Scale. Journal of Nursing Measurement, 1, 165–178.
Wahl, H.-W., Mollenkopf, H. & Oswald, F. (Hrsg.) (1999). *Alte Menschen in ihrer Umwelt: Beiträge zur Ökologischen Gerontologie*. Opladen: Westdeutscher Verlag.
Wahl, H.-W. & Heyl, V. (2004). *Gerontologie – Einführung und Geschichte* (Grundriss der Gerontologie, Band 1). Stuttgart: Kohlhammer.
Wahl, H.-W. & Tesch-Römer, C. (2000). *Angewandte Gerontologie in Schlüsselbegriffen*. Stuttgart: Kohlhammer.
Wahl, H.-W. & Wetzler, R. (1998). *Möglichkeiten und Grenzen selbständiger Lebensführung in Privathaushalten. Integrierter Gesamtbericht zum gleichnamigen Forschungsverbundprojekt*. Stuttgart: Kohlhammer.
Wahl, S. (2004). SOMS (Dok.-Nr. 2557), STAI (Dok.-Nr. 1211). In: ZPID (Hrsg.). PSYTKOM. Datenbank Psychologischer und Pädagogischer Testverfahren (Online-Datenbank). Trier: ZPID.
Watson, D., Clark, L.A. & Tellegen, A. (1988). Development and validation of brief measures of positive and negative affect: The PANAS Scales. Journal of Personality and Social Psychology, 54, 1063–1070.
Wechsler, D. (1981). *Wechsler Adult Intelligence Scale – Revised (WAIS-R)*. New York: Psychological Corporation.
Weidlich, S. & Lamberti, G. (1980). *DCS. Diagnosticum für Cerebralschädigung. Handbuch* (2. Auflage). Bern: Huber.
Weißert-Horn, M. & Landau, K. (1999). Arbeitswissenschaftliche Methoden und ausgewählte Ergebnisse zur Beanspruchungssituation in der Altenpflege. In: A. Zimber & S. Weyerer (Hrsg.) *Arbeitsbelastung und Beanspruchung in der Al-*

tenpflege: Forschungsstand in der Bundesrepublik Deutschland (S. 125–136). Göttingen: Verlag für Angewandte Psychologie.
Westmeyer, H. (2003). Diagnose, psychologische. In: K.D. Kubinger & R.S. Jäger (Hrsg.) *Schlüsselbegriffe der Psychologischen Diagnostik* (S. 87–95). Weinheim, Basel, Berlin: Beltz.
Weyerer, S. & Schäufele, M. (2003) The assessment of quality of life in dementia. International Psychogeriatrics, 15, 213–218.
Weyerer, S. & Schäufele, M. (2004). Die Versorgung dementer Patienten in Deutschland aus epidemiologischer Sicht. Zeitschrift für Gerontopsychologie und -psychiatrie, 17, 41–50.
Wiedemann, G. & Linden, M. (2003). Angst-, Zwangskrankheiten. In: H. Förstl (Hrsg.) *Lehrbuch der Gerontopsychiatrie und -psychotherapie. Grundlagen – Klinik – Therapie* (S. 466–475). Stuttgart, New York: Georg Thieme Verlag.
Wild, B., Kruse, A., Hartmann, M. & Herzog, W. (2004). Somatoforme Beschwerden bei älteren Menschen. Prävalenz und Zusammenhänge zu Persönlichkeitsvariablen, beruflicher Karriere und Familie. Zeitschrift für Gerontologie, 37, 293–300.
Wilms, H.U., Kanowski, S. & Baltes, M.M. (2000). Limitations in activities of daily living: Towards a better understanding of subthreshold mental disorders in old age. Comprehensive Psychiatry, 41 (Suppl. 1), 19–25.
Wilson, B.A., Cockburn, J. & Baddeley, A. (2003). *The Rivermead Behavioral Memory Test*. 2nd Edition. Frankfurt: Harcourt Test Services GmbH.
Wilz, G. (2001). *Pflegende Angehörige von Demenzkranken – Eine Tagebuchstudie*. Göttingen: Hogrefe.
Wilz, G., Adler, C. & Gunzelmann, T. (2001). *Gruppenarbeit mit Angehörigen von Demenzkranken. Ein therapeutischer Leitfaden*. Hogrefe Verlag für Psychologie.
Wilz, G., Adler, C., Gunzelmann, T. & Brähler, E. (1997). Konzeption, Durchführung und Auswertung von Tagebuchstudien am Beispiel pflegender Angehöriger von Demenzkranken. In: G. Wilz & E. Brähler (Hrsg.) *Tagebücher in Therapie und Forschung* (S. 79–116). Göttingen: Hogrefe Verlag für Psychologie.
Winkler, I., Buyantugs, L., Petscheleit, A., Kilian, R., Angermeyer, M.C. & WHOQOL-OLD Group (2003). Die interkulturelle Erfassung der Lebensqualität im Alter: Das WHOQOL-OLD-Projekt. Zeitschrift für Gerontopsychologie und -psychiatrie, 16, 177–192.
Wisocki, P.A. (2002). Angststörungen. In: A. Maercker (Hrsg.) *Alterspsychotherapie und klinische Gerontopsychologie* (S. 167–194). Berlin: Springer.
World Health Organization (1999). *International Classification of Impairments, Disabilities and Handicaps. A manual of classification relating to the consequences of disease*, rev. Version (ICIDH-2). Genf: WHO.
Yesavage, J.A., Brink, T.L., Rose, T.L., Lum, O., Huang, V., Adey, M. & Leirer, V.O. (1983). Development and validation of a Geriatric Depression Screening Scale: A preliminary report. Journal of Psychiatric Research, 17, 37–49.
Yoakum, C.A. & Yerkes, R.M. (1920). *Army Mental Tests*. New York: Holt.
Zaudig, M. (1995). *Demenz und leichte kognitive Beeinträchtigung im Alter*. Bern: Huber Verlag.
Zaudig, M. (2001a). „Leichte kognitive Beeinträchtigung" im Alter. In: H. Förstl (Hrsg.) *Demenzen in Theorie und Praxis* (S. 23–61). Berlin: Springer.

Zaudig, M. (2001b). Diagnose und Differentialdiagnose der Depression und Demenz im Alter. In: U. Hegerl, M. Zaudig & H.-J. Möller (Hrsg.). *Depression und Demenz im Alter. Abgrenzung, Wechselwirkung, Diagnose, Therapie* (S. 19–38). Wien, New York: Springer.

Zaudig, M. & Hiller, W. (1996). *SIDAM-Handbuch. Strukturiertes Interview für die Diagnose einer Demenz vom Alzheimer Typ, der Multiinfarkt- (oder vaskulären) Demenz und Demenzen anderer Ätiologie nach DSM-III-R, DSM-IV und ICD-10*. Bern: Verlag Hans Huber.

Zaudig, M., Wittchen, H.-U. & Saß, H. (2000). *DSM-IV und ICD-10 Fallbuch. Fallübungen zur Differentialdiagnose nach DSM-IV und ICD-10*. Göttingen: Hogrefe Verlag für Psychologie.

Zimber, A. (1999). Arbeitsbelastung und Beanspruchung in der Altenpflege: Forschungsstand in der Bundesrepublik Deutschland. In: A. Zimber & S. Weyerer (Hrsg.) *Arbeitsbelastung und Beanspruchung in der Altenpflege* (S. 170–184). Göttingen: Verlag für Angewandte Psychologie.

Zimber, A. & Weyerer, S. (Hrsg.) (1999). *Arbeitsbelastung und Beanspruchung in der Altenpflege*. Göttingen: Verlag für Angewandte Psychologie.

Zimmermann, P. & Fimm, B. (1994). *Testbatterie zur Aufmerksamkeitsprüfung (TAP)*. Herzogenrath: Psychtest.

Zimprich, D. (2004). Kognitive Leistungsfähigkeit im Alter. In: A. Kruse & M. Martin (Hrsg.) *Enzyklopädie der Gerontologie. Alternsprozesse in multidisziplinärer Sicht* (S. 289–303). Bern: Verlag Hans Huber.

Zung, W.W.K. (1965). A self-rating depression scale. Archives of General Psychiatry, 12, 63–70.

Sachwortverzeichnis

A
adaptive Leistungen des Selbst 73
Alcohol-Related Problems Survey ARPS 224
Alertness 41
Alkoholabhängigkeit 217 ff.
Alkoholmissbrauch 216
Allgemeine Depressionsskala ADS 166
Alltagsaktivität 91 f.
  basale 95
  instrumentelle 95
Altern, kognitives 38
Alters-Konzentrations-Test AKT 41
Altersfairness 32
Alzheimer Krankheit 110, 171
Alzheimer's Disease – Related Quality of Life 213
Alzheimer's Disease Assessment Scale ADAS 153
Angehörige 236
Angst 177
Angststörung 177 ff.
Arbeitsgruppe Geriatrisches Assessment AGAST 249
Arousal, phasisches 41
Arousal, tonisches 41
Assessment, geriatrisches 243 f., 246
Aufmerksamkeit 40
  geteilte 41
  selektive 40
Aufmerksamkeits-Testbatterie TAP 45

B
Barthel-Index 93, 98
Bayer Activities of Daily Living Scale B-ADL 103
Beck Depressions-Inventar BDI 167
Beck-Angstinventar 182
Befund, psychopathologischer 184
BEHAVE-AD 146
Belastungserleben 236
Berner Bewältigungsformen BEFO 86
Big Five 75
Bildertest BT-G 53
Brief Cognitive Rating Scale BCRS 149
Burn-Out 238

C
CAGE-Fragebogen 220
California Verbal Learning Test CVLT 64
CAMDEX 144 f.
CERAD
  Consortium to Establish a Registry for Alzheimer's Disease Assessment Battery 138
  Neuropsychologische Testbatterie 138
Clinical Dementia Rating CDR 152
Cut-Off-Wert 30

D
Daueraufmerksamkeit 41
Dementia Care Mapping 212
Dementia Mood Assessment Scale DMAS 213
Dementia Quality of Life Instrument DQoL 210
Demenz 108 f., 111
  Früherkennung 126
  vaskuläre 111
Demenzdiagnostik 118 f., 129
DemTect 132
Depression 156, 163 f., 171
Diagnostic and Statistical Manual of Mental Disorders 27
Diagnosticum für Cerebralschädigung DCS 66
Differenzialdiagnose 141
Differenzialdiagnostik 121, 171
Direct Assessment of Functional Status DAFS 105
Dokumentationssystem der Arbeitsgemeinschaft für Gerontopsychiatrie (AGP-System) 184
DSM 27
DSM-IV 28, 141, 156
DSM-IV-TR 27
Dysthymie 161

E
Einsamkeit 229
  emotionale 230
  soziale 230
ENABLE-AGE 231

Entwicklungsdiagnostik 14
Episode, depressive 160
Erfahrungen
 Offenheit für 76
Erkrankung, demenzielle 108
Explorationsmodul Demenz
 EMD 129
Externalität 78
 fatalistische 78
 soziale 78
Extraversion 76

F
Faktorenanalyse 74
Farb-Wort-Test 43
Figuren-Test FT 54
flexible battery approach 120
Fokusgruppe 208
Fragebogen zu Kompetenz- und
 Kontrollüberzeugungen FKK 79
Fragebogen zum Gesundheitszustand
 SF-36 205
Fragebogen zur Beurteilung des
 eigenen Körpers FBeK 189
Fragebogen zur Erhebung von
 Kontrollüberzeugungen zu Krankheit
 und Gesundheit KKG 80
Fragebogen zur Lebenszufriedenheit
 FLZ 203
Fragebogen zur Sozialen
 Situation 252
Fragebogen zur sozialen Unterstützung
 F-SOZU 227
Fremdbeurteilungsverfahren 21
Fremdrating 21
Früherkennung 123 f.
Functional Assessment Staging
 FAST 151
Funktion, exekutive 38
FWT-G 43
Fünf-Faktoren-Modell 75

G
Gedächtnis 49
 Arbeitsgedächtnis 51
 episodisches 52
 explizites 52
 Kurzzeitgedächtnis 51, 53
 Langzeitgedächtnis 51, 55
 prospektives 56
 prozedurales 52
 semantisches 52
 Ultrakurzzeitgedächtnis 50
Gedächtnisleistung 49

Geriatrische Depressionsskala
 GDS 165
Geriatrisches Basisassessment 251
Gesichter-Namen-Lerntest GNL 67
Gewissenhaftigkeit 76
Gießener Beschwerdebogen
 GBB-24 190
Global Deterioration Scale GDS 148
Gütekriterium, psychometrisches 23

H
Hamburg-Wechsler-Intelligenztest für
 Erwachsene HAWIE 59
Hamburger Einstufungsmanual zum
 Barthel-Index 96, 98
Hamilton Anxiety Scale 183
Hamilton Depressions-Skala
 HAMD 169
Hamilton-Angstskala HAMA 183
Hausbesuch, präventiver 253
Hospital Anxiety and Depression Scale
 HADS-D 180
Häusliche Pflegeskala HPS 237

I
IADL-Skala 95
ICD-10 27 f., 141, 156, 178, 192, 218
ICD-10-GM 27
Informationsverarbeitung
 Geschwindigkeit 38, 46
Infratest-Studie 96
Intelligenz 58
 flüssige 39
 kristallisierte 39
 prämorbide 61
 Strukturtheorie 58
Internalität 78
International Statistical Classification
 of Diseases and Related Health
 Problems 27
Inventar Depressiver Symptome
 IDS 170

K
Klassifikationssystem,
 diagnostisches 27
Kompetenzdiagnostik 14
Kontrollüberzeugung 78
Konzentration 40
Krankheitsverarbeitung 82, 84
Körperbeschwerden 188 ff.
Körpererleben 189

Sachwortverzeichnis

L
Labyrinth-Test LT 48
Lebensqualität 198 f.
 Alter 209
 Demenz 210
 gesundheitsbezogene 198, 205
Lebenszufriedenheit 200
Leichte Kognitive Beeinträchtigung LKB 114
Leistung, kognitive 37
Leistungs-Prüf-System 50plus 60
Leistungstest 20
Leistungstestverfahren 21
Lernen 63 f., 66
Lübecker Alkoholabhängigkeits- und missbrauchs-Screening-Test LAST 223

M
Maslach-Burn-Out-Inventory MBI 239
Mehrfachwahl-Wortschatz-Test MWT-B 62
Michigan Alcoholism Screening Test MAST 222
Mild Cognitive Impairment 115
Mini Mental Status Examination MMSE 130, 135 f., 138
Multidimensionaler Einsamkeitsfragebogen MEF 230

N
NEO Five-Factor-Inventory NEO-FFI 76
Neuropsychiatrisches Interview NPI 185
Neurotizismus 75
Nonverbaler Lerntest NVLT 65
Normierung 25
Normierungsstichprobe 26
Nürnberger Lebensqualitäts-Fragebogen NLQ 200
Nürnberger Selbsteinschätzungsliste NSL 133
Nürnberger-Alters-Alltagsaktivitätenskala NAA 100
Nürnberger-Alters-Beobachtungs-Skala NAB 101
Nürnberger-Alters-Fragebogen NAF 203
Nürnberger-Alters-Inventar NAI 23, 70, 139
Nürnberger-Alters-Selbstbeurteilungs-Skala NAS 202

O
Objektivität 24
Ökogerontologie 226

P
PANAS-Skalen 205
Persönlichkeit 73, 75
Persönlichkeits-Entfaltungsverfahren 20
Persönlichkeitsfaktor 73 f.
Persönlichkeitstest, psychometrischer 20
Pflege 236
Pflegebedürftigkeit 91
Pflegekompass 238
Priming 52
Prozentrang 26

R
Rechenfähigkeit 128
Referenzpopulation 26
Reisberg-Skalen 148
Reliabilität 24
Resilienz 81
 -Skala 82
Rivermead Behavioral Memory Test RBMT 56

S
Satznachsprechen SN 55
Schweregradeinschätzung 148, 150 ff.
Screening 130, 135, 164, 180, 220
Screening für Somatoforme Störungen SOMS 193
Screening, geriatrisches 249
Selbstbeurteilungs-Depressions-Skala SDS 168
Selbstbeurteilungsverfahren 21
Sensitivität 30 f.
SIDAM 141, 143
Somatisierungsstörung 192
speed-Hypothese 38
Spezifität 30 f.
Sprache 127
State-Trait-Angstinventar STAI 182
Statusdiagnostik 13
Störung, depressive 159
Störung, leichte kognitive 112, 114
Symptome, depressive 157
Symptome, nicht-kognitive 145
Syndrom-Kurz-Test SKT 137

T

Testverfahren, mehrdimensionales 68
Trierer Skalen zur
  Krankheitsbewältigung TSK 85

U

UCLA Loneliness Scale 230
Uhren-Test 132
Umwelt 226
Unterstützung, soziale 227

V

Validität 24
Verbaler Lerntest VLT 65
Verhaltensauffälligkeit 219
Verträglichkeit 76
Vigilanz 41

W

Wechsler Memory Scale – Revised
  WMS-R 68
WHOQOL-OLD 208
Wohlbefinden 200
Wohnen 231
Wohnqualität, subjektive 232
World Health Organization Quality of
  Life Projekt WHOQOL 207
Wortflüssigkeit 127
Wortpaare WP 66

Z

Zahlen-Nachsprechen ZN-G 53
Zahlen-Symbol-Test ZS-G 44
Zahlen-Verbindungs-Test ZVT-G 47,
  140
Zahlentranskodieren 128